中枢神经系统

脱髓鞘疾病
影像学

主　编　刘亚欧

副主编　段云云

主　审　李坤成　王维治　高培毅

人民卫生出版社

图书在版编目（CIP）数据

中枢神经系统脱髓鞘疾病影像学 / 刘亚欧主编. —北京：人民卫生出版社，2018

ISBN 978-7-117-26892-9

Ⅰ. ①中…　Ⅱ. ①刘…　Ⅲ. ①中枢神经系统－脱髓鞘疾病－影象诊断　Ⅳ. ①R744.504

中国版本图书馆 CIP 数据核字（2018）第 129822 号

| 人卫智网 | www.ipmph.com | 医学教育、学术、考试、健康，购书智慧智能综合服务平台 |
| 人卫官网 | www.pmph.com | 人卫官方资讯发布平台 |

中枢神经系统脱髓鞘疾病影像学

主　　编：刘亚欧

出版发行：人民卫生出版社（中继线 010-59780011）

地　　址：北京市朝阳区潘家园南里 19 号

邮　　编：100021

E - mail: pmph @ pmph.com

购书热线：010-59787592　010-59787584　010-65264830

印　　刷：北京画中画印刷有限公司

经　　销：新华书店

开　　本：787×1092　1/16　印张：12

字　　数：292 千字

版　　次：2018 年 7 月第 1 版　2018 年 7 月第 1 版第 1 次印刷

标准书号：ISBN 978-7-117-26892-9

定　　价：89.00 元

打击盗版举报电话：010-59787491　E-mail: WQ @ pmph.com

（凡属印装质量问题请与本社市场营销中心联系退换）

编　者

（以姓氏汉语拼音为序）

陈唯唯（华中科技大学同济医学院附属同济医院）

董会卿（首都医科大学宣武医院）

段云云（首都医科大学附属北京天坛医院）

黄　靖（首都医科大学宣武医院）

李咏梅（重庆医科大学附属第一医院）

刘　峥（首都医科大学宣武医院）

刘广志（首都医科大学附属北京安贞医院）

刘建国（中国人民解放军海军总医院）

刘亚欧（首都医科大学附属北京天坛医院）

戚晓昆（中国人民解放军海军总医院）

邱　伟（中山大学附属第三医院）

任卓琼（首都医科大学宣武医院）

施福东（天津医科大学总医院）

舒　妮（北京师范大学）

苏　磊（天津医科大学总医院）

田德财（天津医科大学总医院）

王静杰（重庆医科大学附属第一医院）

肖　丽（中山大学附属第三医院）

杨吉刚（首都医科大学附属北京友谊医院）

杨亭亭（首都医科大学附属北京安贞医院）

袁磊磊（首都医科大学附属北京友谊医院）

曾　春（重庆医科大学附属第一医院）

张　妍（华中科技大学同济医学院附属同济医院）

张　瑞（天津医科大学总医院）

张星虎（首都医科大学附属北京天坛医院）

周福庆（南昌大学第一附属医院）

朱文珍（华中科技大学同济医学院附属同济医院）

主编简介

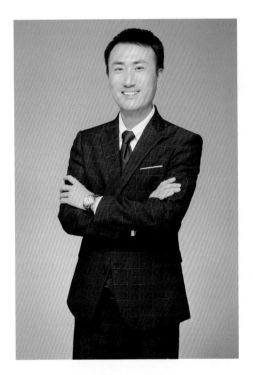

刘亚欧，首都医科大学附属北京天坛医院影像中心学科带头人、放射科行政副主任，副主任医师、副教授，双博士学位（首都医科大学2013年和荷兰阿姆斯特丹自由大学Vrije Universiteit Amsterdam 2017年），天津医科大学总医院特聘教授，国际视神经脊髓炎学会（GJFNMO）委员（committee member），亚太多发性硬化学会（PACTRIMS）科学委员会委员，欧洲多发性硬化磁共振学会（ECTRIMS-MAGNMIS）Senior Fellow委员，中华放射学会委员（头颈专业学组）。曾先后于澳大利亚墨尔本大学神经科学中心、荷兰自由大学医学中心工作；师从欧洲放射学会主席 Professor Paul Parizel 教授接受神经放射学临床系统培养和多发性硬化 MRI 标准制定者 Professor Frederik Barkhof 教授进行系统科研训练。

主要专业特长为神经影像学，研究方向为中枢神经系统免疫疾病以及脑白质病变的影像学，在神经放射学、神经免疫影像学领域持续发表系列文章，共87篇（第一作者文章43篇），包括48篇SCI文章（第一作者和通讯作者29篇），累计影响因子（IF）212.5分，单篇最高24.1分，被 *Nature Review Neuroscience*、*Lancet Neurol* 等国际顶级期刊总他引超过600次（统计至2018年1月）。

曾获神经影像、多发性硬化领域国际和国内奖励和基金20多项，包括国际多发性硬化学会 Du Pre Award 和 McDonald Fellowship、亚太多发硬化学会 Young Investigator Award、欧洲放射学会 Neuroradiology Scholarship、欧洲放射学会青年研究奖、国际磁共振学会 Educational Award、欧洲多发性硬化学会 ECTRIM-MAGNMIS fellowship 等，主持国家自然基金（面上项目，青年项目）和北京市自然基金项目等多个基金项目，获得北京市"青年拔尖人才""科技新星""高创人才计划""国家人社部择优资助"等奖励和资助。

序 一

· · · · · ·

医学影像学自 1895 年伦琴发现 X 线至今 123 年的发展历史，是现代医学进步的缩影和医学重大进步的巨大推动力。神经科的进步尤其得益于医学影像学的快速发展。在神经科的疾病谱中，神经免疫疾病一直是国际研究的热点和难点，而在国内重视程度严重不足的疾病。影像学尤其是 MRI 是以多发性硬化和视神经脊髓炎谱系疾病为核心的神经免疫疾病诊断、鉴别诊断、监测治疗和判断预后核心的方法和手段。MRI 从 2000 年多发性硬化诊断标准（McDonald 诊断标准）诞生开始就成为了其诊断的核心要件和每次标准修订的主要更新内容。

本书汇集了国内从事神经免疫疾病工作的一线影像科和神经科专家，以 MRI 为核心，从临床诊断到疗效评价到科研进展，从 MRI 到核医学到光学相干断层扫描技术，从大脑到脊髓到视神经，多层次多维度地介绍了神经免疫疾病影像学的基础和进展，重点突出，覆盖全面，凝聚了编者团队多年心血。

本书编者刘亚欧与我相识许久，他一直从事神经放射的临床工作以及神经免疫疾病影像学为主的科研工作，曾在海外顶级医学中心学习工作多年，接受过系统的临床和科研训练，热爱临床和科研事业，是位临床扎实、学术过硬、自信、乐观、坚定的年轻人，2017 年由我引进至北京天坛医院。本书作为他主编的第一本书，也是国内少有的专注于神经免疫疾病影像学的专著，我很欣慰为其作序。希望他能不忘初心，砥砺前行，为神经科学和影像学发展贡献更多力量，也希望本书能够提高国人对于神经免疫疾病的知晓率，提升神经免疫疾病研究的热度，为神经科、放射科医师提供关于神经免疫疾病影像学的专业知识，也为其他脑重大疾病的诊治提供重要参考。

王拥军

2018 年 6 月

序 二

· · · · · · ·

中枢神经系统脱髓鞘疾病是神经科的一类重要疾病，是中青年人非外伤性致残的最常见原因，为患者家庭及社会带来极大的经济负担。在中国，中枢神经系统脱髓鞘疾病正逐渐得到重视。常规影像学方法可以为疾病的诊断提供重要信息，但是无法量化个体的组织损伤差异，无法发现脑内的隐匿性病变，因此，常常出现临床-影像相关性差的情况。随着近十年来 MRI 技术的飞跃发展，各种不同的 MRI 技术可以从不同角度反映组织损伤，作为常规 MRI 的重要补充，对临床有着极其重要的价值。正确认识不同技术的应用，了解这些方法的优缺点，就能更好地在临床及科研工作中最大程度地发挥各种技术的作用，为深入了解疾病的病理生理机制，为临床早期诊断、寻求预后和监测治疗的敏感指标提供可能的影像支持，对于更好地控制疾病复发和病情进展，较大程度地改善患者的生活质量，具有深远的意义。

据我所知，目前国内关于中枢神经系统脱髓鞘疾病影像学的专著非常少，而本书从高分辨结构像、显示皮层病灶的双翻转恢复序列以及弥散张量成像、灌注成像、波谱成像、功能成像等方面全方位地介绍了疾病的结构和功能改变，站在临床研究的前沿对该疾病的影像学及其所反映的深层机制做了全面的概括和阐述，对从事相关专业的临床医师和影像学医师有很强的针对性和指导价值。

早在 15 年前，我就开始从事脱髓鞘疾病的临床研究，本书的主编刘亚欧和副主编段云云曾是我团队的一员，此书的出版也让我颇感欣慰。中枢神经系统脱髓鞘疾病的研究还有很长的路要走，很多治疗此病的药物都没有在国内上市，欢迎更多的有志之士能加入到这一队伍中，为早日给脱髓鞘患者带来福音而贡献自己的一份力量。

于春水

2018 年 6 月

前　言

　　以中枢神经系统脱髓鞘疾病为代表的神经免疫疾病主要罹患为社会劳动的主力——中青年人，是除外伤外中青年致残的最常见原因，是神经科重大的疾病和常见的鉴别诊断。中枢神经系统脱髓鞘疾病的影像学表现多样，对于神经科及影像科医生不如脑卒中、肿瘤等常见病熟悉，容易出现误诊和漏诊。近年来国际报道神经免疫疾病的发病率逐年增长，同时由于 MRI 等影像技术的发展，神经免疫疾病的诊断率显著提高，更为重要的是神经免疫疾病如经典的多发性硬化早期诊断、早期治疗，可以很好地控制复发和病情进展，极大改善患者的生活质量。

　　影像学是中枢神经系统脱髓鞘疾病诊断的核心环节，本书以磁共振检查（MRI）为核心，同时也简要介绍了核医学检查（PET，SPECT）、光学相干断层扫描（OCT）在神经免疫疾病的应用。本书努力涵盖影像学从影像采集的方法和基本序列、诊断标准和影像学表现、MRI新技术（包括脑结构测量、弥散张量成像、磁敏感成像、脑功能成像、脑灌注成像、波谱成像、脑皮层病灶显示、脑网络分析以及脊髓新技术）、光学相干断层成像技术、核医学技术在中枢神经系统脱髓鞘疾病的应用等多个方面，并阐述了影像学在监测疾病治疗中的价值以及应用中的局限性。希望能够客观展示影像学在中枢神经系统脱髓鞘疾病应用的全景。

　　本书编者均为长期工作于神经免疫疾病临床和科研一线的影像学和神经科专家，海外专家团队包括荷兰自由大学 Frederik Barkhof 教授、澳大利亚墨尔本大学 Helmut Buzkueven 教授等也提供了宝贵建议，编者团队努力使本书成为国内第一本专注于全面介绍中枢神经系统脱髓鞘疾病（重点在 MS 和 NMO）影像学的专著，为神经科医生、影像学医生、神经免疫领域的科学家以及患者和家属提供一本全面的影像学参考书。

　　由于我们的学术水平有限，不当和错误在所难免，加之神经免疫领域进展迅猛，本书出版之时相信已经有不少内容已经又有了新的发现或发展，恳请广大同仁批评指正。

　　值本书出版之际，首先感谢首都医科大学附属北京天坛医院以王拥军院长为首的医院领导和以高培毅教授为首的科室领导、同事的指导和帮助，也感谢我的母校首都医科大学及曾经工作过的首都医科大学宣武医院、澳大利亚墨尔本大学、荷兰阿姆斯特丹自由大学各位师长对我的培养，感谢各位编者的辛勤付出，感谢家人的理解和支持。

刘亚欧

2018 年 6 月

目 录

网络增值服务

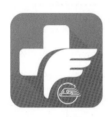

人卫临床助手
中国临床决策辅助系统
Chinese Clinical Decision
Assistant System

扫描二维码，免费下载

第一章

中枢神经系统脱髓鞘疾病影像学概述

在中国，相对于脑血管病、痴呆、癫痫等神经系统疾病，中枢神经系统脱髓鞘疾病对于大众而言是个相对陌生的名词，但是在西方以多发性硬化（multiple sclerosis，MS）为代表的中枢神经系统脱髓鞘疾病却几乎人人知晓。这种对于中枢神经系统脱髓鞘疾病的不同认知源于东西方发病率的差异、疾病检出率的差异、医疗保险系统的差异等等。

在全球（包括中国）老龄化的进程中，众多老年相关性疾病如神经退行性疾病吸引了大众的目光，但中枢神经系统脱髓鞘疾病在中国却被大大忽视和低估，这种疾病的患病人群主要是社会劳动的主力——中青年人，是除外伤以外中青年致残的最常见原因，是神经科重大疾病和常见的鉴别诊断。中枢神经系统脱髓鞘疾病是以神经髓鞘脱失为主，神经元胞体及其轴索相对保留为特征的一组疾病，本书所涉及的疾病主要是较为常见的获得性中枢神经系统脱髓鞘疾病如 MS、视神经脊髓炎（neuromyelitis optica，NMO）、急性播散性脑脊髓炎（acute disseminated encephalomyelitis，ADEM）等，由于这类疾病累及青壮年人，而且大部分患者反复发作，呈慢性过程，需要终身服药，患者工作和生活受到极大的影响，也造成了极大的社会和家庭经济负担，仅英国每年 MS 的经济负担就有 12 亿英镑。世界卫生组织（WHO）统计全球约有 250 万人罹患 MS，对于 NMO、ADEM 等国际上尚无权威报道，但由于环境等因素以及检出率的总体提升，关于中枢神经系统脱髓鞘疾病的报道显示在全球范围内其发病率不断升高。中国对于中枢神经系统脱髓鞘疾病也无全国范围的流行病学调查，但有基于城市的流行病学调查如 2007 年发表在 *Neurology* 的文章显示在上海发病率为1.39/10 万，但确切的发病率和患病率需要全国范围的流行病学调查才能确定。

中枢神经系统脱髓鞘疾病之所以应得到极大关注，不仅因为其主要病患是年轻人，具有极大的社会经济负担，更因为这种疾病早期诊断、早期治疗，可以获得很好的疗效，中枢神经免疫疾病药物的开发是国际医学研究的热点，几乎每年都有新的临床试验或上市的药物，上市的不少药物如干扰素、芬戈莫德、那他珠单抗等药物对于 MS 具有很好的治疗效果，可以很好地控制疾病的复发和病情进展，极大改善患者的生活质量。很可惜的是在国内大部分药物没有上市，通过此书我们也希望更多人了解和关注中枢神经系统脱髓鞘疾病。

影像学是中枢神经系统脱髓鞘疾病诊断的核心环节，是探索疾病的病理生理基础和评价疾病治疗效果的重要手段，关于中枢神经系统脱髓鞘疾病的显像方法有很多种，包括磁共振检查（MRI）、核医学检查（PET、SPECT）、光学相干断层扫描（OCT），本书着重在临床最常用的 MRI 上，并且 MRI 是 MS 现有诊断标准中的核心内容。

自 MRI 最初在临床上应用，就应用于 MS 的诊断和监测病程。常规 MRI 包括 T_1WI、PD、T_2WI 以及强化后的 T_1WI，其较临床评价更加客观，能更加敏感地发现 MS 相关的改变，但常规 MRI 的各种指标（如病灶体积等）和疾病的临床表现之间的相关性较差，这就限制了常规 MRI 在揭示 MS 病理生理改变和监测治疗中的应用。

一些因素可能是临床 - 影像相关度差的原因：①常规 MRI 无法反映病理改变个体差异性，无法精确量化组织损伤情况，如无法反映炎症、水肿、脱髓鞘、髓鞘修复、胶质增生、轴索损伤等病理改变；②常规 MRI 无法发现表现正常灰白质的改变，而这些病理改变是 MS 疾病病理改变中的重要组成部分，尤其灰质损伤是这些年来的热点。强化检查可以区分活动性和非活动性的病灶，强化是血脑屏障（BBB）通透性增加的结果，反映了活动性的炎症。黑洞（T_1 上的低信号病灶）反映了组织的严重损伤（轴索损伤）和临床残疾程度显著相关，但仍无法反映表现正常灰白质的改变。

近年来一些新的技术被开发应用于 MS，用于更好地量化 MS 病理改变，增进对于 MS 疾病进展的理解，高分辨结构像可以评价脑体积、皮层厚度等改变，双翻转恢复（double inversion recovery，DIR）序列可以显示皮层病灶，弥散张量成像（diffusion tensor imaging，DTI）可以评价髓鞘脱失和轴索损伤，灌注成像（perfusion weighted imaging，PWI）可以评价血流灌注情况，磁共振波谱（MR spectroscopy，MRS）可以显示代谢改变，功能 MRI（functional MRI，fMRI）能评价脑功能损伤和重塑的情况。以上技术的发展提升了临床和影像的相关度，为深入理解疾病、寻求和监测治疗提供了影像学标记物。对于中枢神经系统脱髓鞘疾病的深入研究可以探索疾病的免疫机制，发现新的影像学指标不仅对于神经系统脱髓疾病本身有重要意义，也可被借鉴用于解决其他神经系统重大疾病。

（刘亚欧）

参 考 文 献

[1] Compston A，Coles A. Multiple sclerosis. Lancet，2008，372：1502-1517.

[2] Noseworthy JH，Lucchinetti C，Rodriguez M，et al. Multiple sclerosis. New Engl J Med，2000，343：938-952.

[3] Wingerchuk DM，Lennon VA，Lucchinetti CF，et al. The spectrum of neuromyelitis optica. Lancet Neurol，2007，6：805-815.

[4] Wingerchuk DM，Lennon VA，Pittock SJ，et al. Revised diagnostic criteria for neuromyelitis optica. Neurology，2006，66：1485-1489.

[5] Filippi M，Rocca MA，Ciccarelli O，et al，MRI criteria for the diagnosis of multiple sclerosis：MAGNIMS consensus guidelines. Lancet Neurol，2016，15：292-303.

[6] 中国多发性硬化影像诊断协作组. 多发性硬化影像诊断标准：中国专家共识. 中华放射学杂志，2017，51（2）：81-85.

第二章

中枢神经系统脱髓鞘疾病的常用临床影像学方法基础和 MRI 基本序列

中枢神经系统脱髓鞘疾病是一类病因不明，临床表现各异，但均以髓鞘脱失为主要病理特征的疾病的统称，病灶多分布于脑、脊髓和视神经。基本病理变化为沿小静脉周围炎症细胞浸润，髓鞘受损崩解破坏，相对于脱髓鞘程度，轴突损伤相对较轻，神经元及支持组织相对保留。中枢神经系统脱髓鞘疾病复杂多样，迅速发展的影像学技术对此类疾病的定性定量诊断、临床分期和分型，以及对药物疗效、预后评估具有重要的价值。

一、中枢神经系统脱髓鞘疾病的常规影像学方法

1. CT 检查　CT 密度分辨率和空间分辨率高，平扫即可较清晰地区分脑灰质和白质，增强 CT 扫描可增加脑白质病灶的显示能力。但是 CT 的软组织对比分辨率较低，颅后窝伪影较多，对脑干和小脑病变显示不佳，并且 CT 无法显示脊髓及视神经的病灶，具有很大的局限性。因此，CT 对中枢神经系统脱髓鞘疾病的定位和定性诊断能力均有限，并且 CT 检查存在辐射，不推荐作为中枢神经系统脱髓鞘疾病的常规检查方法。

2. MRI 诊断　MRI 脑灰白质对比鲜明，软组织分辨率高，是显示颅内脱髓鞘病灶最敏感的检查方法。其多方位、多参数成像的能力可以极大地提高病灶的检出率，并更容易显示病灶在时间、空间分布上的特征性改变。增强扫描可以反映病灶局部由于炎性反应所致血脑障碍的破坏程度，借以对疾病的活动性、严重程度进行判断。与 CT 相比，MRI 不仅在显示小病灶、特殊部位病灶（如颅颈交界处、脑干、胼胝体、脊髓、视神经等）及特殊征象方面（如"直角脱髓鞘征""开环征"等）具有明显优势，MRI 还可以提供多种功能成像序列（如 DWI/DTI，MRS，MTR，SWI/QSM，PWI 等），更有助于拓宽和加深对中枢神经系统脱髓鞘疾病的发病机制和病理改变的认识，更利于鉴别诊断。因此临床怀疑中枢神经系统脱髓鞘疾病时应首选 MRI。

二、中枢神经系统脱髓鞘疾病的 MRI 基本序列

多发性硬化（multiple sclerosis，MS）是中枢神经系统的脱髓鞘疾病中最常见的一种，本书以 MS 为代表介绍此类疾病的 MRI 成像基本序列。多发性硬化的病灶具有空间多发及时间多发的特点，可累及颅脑、脊髓及视神经。

常规 MRI 中最基本的 T_1 加权成像（T_1WI）、T_2 加权成像（T_2WI）可检出大多数幕上和幕

下脑实质、脊髓及视神经的脱髓鞘病灶。液体衰减反转恢复序列（fluid attenuated inversion recovery，FLAIR）通过抑制脑脊液的信号，对邻近脑室及脑沟的病灶显示得更加清晰。短时间反转恢复（short time inversion recovery，STIR）序列及其他抑脂技术通过抑制眼眶内脂肪信号，可显著提高视神经病变的检出率。T_1 增强序列可客观反映出病灶区域血管通透性的改变，如炎性反应所致颅内血脑屏障破坏而引起的病灶强化，从而反映病变活动性。MRI 成像有助于 MS 的诊断及鉴别诊断，监测病程及疗效，同时 MRI 检查也可阐明部分 MS 病变的病理学改变，表现在 T_1WI、T_2WI 异常信号与髓鞘破坏和再生程度、轴索损伤的关联，三维容积扫描对脑组织体积测量可以反映 MS 患者脑萎缩程度等方面。鉴于 MRI 在脱髓鞘疾病诊疗中的重大作用，以国内外文献和国内临床实践为基础，本书推荐扫描基本序列如下：

1. 头颅 MRI（图 2-1）　针对 MS 的基本头颅 MRI 序列包括：①轴位或三维（各向同性）T_1WI；②轴位或三维 T_2WI；③矢状位或三维 FLAIR；④注射单剂量对比剂（0.1mmol/kg）至少 5 分钟后进行横断位或三维 T_1WI 扫描。

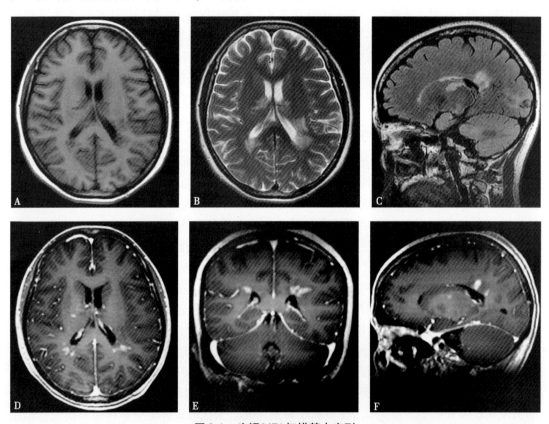

图 2-1　头颅 MRI 扫描基本序列

MS 及其他脱髓鞘病变头颅 MRI 扫描基本序列包括轴位 T_1WI（A）和 T_2WI（B），矢状位 FLAIR（C）和注射对比剂后 5 分钟增强 3D T_1WI，三维重建出轴位（D）、冠状位（E）及矢状位（F）

　　头颅 MRI 图像应具有良好的信噪比，推荐使用 1.5T 或 3T MRI 扫描仪，以提高 MS 病灶检出率。三维各向同性图像采集分辨率≤1mm×1mm×1mm，如不能开展三维图像采集，二维图像空间分辨率推荐层面内分辨率≤1mm×1mm，层厚≤3mm 无间隔。图像范围应覆盖全脑，轴位序列建议沿前、后联合的连线（图 2-2），规范化的扫描序列对患者随访时病灶变化的前后对比非常重要。文献报道双倍至三倍的造影剂剂量及注射造影后 15 分钟以上延迟时间可能帮助检测出更多的强化病灶，可供临床扫描参考。

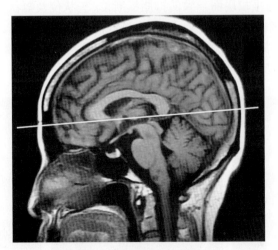

图2-2　轴位图像的定位线

轴位图像的定位线应沿前、后联合的连线（实线显示），轴位图像层厚应小于3mm，并且无间隔

2. 脊髓 MRI（图 2-3）　①矢状位 T_1WI；②矢状位 T_2WI/PD 或 $T_2WI/STIR$；③横断位 T_2WI（层厚≤3mm）；④注射对比剂后至少 5 分钟进行横断位、矢状位或三维 T_1WI。分辨率推荐层面内分辨率≤1mm×1mm，层厚＜3mm 无间隔，矢状面及冠状面扫描时相位编码方向设置为上下方向以减少脑脊液流动伪影及自主吞咽动作带来的伪影，胸髓横断面扫描的相位编码方向多设置为左右方向，以避免心脏大血管的搏动伪影对脊髓成像的影响。脊髓成像推荐应用心电和呼吸门控扫描。颈髓的 MS 病灶很常见，因此对于临床确诊或者怀疑的 MS 患者，无论临床是否有脊髓症状和体征，通常都应进行至少包括颈髓的脊髓 MRI 检查。当颈髓与头部 MRI 增强检查同时进行时，颈段扫描一般不需要额外的造影剂。胸腰髓扫描在条件允许或有相应的神经定位体征时建议开展，在有条件的中心或医院推荐全脊髓扫描。

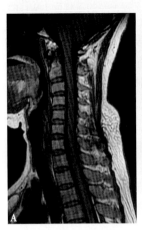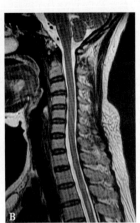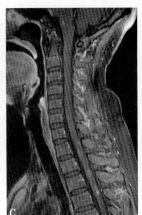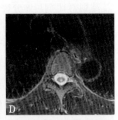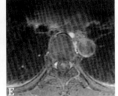

图2-3　MS 脊髓 MRI 扫描基本序列

MS 颈髓 MRI 扫描基本序列包括矢状位 T_1WI（A）和 T_2WI（B），以及注射对比剂后 5 分钟的矢状位增强 T_1WI（C）、轴位 T_2WI（D）和轴位增强 T_1WI（E）

3. 视神经 MRI(图 2-4) ①平行于视神经的横断位 T_1WI;②平行于视神经的横断位 T_2WI;③平行于视神经的斜矢状位 T_2-FLAIR;④垂直于视神经的冠状位 STIR;⑤注射对比剂后至少 5 分钟进行与平扫层面一致的抑脂横断位、矢状位及冠状位或三维 T_1WI,推荐层厚≤2mm 无间隔,范围需包括视交叉,选择头颅线圈或眼表面线圈。当眼眶与头部扫描同时进行时,增强不需要额外造影剂。由于眼球存在自主运动,为避免图像运动伪影,尽量不要将相位编码方向和运动方向一致。

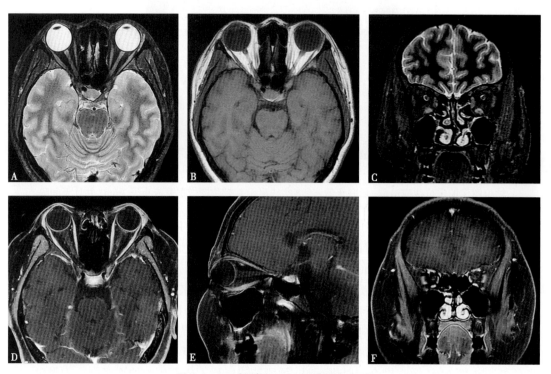

图 2-4 MS 视神经 MRI 扫描基本序列
MS 视神经 MRI 扫描基本序列包括平行于视神经的轴位 T_2WI(A)、T_1WI(B)和垂直于视神经的 STIR(C),以及注射对比剂后 5 分钟的平行于视神经的轴状位(D)、斜矢状位 T_1WI(E)和垂直于视神经的冠状位 T_1WI(F)

应用 MRI 基本序列观察的指标主要包括病灶的定性和定量,发现空间和时间多发证据;病灶活动性的探查(新发或增大的 T_2 病灶,新发或再次强化的强化病灶)、病灶动态监测(病灶体积的改变及强化方式、程度的改变)、治疗相关改变的监测(如进展性白质脑病)。对于 MS 而言,MRI 检查的参考方案为:对于临床孤立综合征(clinically isolated syndrome,CIS)及可疑 MS 患者,可行所推荐的 MRI 头部平扫及增强扫描;对于有脊髓炎症状或颅内影像不支持 MS 者,需加扫脊髓 MRI,且推荐头部与颈髓在一次扫描内完成。有视神经炎症状的患者需加扫眼眶 MRI。对于高风险 CIS(首次 MRI 中有不少于 2 个典型 MS 病灶),推荐 6~12 个月后进行 MRI 随访复查。低风险 CIS[如 MRI 颅脑表现正常或影像学孤立综合征(radiologically isolated syndrome,RIS)],推荐 12~24 个月进行 MRI 随访复查。对于已确认 MS 的患者,推荐在治疗或更换治疗措施之前进行 MRI 扫描,在更换治疗方式后约 6 个月进行 MRI 复查,以及在确定治疗措施后 1~2 年进行复查,若病情恶化或需要再次对病情进行评估时可行 MRI 扫描。

在以上基本序列基础上，各医院依据条件，可选择性应用双翻转恢复序列（double inversion recovery，DIR）或相位敏感翻转恢复（phase-sensitive inversion-recovery，PSIR）序列显示皮层病灶，扩散加权成像和扩散张量成像（diffusion weighted imaging and diffusion tensor imaging，DWI & DTI）序列评价水分子的扩散和白质纤维束的完整性，功能 MRI（fMRI）评价脑功能的改变，磁敏感加权成像（susceptibility weighted imaging，SWI）和定量磁化率成像（quantitative susceptibility mapping，QSM）评价脑内铁含量变化，磁化传递成像（magnetic transfer imaging，MTI）评价髓鞘完整性。

（张　妍　陈唯唯　朱文珍）

参 考 文 献

[1] Simon JH，Li D，Traboulsee A，et al. Standardized MR imaging protocol for multiple sclerosis: Consortium of MS Centers consensus guidelines. Am J neuroradiol，2006，27: 455-461.

[2] Traboulsee A，Simon JH，Stone L，et al. Revised recommendations of the consortium of MS centers task force for a standardized MRI protocol and clinical guidelines for the diagnosis and follow-up of multiple sclerosis. Am J neuroradiol，2016，37: 394-401.

[3] Verhey LH，Narayanan S，Banwell B. Standardized magnetic resonance imaging acquisition and reporting in pediatric multiple sclerosis. Neuroimaging Clin N Am，2013，23: 217-226.

[4] Filippi M，Rocca MA，Ciccarelli O，et al. MRI criteria for the diagnosis of multiple sclerosis: MAGNIMS consensus guidelines. Lancet Neurol，2016，15: 292-303.

[5] Kuhlmann T，Lassmann H，Bruck W. Diagnosis of inflammatory demyelination in biopsy specimens: a practical approach. Acta Neuropathol，2008，115: 275-287.

[6] Gramsch C，Nensa F，Kastrup O，et al. Diagnostic value of 3D fluid attenuated inversion recovery sequence in multiple sclerosis. Acta radiol，2015，56: 622-627.

[7] Philpott C，Brotchie P. Comparison of MRI sequences for evaluation of multiple sclerosis of the cervical spinal cord at 3T. Eur J radiol，2011，80: 780-785.

[8] Geurts JJ，Pouwels PJ，Uitdehaag BM，et al. Intracortical lesions in multiple sclerosis: improved detection with 3D double inversion-recovery MR imaging. Radiology，2005，236: 254-260.

[9] Chen W，Gauthier SA，Gupta A，et al. Quantitative susceptibility mapping of multiple sclerosis lesions at various ages. Radiology，2014，271: 183-192.

[10] 王维治. 神经系统脱髓鞘疾病. 北京：人民卫生出版社，2011.

[11] 刘广志. 多发性硬化. 北京：北京大学医学出版社，2012.

[12] 杨正汉，冯逢，王宵英. 磁共振成像技术指南——检查规范、临床策略及新技术（修订版）. 北京：人民军医出版社，2010.

[13] 王杏，周福庆，曾献军，等. 复发缓解型多发性硬化患者静息态脑运动网络功能连接的 MRI 研究. 中华放射学杂志，2014，48（8）: 627-630.

[14] 张小辉，李咏梅，曾春，等. 复发 - 缓解型多发性硬化患者及复发型视神经脊髓炎患者双侧视放射的扩散张量成像研究. 磁共振成像，2015，6（5）: 333-338.

[15] 段云云，李坤成，于春水，等. 多发性硬化患者的磁化传递及弥散张量成像特点. 中华神经科杂志，2006，39（12）: 799-802.

第三章

中枢神经系统脱髓鞘疾病的影像学特征

第一节 多发性硬化影像诊断标准和 MRI 特点

多发性硬化（multiple sclerosis，MS）是中枢神经系统脱髓鞘病的最常见类型，中青年人多见，致残率高，全球患者超过 250 万。MRI 可以客观反映 MS 病灶和显现正常灰/白质的微观病理改变，协助鉴别诊断、评价治疗效果和判断预后。2001 年国际多发性硬化专家委员会正式将 MRI 纳入 MS 诊断标准（McDonald 标准 2001 版）。MS 的 MRI 诊断标准突出了中枢神经系统（central nervous system，CNS）白质病灶的空间和时间多发性的诊断核心地位。MRI 能支持和补充临床信息，为 MS 的临床早期准确诊断和治疗提供帮助。MRI 在MS 领域主要的应用包括以下方面：① MS 的常规诊断和随访；②在临床孤立综合征阶段早期诊断 MS，这是 MRI 目前在 MS 最核心的作用；③鉴别诊断，包括肿瘤、炎症以及其他脱髓鞘疾病等；④协助判断短期和长期预后；⑤监测治疗效果；⑥监测治疗的副反应；⑦探索MS 发病机制。

MS 的 MRI 诊断标准自 2001 年在 MRI 新技术发展和临床实践的基础上经历了数次修订，大大简化了其空间和时间多发的证据。近年来脊髓成像的改进、皮层病灶的显示等增加了对 MS 的认识，为此，2016 年欧洲多发性硬化磁共振协作组（MAGNIMS）依据最新的研究成果更新了 MS 的 MRI 诊断标准。随着中国对 MS 认知度不断提高及 MRI逐渐普及，MS 诊断率逐年递增，关于 MS 的研究也不断升温，结合 2016 年 MAGNIMS最新提出的标准及中国 MS 的特点，MS 影像诊断中国专家共识提出的主要诊断标准如下。

一、MS 的影像学诊断标准

（一）空间多发

根据 MS 诊断 McDonald 标准 2010 修订版，空间多发的定义是在 4 个特征部位（近皮质、脑室旁、幕下和脊髓）中至少累及 2 个部位，且每个受累部位出现至少 1 个病灶。2010年诊断标准提高了诊断的敏感性，但特异性显著下降。2016 年 MAGNIMS 标准改进了2010 年的标准，将脑室旁病灶数目从 1 个增加至 3 个及以上，并且增加了一个关键部位即视神经，将空间多发的病灶部位从 4 个增加为 5 个，满足 5 个部位（皮层/近皮层、脑室旁、幕下、脊髓和视神经)中的 2 个及以上即满足空间多发标准。专家组建议应用 2016 年 MAGNIMS 标准诊断 MS 的 MRI 空间多发(图 3-1-1)。空间多发性标准需满足 CNS 以下 5 个区域中的 2 个区域:①3 个以上脑室旁病灶;②1 个以上幕下病灶;③1 个以上脊髓病灶;④1 个以上视神经病灶;⑤1 个以上皮层或近皮层病灶。

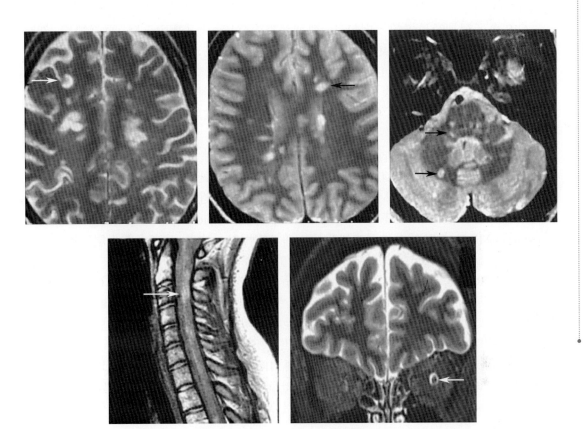

图 3-1-1　MS 的 MRI 空间多发性标准

MS 的 MRI 空间多发性需满足 5 个部位中 3 个部位受累:近皮层、脑室旁、幕下、脊髓和视神经(箭头所示)

1. 脑室旁病灶　单一的脑室旁病灶不能作为脑室旁区域受累的特异性病灶,而且单个脑室旁病灶作为空间多发的证据也并未得到验证。健康人或其他神经系统疾病的患者如偏头痛患者也会偶发脑室旁病灶。Barkhof 团队的经典研究发现≥3 个以上脑室旁病灶是诊断 MS 的最佳标准(即 Barkhof 标准),应用在 2001 和 2005 年 Mcdonald 标准中。对 625 例临床孤立综合征(clinical isolated syndromes,CIS)患者大样本的研究显示,在不符合 MS 空间多发标准的患者中,出现 3 个以上脑室旁病灶,加上年龄或寡克隆区带(oligoclonal bands,OB)阳性,高度提示发展为 MS 的可能性。一项对 CIS 脊髓受累患者的回顾性研究显示,年龄≤40 岁、≥3 个脑室旁病灶及 24 小时鞘内 IgG 合成率升高或 OB 阳性等因素预测 CIS 患者进展为 MS 的准确率为 78%。对 468 例 CIS 患者的多中心研究中,至少 3 个脑室旁病灶对患者 3 年内进展为 MS 有很高的预测价值。因此 3 个以上脑室旁病灶被推荐作为空间多发标准的条件之一。

2. 视神经病灶　　20%～31% 的 CIS 患者表现为急性视神经炎（optical neuritis，ON），对 1058 例 CIS 患者的研究发现：与其他部位的急性脱髓鞘发作症状相比，成年 ON 患者更有可能呈现单时相病程，但 ON 患者如果合并脑脊液 OB 阳性或脑 MRI 无症状病灶则高度提示发展为 MS 的可能（1～3 个病灶的风险比为 5.1，≥10 个病灶的风险比为 11.3）。

CIS 患者视神经受累的依据包括：视神经炎的临床表现（视力下降、视野缺损、红绿色觉障碍和眼痛）和视神经炎症的 MRI 证据（T_2 信号增高，钆对比增强和视神经增粗）。支持 MS 的视神经病灶特点包括范围较短，一般不累及视交叉（区别于 NMOSD 患者），视神经萎缩（或既往视神经炎病史）、神经生理检测出的视神经功能障碍（如传导减慢）或无症状的视神经炎性特征性影像（MRI 病灶或视神经纤维层变薄）均可作为空间多发的条件之一。

3. 皮层 / 近皮层病灶　　病理学研究结果显示在 MS 患者大脑皮层广泛受累，根据病灶在皮层位置不同，可分为软脑膜下、皮层内、灰 - 白质交界处的混合病灶。常规 MRI 的序列很难显示皮层病变。新的 MRI 像技术应用于检测皮层 / 近皮层病变，包括 DIR、PSIR 及磁化准备快速采集梯度回波序列（magnetization-prepared rapid acquisition with gradient echo sequences，MP-RAGE）等可显示皮层病灶。即使应用以上技术，病理上的皮层病灶仅少数能在 MRI 上显示，尤其是常规的 MRI（1.5T 和 3.0T）。

应用 DIR 成像显示，超过 30% 的 CIS 患者存在皮层病变。对一组 80 例 CIS 患者随访 4 年的研究发现，在初始的 MRI 扫描中存在一个以上皮层病灶增加了 MS 诊断标准的准确性。皮层病变的评估可能有助于 MS 和与其他相似疾病鉴别诊断，如有脑白质病灶的偏头痛或 NMO 患者一般无皮层病灶，此外健康对照组皮层病灶也非常罕见。

由于皮层内及近皮层病灶不能在临床常规 MRI 中准确区分，且这些病灶均代表皮层受累，2016 年 MAGNIMS 专家共识认为这些病灶应该统一描述为皮层 / 近皮层病灶，这一改变拓展了 2010 年 McDonald 标准中近皮层病灶（juxtacortical lesion）的概念，作为空间多发性诊断的标准之一。

4. 幕下病灶　　MS 的幕下病灶主要指脑干和小脑病灶，最常见的位置在桥臂，幕下病灶和 MS 患者残疾程度尤其是运动障碍显著相关。

5. 脊髓病灶　　随着 MRI 技术的发展，检测脊髓病灶更加敏感和准确，脊髓病灶是 MS 的特征性病灶之一，在健康人或其他疾病如脑血管病等患者罕有脊髓病灶。2005 年 McDonald 标准中正式将脊髓病灶作为 MS 影像诊断的重要部分。MS 脊髓病灶的特点包括病灶 >3mm 而 <2 个椎体节段，横断面上 <1/2 脊髓面积，水肿一般较轻。亚洲和拉丁美洲 MS 患者的脊髓病灶长度可能≥2 个椎体节段，而 APQ4 抗体的检测有助于鉴别 NMO。

（二）时间多发

时间多发标准专家组推荐应用 2010 年的 McDonald 标准中的时间多发标准：①和基线 MRI 比较在随访中出现一个以上新的 T_2 或增强病灶，对于随访时间无特殊要求；②在任何时间同时存在增强和非增强病灶（图 3-1-2）。

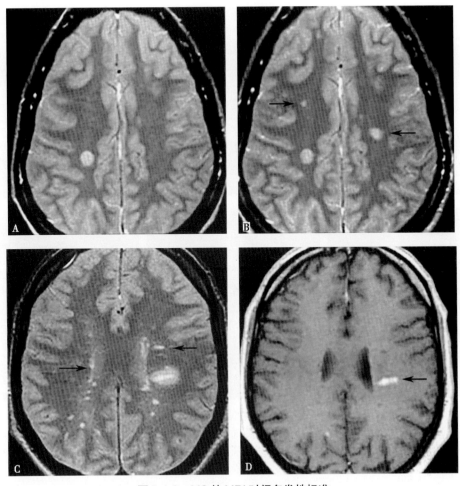

图 3-1-2 MS 的 MRI 时间多发性标准

A 和 B 为同一患者，随访中出现新病灶（图 B 箭头）提示时间多发；C 和 D 为同一患者，同时存在非强化（图 C 箭头）和强化病灶（图 D 箭头）也提示时间多发

依据时间多发标准，单次强化的 MRI 可提示时间多发，并且对于新病灶出现的随访时间并无特殊要求，但中国 MS 影像诊断专家协作组推荐在 1～3 个月对 CIS 患者进行首次随访，判断新增病灶以证实时间多发。

二、MS 的典型病灶

1. 脑内病灶　在 CIS 阶段，如果脑内有脱髓鞘病灶，80% 以上会发展为 MS。但需要牢记的是脑内没有病灶不能排除 MS 的诊断，CIS 患者中脑内无病灶的患者也会有 20% 发展为 MS，尤其亚洲人脑内无病灶的出现率更高，特别是在脊髓或视神经受累为主的 MS 患者，因此对于无脑内病灶的 MS 要进行脊髓和视神经 MRI 检查，以及其他临床和实验室检查如诱发电位等。

多发性硬化脑病灶大小和位置多样（图 3-1-3），在 T_1WI 上表现为低或等信号，T_2WI/FLAIR 上为高信号，常规 T_1WI/T_2WI/FLAIR 的信号改变不特异，是髓鞘脱失、轴索损伤、水肿和炎性改变等病理改变的综合表现，因此从信号上很难和缺血、感染、肿瘤等区分。

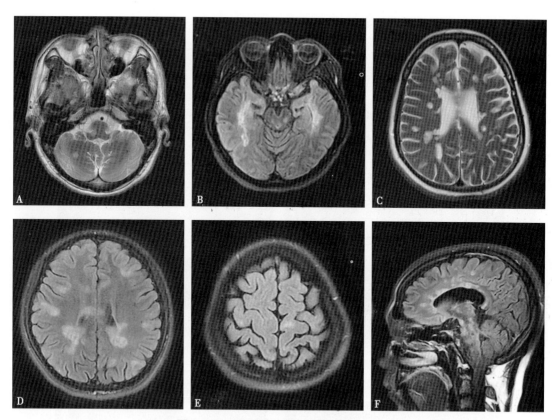

图 3-1-3 MS 脑内病灶形态和位置多样

A. 横断面 T_2WI 脑干和右侧小脑半球病灶；B. 横断面 T_2-FLAIR 两侧脑室颞角旁病灶；C. 横断面 T_2WI 两侧脑室体旁病灶；D. 横断面 T_2-FLAIR 两侧脑室旁、皮层下（U 型纤维）和胼胝体病灶；E. 横断面 T_2-FLAIR 两额叶皮层病灶；F. 矢状面 T_2-FLAIR 胼胝体 - 透明隔交界区、侧脑室旁及脑干病灶

　　MS 最常见的病灶是脑室旁病灶，大部分 MS 患者都会出现脑室旁病灶，但脑室旁病灶非常不特异，很多其他疾病如脑小血管病等病灶也常常出现在脑室旁，MS 脑室旁病灶的病理基础是免疫细胞穿过血脑屏障，引发一系列炎性和脱髓鞘反应，典型的 MS 脑室旁病灶为 Dawson 指或火焰征（图 3-1-4），在矢状位 FLAIR 上显示最佳，所以 MS 诊断最重要的序列是矢状位 FLAIR 或现在应用越来越广泛的三维 FLAIR。

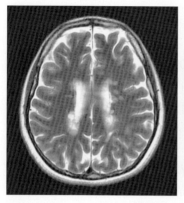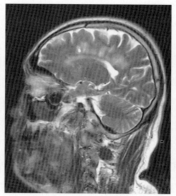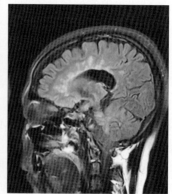

图 3-1-4 MS 脑室旁病灶"Dawson 指"或"火焰征"

　　胼胝体是 MS 最常累及的结构，在 MS 早期 CIS 阶段约有 53% 的患者可以出现胼胝体受累，而 93% 的 MS 患者会有胼胝体病灶，典型的 MS 胼胝体病灶为胼胝体 - 透明隔交接区（CSI）病灶（图 3-1-5），这种病灶在其他病变出现的概率仅有 2%，因此应用 CSI 病灶诊断 MS 的敏感性和特异性在 90% 以上。

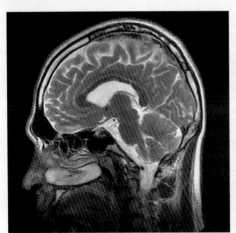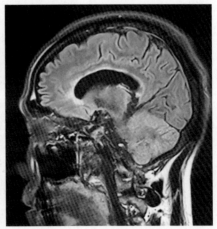

图 3-1-5　胼胝体 - 透明隔交界区 (CSI) 病灶

　　MS 的复发常常与新的炎性脱髓鞘病灶的出现有关，T_2WI、FLAIR 序列可以很敏感发现 MS 病灶，但无法区分病灶的新旧。因此监测疾病活动度的 MRI 指标为：①出现对比剂（如 Gd）强化病灶；②新出现的 T_2WI/FLAIR 病灶；③ T_2-FLAIR 病灶的增大。Gd 正常情况下不会通过血脑屏障，新的 MS 病灶会破坏血脑屏障以及出现炎性反应，因此可以引起 T_1WI 上病灶的强化，强化病灶的出现常常早于新的 T_2 病灶，一般强化可持 4 周左右（1～16 周），从而将新出现的 T_2 病灶作为疾病活动性的证据。强化方式随着炎性改变的进展和消退从弥漫强化到结节状或环形强化，新鲜病灶尤其较小的病灶常常实性均一强化，而病灶变大或数周后常常出现环形强化（图 3-1-6）。少数 MS 患者出现肿瘤样脱髓鞘病灶，"开环征"提示脱髓鞘而非肿瘤和脓肿。Gd 强化对于激素治疗和其他抗炎性治疗非常敏感，临床实践中，由于活动性病灶强化的一过性以及并非所有强化病灶都是症状性病灶，所以只有少数（少于 30%）MS 患者在常规 MRI 检查时会出现强化病灶，因此反映疾病活动性的另一个重要指标是之前病变出现新的 T_2 病灶以及 T_2 病灶的增大。MS 患者脑膜强化罕见，是和其他疾病如结核、结节病等重要的鉴别点。判断 MS 病灶强化时需要结合 T_2WI、PD、FLAIR 序列或随访确认，脑沟里小血管强化有时会被误认为病灶强化，需要得到放射科和神经科医生的重视。MS 患者平均每年会新增 4～5 个病灶，但个体间差异非常大。

　　MS 病灶的演变，一般由于炎症和水肿在 4 周左右达到最大径，炎症反应是自限性的，病灶体积随着水肿消退以及髓鞘修复的发生会逐渐减小，但大多数病灶不会完全消失，残留的病灶可以反复出现炎性反应，多个病灶可以融合形成大的融合病灶。MS 患者平均每年 T_2 病灶体积会增加 5%～10%，即使没有强化病灶的出现以及病灶体积的增加，病变也常常不是静止的，由于少量的免疫细胞通过血脑屏障是 Gd 强化无法发现的，并且常规 MRI 无法发现灰质和白质中炎症、脱髓鞘和轴索损伤的发生，现在大量工作都在开发新的序列和方法直接或间接发现这些隐匿的病理改变。

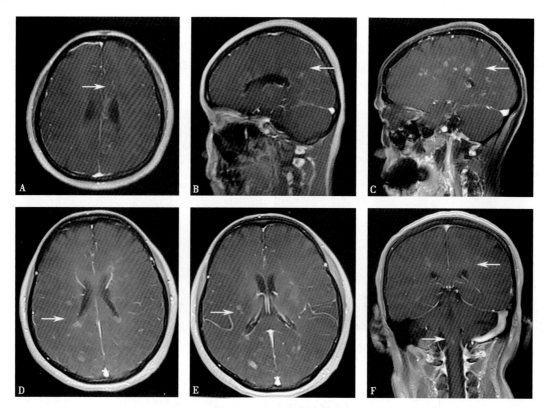

图 3-1-6　MS 强化病灶

增强 T_1WI 显示 MS 患者侧脑室旁、皮层下、胼胝体及高颈段脊髓多发强化病灶，呈点状、结节状或环形强化

　　另外，有三种 MS 常见的 MRI 特征为：黑洞（black hole），弥漫白质异常信号和脑萎缩。黑洞与 T_2 病灶体积相比较，其与临床残疾程度的相关性更好，在未强化图像中大部分病灶是和周围白质信号相同的，约有 30% 的病灶是低于白质信号的，一小部分病灶会在注射对比剂后出现强化，提示新的感染（急性黑洞），一半以上的急性空洞会在 3 个月以内消失，其余空洞（自出现存在 6 个月以上）成为慢性空洞（图 3-1-7），这些空洞的病理基

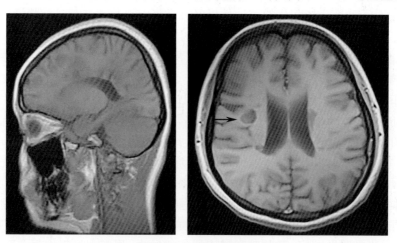

图 3-1-7　MS 黑洞病灶

T_1WI 显示 MS 患者胼胝体及两侧侧脑室旁、右额叶皮层下低信号"黑洞"病灶

础是轴索的丢失和细胞外液体的增加，"黑洞"在 MS 中的出现率高于血管病。虽然黑洞对于 MS 诊断价值有限，但黑洞的增多提示 MS 患者的临床进展，治疗策略可能需要进行调整。

MS 患者的病灶并非都是边界清晰的。临床中我们常常在 T_2WI 看到大的边界不清的融合病灶，这些弥漫分布的白质异常信号或称为脏的白质信号（dirty appearing white matter，DAWM），在 T_2WI 上与灰质信号类似，常常位于脑室旁，DAWM 可以出现在连续几个层面上，某个研究中发现 DAWM 出现在 17% 的 MS 患者中（图 3-1-8）。病例发现 DAWM 有广泛的髓鞘磷脂丢失，并伴有不同程度的轴索丢失。这种病理改变位于表现正常的脑白质（NAWM）和病灶之间，DAWM 不累及 U 型纤维，DAWM 在 MS 诊断和治疗中的作用不清，需要进一步的研究。

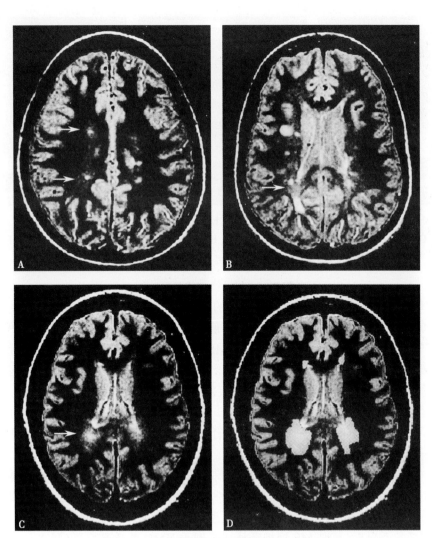

图 3-1-8　MS 的弥漫白质异常信号（DAWM）

PDWI 显示 MS 患者半卵圆中心和脑室旁的 DAWM 病灶：A. DAWM 内单个病灶；B. DAWM 内多个病灶；C. DAWM 内无可见病灶；D. 图 C 的 DAWM 区域 mask（Ge Y, et al.AJNR 2003）

　　MS 患者中 47%～100% 可以出现脑萎缩（图 3-1-9），是慢性、不可逆性脑组织损伤的结果，也是患者残疾的主要因素，SPMS 的脑萎缩较 RRMS 显著，应用量化的方法如基于体素的形态学分析或皮层厚度分析等，即使 CIS 阶段也可出现脑萎缩。MS 脑萎缩的早期表现一般为脑沟和脑室的轻度增宽，患者 2 年左右脑萎缩会比较明显，同时伴有 T_2 病灶的增多，MS 患者每年脑组织减少 0.6%～0.8%，而正常青年人一般在 0.3% 以内，MS 脑室体积每年增加 1.6ml，而正常人每年增加 0.3ml。近年来的研究发现深部灰质萎缩（尤其是丘脑萎缩）是 MS 脑萎缩较为特征的表现，其区别于其他疾病包括视神经脊髓炎和血管病等，对发现进展性脑萎缩具有极其重要的临床意义，有效的治疗可以延缓脑萎缩的进展。但评价脑萎缩时要注意"假性萎缩"（pseudoatrophy），假性萎缩常常出现在开始治疗之后，是由脑内水肿的减少引起的。

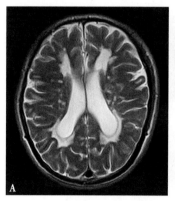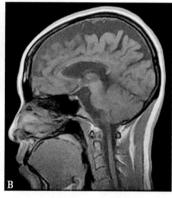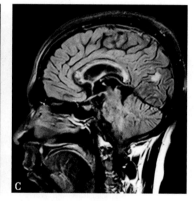

图 3-1-9　MS 脑萎缩

A. 横断面 T_2WI 显示侧脑室扩张和两侧脑室旁病灶；B. 矢状位 T_1WI 显示脑萎缩；C. 矢状位 T_2-FLAIR 显示胼胝体萎缩

　　2. 脊髓病灶　脊髓病灶在 50%～90% 的 MS 患者中可以出现，颈段脊髓最常见，MS 脊髓病灶的位置常见于脊髓后部或侧部，一般不对称，占据小于 1/2 的横断面积，并且常常小于两个椎体节段（图 3-1-10）。在怀疑 MS 时，推荐头和脊髓 MRI 都要进行扫描。脊髓扫描对于头 MRI 表现正常或 MS 无法确诊的患者是极其重要的。MS 脊髓病灶的鉴别诊断包括肿瘤（原发、转移、淋巴瘤）、炎性疾病（系统性红斑狼疮、干燥综合征、结节病）、感染以及营养障碍如维生素 B_{12} 缺乏等疾病。MS 患者在急性期可以出现脊髓肿胀，随着病程进展可以出现脊髓萎缩（图 3-1-11），但脊髓萎缩程度较相同病程或残疾程度的 NMO 较轻。

　　3. 视神经病灶　视神经扫描要求应用抑制脂肪的序列，在视神经长轴位和垂直于视神经的层面进行采集。MS 视神经病变包括视神经的增粗，T2WI 上高信号，长阶段以及管内段受累，视神经受累的患者视力恢复较差，典型的 MS 视神经受累单侧多见，一般累及范围较短，视交叉常不受累，这是 MS 视神经病变区别于 NMO 的重要特征（图 3-1-12）。MS 视神经病变在急性期常强化，恢复期强化消失。

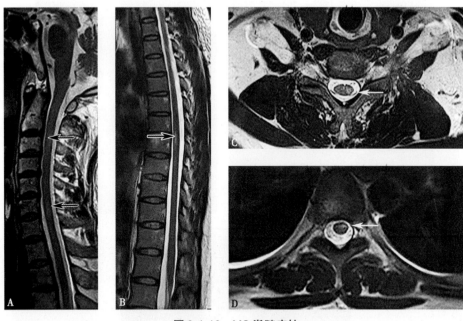

图 3-1-10 MS 脊髓病灶

矢状位 T_2WI 显示 MS 患者颈髓（A）、胸髓（B）多发短条状高信号，边缘模糊；横断位 T_2WI 显示脊髓病灶呈偏心性，位于左侧侧索（C、D）

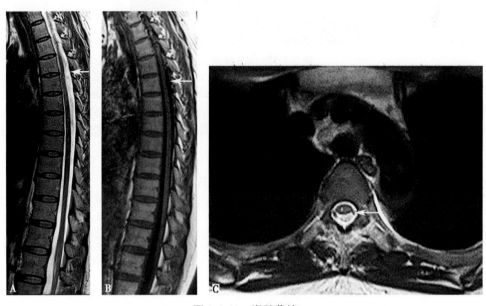

图 3-1-11 脊髓萎缩

矢状位 T_2WI（A）、T_1WI（B）和横断位 T_2WI（C）像显示 MS 患者胸 1～5 椎体水平脊髓萎缩

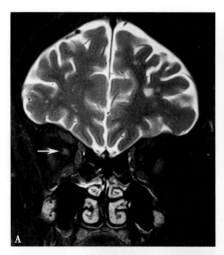
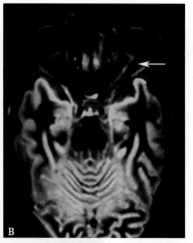
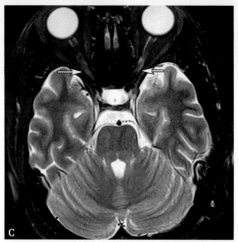

图 3-1-12　MS 视神经病灶

A. 冠状面 T_2WI 压脂像显示右侧视神经信号增高，边缘模糊；B. 双回波反转恢复序列（DIR）重建横断面图像显示双侧视神经萎缩，左侧视神经信号增高；C. 横断面 T_2WI 压脂显示 NMO 患者双侧视神经炎

　　MS 典型病灶磁共振表现及其与脑小血管病白质病灶和急性播散性脑脊髓炎病灶鉴别见表 3-1-1～表 3-1-3。

表 3-1-1　总结 MS 病灶的磁共振表现

特点	MS 特征性病灶
分布	幕上：皮质旁（U- 纤维受累），脑室周围（胼胝体、三角区、颞角）
	幕下：第四脑室旁、桥小脑脚、延髓、三叉神经（颅内段）、脑桥
分布	皮层病变（3D FLAIR，DIR）
	基底节区病变不常见
形态	病灶边缘锐利，呈卵圆形 / 圆形，发生在静脉周围（Dawson 指征）
	通常累及双侧，略不对称，病灶可融合

特点	MS 特征性病灶
信号强度	T_1WI 呈中低信号，T_2WI 呈高信号
	黑洞：信号强度低于 T_1WI 上的灰质信号
增强	结节状强化或环状强化，强化和不强化病灶常常同时存在
	瘤样脱髓鞘病变：不完整的环状（开环模式）强化
视神经炎	STIR 呈高信号，可伴强化
脊髓	常累及颈髓
	短节段病变（小于两个椎体节段），病灶直径小于脊髓横截面的 1/2
	通常累及脊髓外周，最常见于白质侧索、后索
	病变有可强化（可伴有局灶性肿胀）
	在 PPMS 可见弥漫 T_2/PD 高信号和萎缩

注：3D FLAIR，三维液体衰减反转恢复序列；DIR，双反转恢复序列；STIR，短 T_1 反转恢复序列；PPMS，原发性进展型多发性硬化

表 3-1-2 脑小血管病（SVD）白质病灶和多发性硬化（MS）病灶 MRI 特征性表现的比较

特点	SVD	MS
胼胝体	罕见	常见
U-纤维	罕见	常见
幕下	病程后期	常见
	脑干：累及中央横向纤维束	脑干：累及软脑膜和脑室表面、三叉神经颅内段
颞叶	罕有	常见
钆增强	少见（亚急性期脑梗死）	常见
黑洞	罕见	典型
腔隙	典型	罕见
脊髓	从不	常见

注：常染色体显性遗传性脑动脉伴皮质下梗死和脑白质病除外（CADASIL）可出现颞叶病灶

表 3-1-3 多发性硬化（MS）和急性播散性脑脊髓炎（ADEM）病灶 MRI 特征性表现的比较

特点	MS	ADEM
既往感染/接种疫苗	无	常见
发病年龄	青年	儿童
病变边缘	清晰	模糊
病变分布	双侧，不对称	双侧，对称
脑室周围白质	通常累及	通常不累及
深部灰质	罕见	频繁（丘脑）

续表

特点	MS	ADEM
增强	病变增强程度不同	病变强化呈"全或无"强化
视神经炎	通常累及单侧	通常累及双侧
脊髓病变	常见于颈髓，短节段病变	常见于胸髓，长节段病变
时间播散	有	无*

注：*值得注意的是复发或多发的 ADEM

（刘亚欧）

参 考 文 献

[1] Noseworthy JH, Lucchinetti C, Rodriguez M, et al, Multiple Sclerosis. New Engl J Med, 2000, 343(13): 938-952.

[2] McDonald WI, Compston A, Edan G, et al. Recommended diagnostic criteria for multiple sclerosis: guidelines from the International Panel on the diagnosis of multiple sclerosis. Ann Neurol, 2001, 50(1): 121-127.

[3] Polman CH, Reingold SC, Edan G, et al. Diagnostic criteria for multiple sclerosis: 2005 revisions to the "McDonald Criteria". Ann Neurol, 2005, 58(6): 840-846.

[4] Polman CH, Reingold SC, Banwell B, et al. Diagnostic criteria for multiple sclerosis: 2010 Revisions to the McDonald criteria. Ann Neurol, 2011, 69(2): 292-302.

[5] Filippi M, Rocca MA, Ciccarelli O, et al, MRI criteria for the diagnosis of multiple sclerosis: MAGNIMS consensus guidelines. Lancet Neurol, 2016, 15(3): 292-303.

[6] Barkhof F, Filippi M, Miller DH, et al. Comparison of MRI criteria at first presentation to predict conversion to clinically definite multiple sclerosis. Brain, 1997, 120(11): 2059-2069.

[7] Verhey LH, Branson HM, Shroff MM, et al. MRI parameters for prediction of multiple sclerosis diagnosis in children with acute CNS demyelination: a prospective national cohort study. Lancet Neurol, 2011, 10(12): 1065-1073.

[8] Miller D, Barkhof F, Montalban X, et al. Clinically isolated syndromes suggestive of multiple sclerosis, part I: natural history, pathogenesis, diagnosis, and prognosis. Lancet Neurol, 2005, 4(5): 281-288.

[9] 刘亚欧，于春水，李坤成，等. 临床孤立综合征和复发缓解型多发性硬化患者表现正常脑白质及脑灰质的 MR 扩散张量直方图比较. 中华放射学杂志, 2008, 42(4): 341-345.

[10] 王博，龚洪翰，周福庆，等. 复发缓解型多发性硬化患者默认网络的功能与结构连接的 MRI 研究. 中华放射学杂志, 2013, 47(12): 1082-1085.

[11] 王杏，周福庆，曾献军，等. 复发缓解型多发性硬化患者静息态脑运动网络功能连接的 MRI 研究. 中华放射学杂志, 2014, 48(8): 627-630.

[12] 曾春，李咏梅，欧阳羽，等. 三维增强 T_2* 加权血管成像对多发性硬化脑内病灶铁沉积的分析. 中华放射学杂志, 2011, 45(12): 1166-1170.

[13] Ruet A, Arrambide G, Brochet B, et al. Early predictors of multiple sclerosis after a typical clinically isolated syndrome. Mult Scler, 2014, 20(13): 1721-1726.

[14] Ruet A，Deloire MS，Ouallet JC，et al. Predictive factors for multiple sclerosis in patients with clinically isolated spinal cord syndrome. Mult Scler，2011，17（3）：312-318.

[15] Tintore M，Rovira A，Rio J，et al. Defining high，medium and low impact prognostic factors for developing multiple sclerosis. Brain，2015，138（7）：1863-1874.

[16] Geurts JJ，Pouwels PJ，Uitdehaag BM，et al. Intracortical lesions in multiple sclerosis：improved detection with 3D double inversion-recovery MR imaging. Radiology，2005，236（1）：254-260.

[17] Seewann A，Vrenken H，Kooi EJ，et al. Imaging the tip of the iceberg：visualization of cortical lesions in multiple sclerosis. Mult Scler，2011，17（10）：1202-1210.

[18] Seewann A，Kooi EJ，Roosendaal SD，et al. Postmortem verification of MS cortical lesion detection with 3D DIR. Neurology，2012，78（5）：302-308.

[19] Brownlee WJ，Swanton JK，Miszkiel KA，et al. Should the symptomatic region be included in dissemination in space in MRI criteria for MS? Neurology. 2016，87（7）：680-683

[20] Bot JC，Barkhof F，Polman CH，et al. Spinal cord abnormalities in recently diagnosed MS patients：added value of spinal MRI examination. Neurology，2004，62（2）：226-233.

[21] Kelly SB，Kinsella K，Duggan M，et al. A proposed modification to the McDonald 2010 criteria for the diagnosis of primary progressive multiple sclerosis. Mult Scler，2013，19（8）：1095-1100.

[22] Rovira A，Wattjes MP，Tintore M，et al. Evidence-based guidelines：MAGNIMS consensus guidelines on the use of MRI in multiple sclerosis-clinical implementation in the diagnostic process. Nat Rev Neurol，2015，11（8）：471-482.

[23] Okuda DT，Mowry EM，Beheshtian A，et al. Incidental MRI anomalies suggestive of multiple sclerosis：the radiologically isolated syndrome. Neurology，2009，72（9）：800-805.

[24] Okuda DT. Unanticipated demyelinating pathology of the CNS. Nat Rev Neurol，2009，5（11）：591-597.

[25] 刘亚欧，段云云，李坤成. 多发性硬化和视神经脊髓炎的 MRI 比较研究进展. 中华放射学杂志，2012，46（11）：1052-1055.

[26] Wingerchuk DM，Banwell B，Bennett JL，et al. International consensus diagnostic criteria for neuromyelitis optica spectrum disorders. Neurology，2015，14（2）：177-189.

[27] Tallantyre EC，Brookes MJ，Dixon JE，et al. Demonstrating the perivascular distribution of MS lesions in vivo with 7-Tesla MRI. Neurology，2008，70（22）：2076-2078.

第二节　视神经脊髓炎谱系疾病 MRI 特点及诊断

一、磁共振成像在视神经脊髓炎谱系疾病诊治中的作用

视神经脊髓炎（neuromyelitis optica，NMO）是一种主要累及视神经和脊髓的中枢神经系统脱髓鞘疾病。自 19 世纪第一次报道以来，NMO 曾一直被认为仅累及视神经和脊髓，直到 2004 年 NMO 高度特异性血清水通道蛋白（aquaporin-4，AQP4）抗体的发现，人们才认识到 NMO 临床表现的多样性，且把这一类疾病表型统称为"视神经脊髓炎疾病谱系疾病"（NMO spectrum disorders，NMOSD）。由于各个实验室 AQP4-IgG 检测方法及敏感性不同，且病程中 AQP4-IgG 状态会有变化，因此 AQP4 抗体检测只能作为 NMOSD 诊断及鉴别诊

断的辅助方式。磁共振成像（magnetic resonance imaging，MRI）检查可发现 NMOSD 患者脑、脊髓或视神经病灶，其特异性表现（如脑室管膜周围病灶、长节段脊髓病灶、长节段视神经病灶等）在 NMOSD 的诊断及鉴别诊断中起到重要作用，尤其有利于与多发性硬化（multiple sclersis，MS）的鉴别。由于 NMOSD 早期治疗非常关键，如早期使用有效的免疫抑制剂可阻止 NMOSD 患者疾病致残，且 NMOSD 与 MS 的治疗不同，治疗 MS 的某些修饰药物可加重 NMOSD 患者的病情。因此，MRI 检查对 NMOSD 的治疗及预后亦有重要价值。

另外，新型 MRI 成像技术，如磁共振波谱（magnetic resonance spectroscopy，MRS）、扩散张量成像（diffusion tensor imaging，DTI）、磁化传递成像（magnetization transfer imaging，MTI）、功能磁共振成像（functional MRI，fMRI）等，有助于发现传统 MRI 上无异常表现的正常脑组织（NABM）病变，并对 NMOSD 潜在的发病机制及组织损伤进行探索。

二、NMOSD 脑内病灶 MRI 特点

（一）NMOSD 脑内病灶概述

近年来发现，不少符合 NMO 诊断标准的患者有脑内病灶，且血清 AQP4-IgG 阳性患者更易出现脑内病灶。在 AQP4-IgG 发现之前，NMOSD 患者脑内异常的报道仅有 13%～46%。然而，按照 2006 年 NMO 诊断标准，确诊为 NMOSD 的患者脑内异常的达到 50%～85%，且 AQP4-IgG 阳性的 NMOSD 患者脑内有病灶的达 51%～89%。NMO 患者第一次发病时，43%～70% 的患者有脑内病灶，部分 AQP4-IgG 阳性患者在疾病复发时再次于同一个位置出现病灶，随着疾病进展，脑内无病灶的患者可出现新病灶或脑内病灶较前增多。虽然 NMO 患者大多数脑内病灶是没有症状的，但与无脑内病灶患者相比，具有脑内病灶的患者，特别是存在有症状病灶的患者，疾病活动性、复发率、AQP4-IgG 阳性率均更高，提示此类患者疾病活动性更强、预后更差。

患者种族与 NMOSD 影像学特征可能相关。急性广泛的脑内病灶常见于日本和韩国患者，而西方患者（除加勒比黑种人外）几乎没有报道。皮层病灶是 MS 患者的特点，在 NMO 患者中不常见，但日本学者报道日本患者有传统 MRI 可见的皮层病灶。此外，在韩国和意大利 NMO 患者中运用 MRI 双反转恢复序列（DIR）研究未发现皮层病灶，运用 7.0T MRI 查亦未发现，高加索人和加勒比黑种人有皮层病灶，美国和古巴 NMO 患者中也无皮层病灶。

80% 的 NMOSD 患者脑内病灶是散在的非特异性白质改变，不满足 Barkhofs 典型 MS 的诊断标准，且无相应临床症状。约 7% 血清 AQP4-IgG 阳性的 NMOSD 患者脑内病灶为"NMOSD 特征性病灶"，这些病灶分布于 AQP4 高表达区域，即室管膜周围区域，包括侧脑室周围、胼胝体下表面、第三脑室周围（下丘脑、中脑导水管周围）、第四脑室周围（延髓极后区）。室管膜周病灶可能延伸到脑实质或者紧贴室管膜。幕下病灶通常累及延髓，并延伸至颈髓。AQP4-IgG 阳性患者的脑极后区病灶较阴性患者常见。导水管以及第四脑室周围病灶是 NMOSD 患者的 MRI 特征。

NMOSD 患者脑内的 MRI"黑洞"不常见。部分 NMOSD 患者在病情好转后，脑内病灶（尤其是富含 AQP4 蛋白区域的病灶，特别是延髓底部病灶）可能完全消失，提示脑内病灶轴突保留相对完整。

（二）NMOSD 脑内病灶 MRI 特点

1. 第三脑室及中脑导水管周围的间脑病灶（图 3-2-1） 第三脑室及脑导水管周围的间脑病灶，常见于 AQP4-IgG 阳性 NMOSD 患者，包括丘脑、下丘脑、中脑前缘，这些病灶通常无症状，但有些患者可能表现为异常抗利尿激素分泌综合征、发作性睡眠增多、低体温、高血压、肥胖、甲状腺功能低下、高泌乳素血症、继发性闭经、泌乳或者精神行为异常。其中，中脑导水管周围病灶可能与 NMOSD 患者顽固性瘙痒有关。

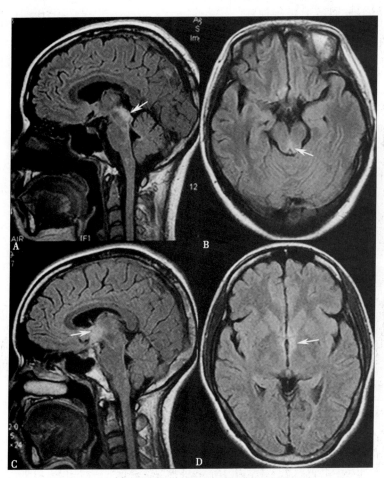

图 3-2-1 第三脑室及中脑导水管周围的间脑病灶
A. 脑矢状面 T_2-FLAIR 中脑导水管周围病灶（箭头）；B. 脑横断面 T_2-FLAIR 中脑导水管周围病灶（箭头）；C. 脑矢状面 T_2-FLAIR 丘脑及下丘脑病灶（箭头）；D. 脑横断面 T_2-FLAIR 丘脑病灶（箭头）

2. 毗邻第四脑室的脑干背侧病灶（图 3-2-2） 毗邻第四脑室的脑干背侧病灶是 NMOSD 最特异性的脑内病灶，见于 7%～46% 的 NMOSD 患者。其中极后区是最易受累区域，40% 的 NMOSD 患者极后区有异常改变，但无明显的神经元、轴突或者髓鞘的病理改变。极后区又称最后区，是呕吐相关的化学感受器激发区，位于第四脑室两侧、闩的上方，在迷走神经三角和第四脑室边缘之间呈一窄带，含成星形细胞样细胞、小动脉、窦状隙，可能还有无极和单极神经元。研究表明极后区血脑屏障通透性较强，是外周血液循环中 IgG 进入中枢神经系统的重要通道，且其中的星形胶质细胞富含 AQP4，因此极后区容易成为 AQP4 抗体损伤的部位。此外，呕吐中枢位于延髓背外侧网状结构，在迷走神经背侧运动核水平位的孤束核附近，此区域血脑屏障亦较薄弱，也易受到 AQP4 抗体攻击。与下丘脑、丘脑或中脑病灶相比，延髓病灶更容易产生相应临床症状，这些病灶所对应的症状，可能为疾病首发症状或者疾病复发先兆。其中无法用其他原因解释的呃逆、恶心或呕吐称为"极后区综合征"，是 NMOSD 的特征性临床表现，有以上症状的患者，即使在传统 MRI 影像上未发现无相应病灶，亦高度提示 NMOSD。延髓病灶通常与颈髓病灶相延续，MRI 常表现为"线样征"，见于 48% 的 NMOSD 患者，对诊断 NMOSD 的敏感性达 100%。脑干病灶对应的临床症状包括眼球震颤、构音障碍、吞咽困难、共济失调或者眼肌麻痹。

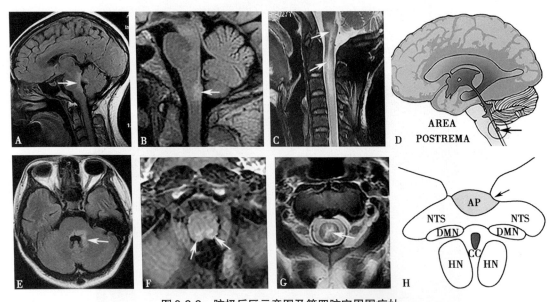

图 3-2-2　脑极后区示意图及第四脑室周围病灶

A. 脑矢状面 T_2-FLAIR 第四脑室周围病灶（箭头）；B. 脑矢状面 T_2-FLAIR 极后区病灶（箭头）；C. 脑矢状面 T_2 延髓病灶及"线样征"，与颈髓病灶相连（箭头）；D. 脑矢状面极后区示意图（箭头）；E. 脑横断面 T_2-FLAIR 第四脑室周围病灶（箭头）；F. 横断面 T_2-FLAIR 脑极后区病灶（箭头）；G. 横断面 T_2 延髓中央管周围灰质病灶（箭头）；H. 脑横断面极后区示意图（箭头）

AREA POSTEREMA（AP）：脑极后区；NTS：孤束核；DMN：迷走神经背；CC：中央管；HN：舌下神经核

3. 侧脑室周围的室管膜病灶（图 3-2-3）　NMOSD 患者侧脑室周围病灶常紧贴侧脑室，衬于室管膜表面。其中，12%～40% 的 NMOSD 患者有胼胝体病灶，急性期胼胝体病灶通常出现水肿且信号不均，呈"大理石花纹征"，可以累及整个胼胝体压部，形成特有的"拱桥征"。NMOSD 胼胝体病灶也可延伸至大脑半球，形成广泛融合的白质病灶。NMOSD 慢性期，胼胝体病灶可能会缩小甚至消失。然而，胼胝体囊样改变或者萎缩亦有报道。胼胝体病灶与 NMOSD 临床症状相关，包括认知功能下降、运动不协调。

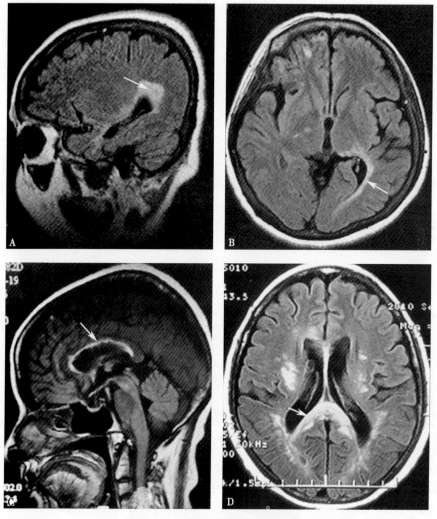

图 3-2-3　侧脑室周围的室管膜病灶

A. 脑矢状面 T_2-FLAIR 侧脑室周围紧贴室管膜的病灶（箭头）；B. 脑横断面 T_2-FLAIR 侧脑室周围紧贴室管膜的病灶（箭头）；C. 脑矢状面 T_2-FLAIR 紧贴侧脑室的胼胝体病灶（箭头）；D. 脑横断面 T_2-FLAIR 胼胝体病灶，病变累及整个胼胝体压部，呈"拱桥征"，信号不均，呈"大理石花纹征"（箭头）

　　4. **大脑半球白质病灶**　广泛融合的大脑半球白质病灶通常呈假瘤样（tumefactive lesions）（最大直径大于 3cm）或者沿着白质纤维束走行的长梭形或者放射状病灶（图 3-2-4），无占位效应。MRI 表观扩散系数图（ADC）上急性期病灶的扩散率增加，提示急性期病灶为血管源性水肿的病理改变，类似可逆性后部白质脑病综合征。血清 AQP4-IgG 阳性的 NMOSD 较阴性患者更常见广泛融合的大脑半球白质病灶。在疾病慢性期，这些大病灶可能缩小甚至消失（图 3-2-5），但有些患者可见囊样或空洞样改变（图 3-2-6）。这类病灶引起的临床症状包括偏瘫、脑病、视野缺损等。大脑半球的大融合白质病灶在儿童 NMOSD 常见。假瘤样病灶伴随周围水肿带且有不同程度占位效应的病灶，需与急性播散性脑脊髓炎以及中枢神经系统恶性疾病相鉴别。

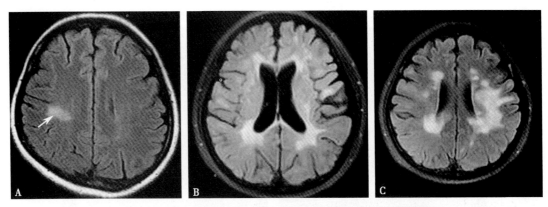

图 3-2-4　NMOSD 沿白质纤维束走行的长梭形及放射状病灶

A. 脑横断面 T_2-FLAIR 显示沿着白质纤维束走行的长梭形病灶（箭头）；B、C. 横断面 T_2-FLAIR 显示沿着白质纤维束走行的放射状病灶

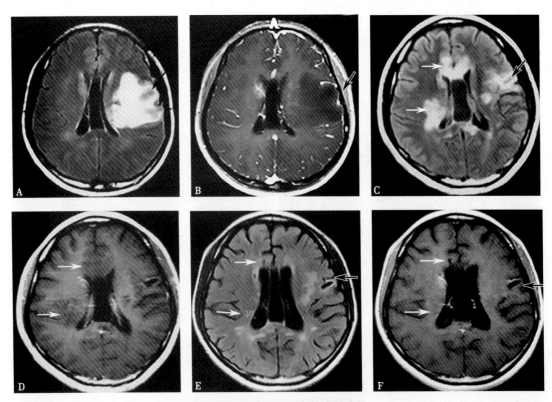

图 3-2-5　NMOSD 患者假瘤样病灶

一例 NMOSD 患者头颅 MRI，脑横断面 T_2-FLAIR 示左侧额颞叶占位性病变，大小约 4.5cm×3.8cm×5.4cm（图 A 箭头），T_1 增强示病灶无明显强化（图 B 箭头）；4 个月后该患者复查头颅 MRI，T_2-FLAIR 示左侧额颞叶占位性病变较前缩小（图 C 黑箭头），右侧颞叶、胼胝体新发病灶（图 C 白箭头），其中右颞叶病灶大小为 2.7cm×3.6cm×2.5cm，T_1 增强见病灶无明显强化（图 D 箭头）；8 个月后该患者复查头颅 MRI，T_2-FLAIR 示左侧额颞叶占位性病变较前明显缩小（图 E 黑箭头），右颞叶和胼胝体病灶明显缩小（图 E 白箭头）T_1 增强见病灶无明显强化（图 F 箭头）

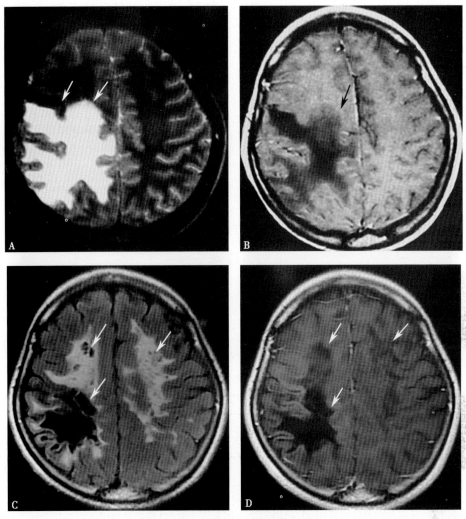

图 3-2-6　NMOSD 患者假瘤样病灶

一例 NMOSD 患者头颅 MRI，脑横断面 T_2 示右侧额顶叶占位性病变，大小约 6cm×7cm×8cm（图 A 箭头），T_1 增强示病灶无明显强化（图 B 箭头）；4 年后该患者复查头颅 MRI，T_2-FLAIR 示右侧额顶叶病变较前缩小，空洞形成，双侧额顶叶、半卵圆中心、放射冠区、侧脑室旁多发病灶（图 C 箭头），T_1 增强见病灶无明显强化（图 D 箭头）

5. 累及皮质脊髓束的病灶　NMOSD 累及皮质脊髓束的病灶可能是单侧或者双侧，从大脑半球深部白质通过内囊后肢延伸至中脑大脑脚或脑桥（图 3-2-7）。这类病灶通常沿着锥体束向下纵向延伸。23%~44% 的 NMOSD 患者存在皮质脊髓束病灶。值得注意的是，这些区域不像脑室周围区域富含 AQP4 蛋白，为何 NMOSD 患者常见此区域病灶，尚不明确。

6. 非特异性白质病灶　MRI 表现为非特异性 T_2 或 T_2-FLAIR 高信号病灶，位于皮质下或者深部脑白质，病灶呈点状、斑点状、斑片状、线状或不规则形，通常直径小于 3mm，边缘模糊（图 3-2-8）。随着疾病进展，侧脑室、胼胝体周围 T_2 高信号病灶可表现为点状病灶的融合。35%~84% 的 NMOSD 患者出现此类病灶，通常无相应临床症状。

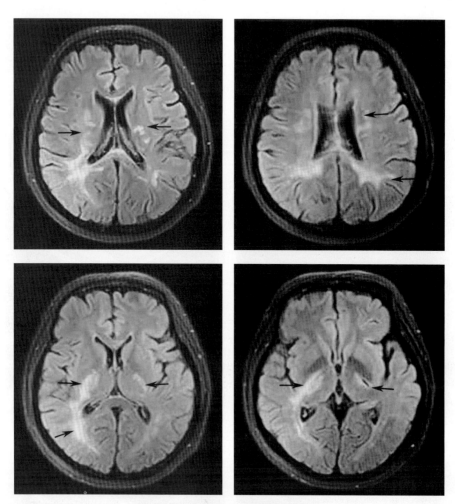

图 3-2-7　NMOSD 皮质脊髓束病灶

36 岁女性 NMOSD 患者，T_2-FLAIR 显示双侧皮质脊髓束、侧脑室周围及胼胝体病灶

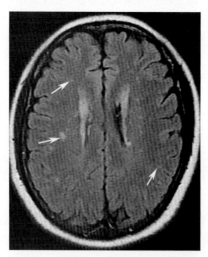

图 3-2-8　NMOSD 患者脑内非特异性病灶

脑横断面 T_2-FLAIR 脑白质非特异性点状、斑片状病灶（箭头）

　　7. 病灶增强　9%～36% 的 NMOSD 患者存在钆增强病灶（图 3-2-9）。NMOSD 急性期病灶信号均匀，无强化或"云雾样"强化（边界不清、多灶性轻微强化），较大病灶可表现为病灶内散在强化，且强化明显。有报道 NMOSD 患者可见紧贴侧脑室室管膜表面的线性强化、边界清楚的结节样强化，以及脑膜强化。

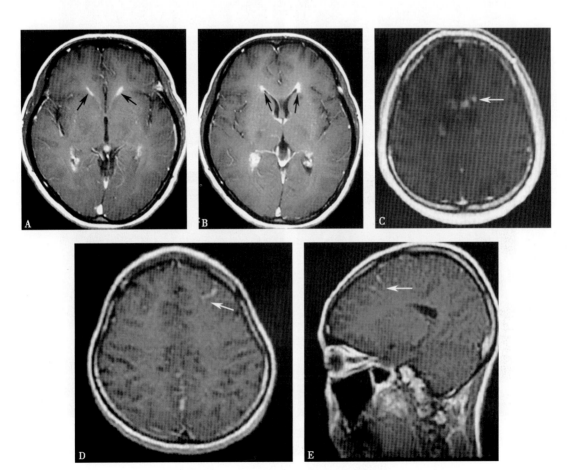

图 3-2-9　NMOSD 患者脑内病灶强化图
A、B. 脑横断面 T_1- 增强紧贴室管膜表面的线性强化（箭头）；C. 脑横断面 T_1- 增强脑内病灶云雾样强化；D、E. T_1- 增强脑膜强化

（三）儿童 NMOSD 脑内病灶

　　儿童 NMOSD 较成人少见，是成年患者发病率的 1/20，该方面研究较少。45%～55% 的 NMOSD 患儿有发作性的神经系统症状，如眼肌麻痹、顽固性呕吐及呃逆、意识障碍、行为异常、共济失调、癫痫发作等。在一项 88 例血清学 AQP4-IgG 阳性的儿童 NMOSD 研究中，68% 的患者脑内异常，脑内病灶主要分布于第三脑室周围（间脑）、第四脑室周围（脑干）、幕上及幕下白质、中脑和小脑（图 3-2-10）。远东地区、非洲及儿童 NMOSD 患者巨大、伴水肿及钆增强的颅内病灶不少见。

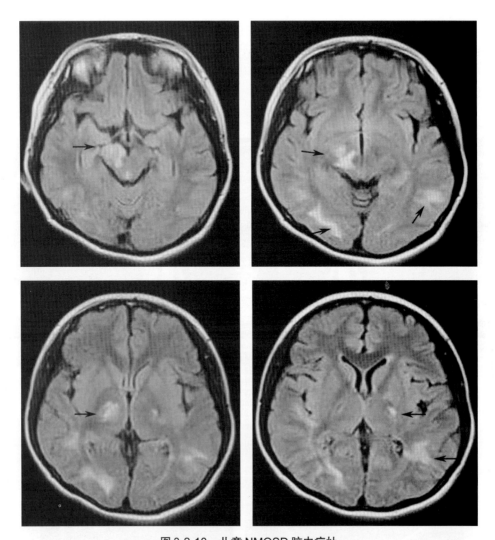

图 3-2-10　儿童 NMOSD 脑内病灶

13 岁女孩 NMOSD，横断面 T_2-FLAIR 显示侧脑室周围、中脑右侧大脑脚及双侧皮质脊髓束病灶

（四）新型 MRI 成像技术在 NMOSD 应用

传统 MRI 对部分 NMOSD 脑部病灶敏感，表现为 T_2 高信号。部分 MS 患者可以出现 NMOSD 的影像学特征，例如 MS 患者可以出现下丘脑病灶，而且 10% 的 MS 患者可以出现脊髓长节段病灶。新型 MRI 成像技术，如磁共振波谱（magnetic resonance spectroscopy，MRS）、扩散张量成像（diffusion tensor imaging，DTI）、磁化传递成像（Magnetization Transfer Imaging，MTI）、功能磁共振成像（Functional MRI，fMRI）等，有助于发现传统 MRI T_2 上无异常的看似正常脑组织（NABM）病变，对 NMOSD 与 MS 辅助鉴别诊断，并对 NMOSD 潜在的发病机制及组织损伤进行研究。

1. MRS　MRS 是利用磁共振化学位移现象来测定组成物质的分子成分的一种检测方法，当前常用的是氢质子（^{1}H）波谱技术。^{1}H-MRS 主要是通过研究脑功能区局部代谢产物含量的变化，从而得到反映局部能量代谢的病理生理改变的波谱信息，有助于对疾病的生理学及病理生理学过程进行研究。MRS 提供了神经元的完整性、细胞的增生和衰变、能量代谢等信息。应用 MRS 对 NMO 患者脑内看似正常脑白质（normal appearing white matter，NAWM）进行研究发现，NMO 患者 NAWM 并无代谢异常，因此认为弥散性轴突损害在 NMO 患者中不存在。

2. DTI　DTI 是一种用于描述水分子扩散方向特征的 MRI 技术，间接反映组织结构及其完整性。应用 DTI 数据选择专用的软件可以建立扩散示踪图，来描述白质纤维束的走行形态，有助于发现传统 MRI 不能发现的脑白质异常改变。常用的评价参数包括平均扩散系数（average diffusion coefficient，ADC）、分数各向异性（fractional anisotropy，FA）、相对各向异性（relative anisotropy，RA）、容积比（volume ratio，VR）。根据各个梯度方向的水分子的运动信息，可观察脑白质纤维束的走行、完整性和方向性。因此，应用 FA、RA、VR 值和 FA、RA、VR 图可以对每个体素水分子的扩散运动进行量化，又可描述大多数水分子的扩散方向。Jeantroux 等对 25 例 NMO 及 20 例健康对照组进行 DTI 研究发现，NMO 视辐射及内囊后角的 NAWM 存在 ADC 值上升、FA 值下降，因此认为 NMO 脑内 NAWM 的病变仅局限在视放射及皮质脊髓束，而这些区域之外的纤维束则正常，推测 NMO 脑部 NAWM 病理变化为继发沃勒变性。我国学者对视神经脊髓炎皮质脊髓束与胼胝体的 DTI 研究发现，NMO 患者脑白质纤维束表现为局部受累模式，继发于脊髓病灶的逆行性变性可能是 NMO 患者 DTI 异常的原因。

3. 脑体积研究　有学者对 28 例 NMO 患者的认知功能和脑体积进行研究发现，54% 的 NMO 患者存在认知功能受损，MRI 全脑或者局部白质萎缩所致的脑容积缩小，而局部白质萎缩见于视交叉、脑桥、小脑、胼胝体、额叶颞叶及顶叶的部分白质，因此认为 NMO 患者 NAWM 可能存在代谢异常。

4. MTI　MTI 是添加额外的非共振脉冲到大分子饱和质子，使饱和质子的磁化强度传递到邻近水分子的自由质子，引起大分子富含区域（比如脑实质）的信号减低。组织液体含量不同，则信号不同。因此，MTI 能提供组织脱髓鞘损害的信息。3 个运用 MTI 对 NMOSD 患者进行小样本的研究中，其中 2 个发现与健康对照组相比，NMOSD 组无显著差异。然而，Rocca 等研究者发现，NMO 患者较健康对照组 MT 比值下降，然而，此项研究前尚未进行 AQP4 抗体检测。因此，MTI 在 NMOSD 中的价值尚需进一步行大样本前瞻性研究。

5. fMRI　fMRI 是基于脱氧血红蛋白水平变化（依赖血氧水平的信号）来检测神经元活性的神经影像方法。常用的两种方法是激活状态 fMRI 和静息状态 fMRI。激活状态 fMRI 是检测被检查者在执行某项指令时的脱氧血红蛋白信号，静息状态 fMRI 是检测大脑休息状态时候各个区域的脱氧血红蛋白信号。一项运用 fMRI 对 NMOSD 患者进行的研究发现，NMOSD 患者运动相关的皮质激活通路异常，并非是经典的感觉运动传导通路或视觉 - 运动通路。脊髓损害和 fMRI 改变的相关性提示皮质传导通路异常可能是 NMOSD 的一种代偿机制。静息状态 fMRI 的研究发现 NMOSD 患者尽管全脑结构完整，但可见功能区损害。Liu 等研究者发现 NMOSD 患者楔前叶、后扣带回、舌回低频波谱振幅下降，而额中回、尾状核、丘脑的低频波谱振幅增大。有学者认为，NMOSD 全脑传导通路保留，但是局部传导通路重组，重组的程度与疾病严重程度相符。这些结果提示 NMOSD 患者脑功能可塑性，即脑内结构的连通性可通过重组被修正。

6. 高场磁共振和超高场磁共振　7T 磁共振可看清亚毫米级的脑组织结构。MS 患者可见病灶中央静脉，然而 NMOSD 患者无此特点，这有利于鉴别 NMO 及 MS。一项用 7T

对 NMOSD 脑内病灶进行的研究发现,病灶内中央静脉几乎不存在。MS 病灶周边围绕着低信号区域(可能是载铁的巨噬细胞和激活的小胶质细胞),这在 NMOSD 病灶中亦不可见。

NMOSD 脑内特异性病灶见表 3-2-1,NMOSD 脑内病灶的 MRI 特点见表 3-2-2。

表 3-2-1　NMOSD 特异性病灶

- 室管膜周病灶:极后区、导水管周围、下丘脑、侧脑室周围、胼胝体下表面。室管膜周病灶可能延伸到脑实质或者紧贴室管膜。急性期可见脑室周围的室管膜铅笔薄样线性强化
- 脊髓病灶通常延续至上颈髓,围绕脊髓灰质
- 位于大脑半球、胼胝体、间脑、脑干、小脑的大病灶在远东地区、非洲患者或儿童患者中不少见,而在欧洲和北美相对少见。这些病灶在再次复查 MRI 时可能缩小或者消失,或者变为 T_1 低信号病灶。纵向延伸的病灶,沿着皮质脊髓束走行,从内囊到脑桥基底部,通常累及双侧,亦提示诊断
- 双侧视神经长节段强化病灶,有时延伸至视交叉,很少延伸至视辐射,则高度提示 NMOSD
- NMOSD 常见脑内点状或者丝状 T_2 高信号病灶。NMOSD 的非特异性病灶通常位于皮层下或胼胝体下的脑白质

表 3-2-2　NMOSD 的 MRI 成像特点与临床应用

脊髓 MRI

- 纵向长节段横贯性脊髓炎(LETM)是 NMOSD 的特点
- AQP4-IgG 阴性的 LETM 可能有其他诊断,通常是单次病程,且不需要免疫抑制剂治疗
- AQP4-IgG 阳性的急性病灶位于脊髓中央管周围,累及灰质,伴水肿,T_1 低信号
- 急性病灶仅部分有钆增强
- 由于脊髓病灶会裂解为多个短病灶,后期 MRI 不一定能看到最初的长节段病灶

脑 MRI

- 通常是正常的
- 脑内病灶为非特异性的,有时候满足 MS 诊断标准
- NMOSD 特异性病灶仅见于部分患者
- 单用脑内病灶对诊断 NMOSD 作用不大,但有利于鉴别 NMOSD 和 MS
- 虽然下丘脑病灶罕见,但下丘脑病灶是 AQP4-IgG 阳性患者特异性病灶
- 延髓病灶是最常见的幕下病灶,通常延髓病灶喙状延伸至颈髓,与长节段横贯性脊髓病灶相连,延髓病灶常有相应的临床表现
- 不能解释的有症状的脑干病灶,考虑 NMOSD 可能;顽固性呕吐可能是 NMOSD 特异性症状,与延髓最后区病灶有关

综上所述

- 目前没有评估疾病活动性的方法,与 MS 不同
- 结合脑及脊髓 MRI 特点,有助于鉴别 NMOSD 与 MS

三、NMOSD 脊髓病灶特点

长节段横贯性脊髓炎(LETM)是 NMOSD 影像学标志性特点,被列入 NMOSD 诊断标准,是 NMOSD 与 MS 的关键鉴别点之一。对于可疑病例,脊髓病灶特点为诊断 NMOSD 提供了重要依据。脊髓 MRI 显示超过 3 个或更多节段的脊髓病灶且累及脊髓中央灰质,对于

诊断 NMOSD 最为可靠。用 Wingerchuk 诊断标准来鉴别 NMOSD 和视神经脊髓型 MS，长节段横贯性脊髓炎敏感性达 98%、特异性达 83%。MS 患者几乎没有脊髓长节段病灶，而血清 AQP4-IgG 阳性的 NMOSD 患者，几乎都有长节段脊髓病灶（3 个椎体以上节段）。但并不是所有 LETM 都是 NMOSD。长节段脊髓病灶也可见于特发性急性横贯性脊髓炎（IATM）和急性播散性脑脊髓炎（ADEM）。LETM 患者中约 32%～80% 的患者血清 AQP4-IgG 阳性，这类患者有较高的复发率。而抗体阴性的 LETM 患者很少诊断为 NMOSD，更可能诊断为单时相疾病，比如 ADEM。LETM 在儿童中的特异性较成人低。LETM 常见于儿童 ADEM 患者，但是 17% 的儿童 LETM 是 MS，并且 67%～88% 的 LETM 患者是单时相横贯性脊髓炎。

NMOSD 患者急性期表现为水肿的、沿脊髓长轴蔓延的长节段脊髓病灶（longitudinally extensive spinal cord lesions，LESCLs），55%～82% 的患者 AQP4-IgG 阳性，脊髓病灶纵向可达到或超过 3 个椎体节段，通常颈髓、上段胸髓受累，而下段胸髓少见（图 3-2-11 A～C）。血清 AQP4-IgG 阳性的 NMOSD 患者几乎都有长节段脊髓病灶，范围累及 4.5～8.7 个脊髓节段。而 MS 患者几乎没有脊髓长节段病灶，MS 患者的脊髓病灶短，且通常位于颈髓。由于 AQP4 富含于脊髓灰质及毗邻脊髓中央管室管膜的神经胶质细胞树突中，而在脊髓白质中 AQP4 较少，因此在脊髓 MRI 横断位上，NMOSD 患者病灶位于脊髓中央，累及中央管周围灰质（图 3-2-11 F、G），而 MS 脊髓病灶位于周边偏后部、非对称性、累及脊髓外周白质，并且以脊髓后索与侧索为主。

NMOSD 急性期常规 MRI 序列扫描上脊髓病灶表现为受累脊髓节段肿胀增粗，矢状面上病灶呈条状，横断面上病灶往往占据受累节段横断面，为 T_2 高信号及相应 T_1 低信号，50% 的患者增强扫描会有明显强化，为不规则斑片样强化或完全强化。NMOSD 急性脊髓炎复发时，脊髓病灶出现强化的比例低，少于 MS 患者，限制了用脊髓 MRI 来判断 NMOSD 是新复发还是假性复发。

随病情演变和临床干预（如大剂量激素冲击治疗）后，NMOSD 长节段横贯性脊髓病灶可能"裂解"为多个短病灶，表现为小于 3 个椎体节段、不对称分布、脊髓白质受累，出现脊髓空洞、局灶性或大范围脊髓萎缩。脊髓萎缩与神经功能缺损相关。因此，脊髓 MRI 检查的时间选择对于 LETM 非常重要。

脊髓"亮点病灶"（bright spotty lesions）是 NMOSD 脊髓病灶的特点之一（图 3-2-11 E），可与特发性横贯性脊髓炎或 MS 鉴别。长节段脊髓炎合并亮点病灶在诊断 NMOSD 上敏感性达 88%，特异性大于 97%。亮点状病灶表现为 T_2 加权图像上与周围脑脊液信号强度一致的高信号病灶，T_1 加权为等信号或低信号。亮点状病灶提示非永久性组织损伤。

"线性病灶"最初由日本学者报道，他们报道 2.8%（6/47）的 NMOSD 患者出现线性病灶，并认为这是一个区别于 MS 的显著特征（图 3-2-11 D）。我国学者陆正齐等报道线性病灶见于 48% 的 NMO 患者，对诊断 NMO 的敏感性达 100%，他们认为线性病灶有助于早期诊断 NMOSD。参考 Misu 等提出的定义，线性病灶根据 T_2WI 定义为：①矢状位上呈连续性线形外观；②横断位上病灶对称分布，主要累及脊髓中央区域。因此，线性病灶诊断必须同时依靠矢状及横断 MRI。线形病灶可以进一步根据病灶位置划分为线性延髓病灶（34.5%）、线性脊髓病灶（13.8%）及线性延髓 - 脊髓病灶（10.3%）。线性延髓病灶通常累及延髓背盖部，并延伸至基底部，线性脊髓病灶及线性延髓 - 脊髓病灶通常累及脊髓中央管及周围部分。所有线性病灶在 T_1WI 上均显示等信号或低信号，无强化。

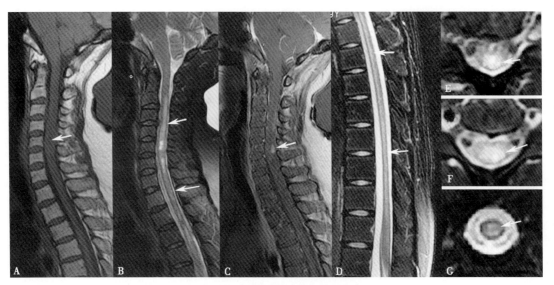

图 3-2-11　NMOSD 患者脊髓病灶

A. 脊髓矢状面 T_1 长节段低信号病灶，累及颈髓和胸髓（箭头）；B. 脊髓矢状面 T_2 长节段高信号病灶，累及颈髓和胸髓（箭头）；C. 脊髓矢状面增强 T_1 见小斑片状强化（箭头）；D. 另一个患者脊髓矢状面 T_2 高信号病灶，"线样征"（箭头）；E. 脊髓横断面 T_2 见高信号病灶，中央管周围灰质受累，"亮点状"（箭头）；F、G. 脊髓横断面中央灰质高信号病灶（箭头）

四、NMOSD 视神经影像学特点

对于可疑的中枢神经系统脱髓鞘疾病患者，视神经 MRI 检查是必要的。NMOSD 视神经损害非常常见。有报道利用短时反转恢复序列（short-tau inversion recovery，STIR）成像技术可在 T_2 加权像发现 84% 急性和 20% 缓解期的 NMOSD 患者存在视神经异常信号。

NMOSD 出现急性视神经炎时，视神经病变表现为 T_2 高信号，T_1 增强可见强化。当然，以上表现也可见于 MS，不具鉴别诊断价值。但 NMOSD 患者视神经病变通常是双侧、广泛、长节段炎症，常累及颅内部分，视交叉受累常见（图 3-2-12）。受累视神经表现为肿胀增

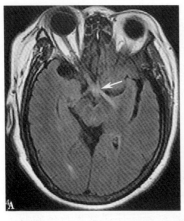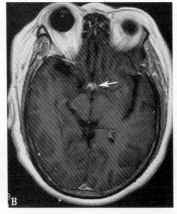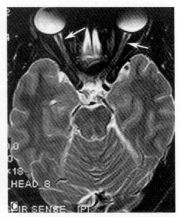

图 3-2-12　NMOSD 患者视神经病灶

A. 脑横断面 T_2-FLAIR 视神经后段、视交叉、视束高信号病灶（箭头）；B. 脑横断面增强 T_1 视交叉明显强化（箭头）；C. 脑横断面 T_2 双侧视神经"双轨征"（箭头）

粗,视神经呈节段性或整条 T_2 高信号,视神经鞘受累可见鞘膜呈长 T_1、T_2 信号,T_2 上呈"轨道样"高信号。钆增强是发现急性视神经炎的敏感指标,急性期约 32.5% 的患者可有视神经或者视交叉强化。

与长节段脊髓炎一样,NMOSD 视神经病灶广泛,与 MS 患者不同。NMOSD 通常有前后视觉通路病变,然而 MRI 上各序列信号及钆增强特点与 MS 无显著差异。值得注意的是,视交叉强化在 NMOSD 可见,而 MS 少见。

五、NMOSD 和 MS 患者 MRI 对比

NMOSD 主要与 MS 鉴别,由于两者治疗及预后不同,因此鉴别非常重要(表 3-2-3)。

表 3-2-3 NMOSD 和 MS 患者 MRI 特点对比

MRI 特点	NMOSD	MS
脊髓 MRI	长节段脊髓病灶(≥3 个椎体节段)	短(<2 个椎体节段),通常为多个病灶
	轴位:位于中央,灰质受累,对称惯性损害	轴位:多呈非对称性部分损害
	急性期多明显肿胀、T_1 低信号、亮斑样强化;缓解期脊髓萎缩、空洞	T_1 低信号少见
视神经	长 / 视交叉病灶	短病灶
脑 MRI	脑室系统周围的室管膜周病灶(沿着室管膜内表面):延髓最后区、三 / 四脑室周围、下丘脑、丘脑病变	Dawson 指征(垂直于侧脑室)S 形的 U 型纤维病灶侧脑室周围病灶颞叶下部病灶
	皮质下或深部较大融合的大脑半球白质病变	皮质病灶
	沿锥体束走行的对称较长病变	静脉周围病灶
	云雾样强化	卵圆形或环状 / 开环状强化
其他	看似正常的受累组织可能限制于病灶所在纤维	运用新型 MRI 技术可发现看似正常脑白质的组织损害
	MRS 上病灶的肌醇下降	MRS 上病灶的 NAA 下降

注:NMOSD:视神经脊髓炎疾病谱系疾病;MS:多发性硬化;MRS:磁共振波谱

NMOSD 患者脑内无近皮层病灶,侧脑室周围病灶少,多为非特异性皮层下或者深部脑白质病灶,病灶常小于 3mm,边界不清,云雾样强化,且幕下病灶常见(26%~81%),可位于延髓、脑桥、小脑脚、中脑、间脑。NMOSD 脑内特异性病灶为室管膜周围病灶,包括延髓最后区、三 / 四脑室周围、下丘脑、丘脑病变。MS 患者脑内病灶特点为侧脑室周围病灶("Dawson 手指征",表现为卵圆形、矢状面上垂直于胼胝体的病灶)、颞叶侧脑室下脚病灶、U 型纤维病灶,病灶边界清楚、不完全环状强化。MS 常见皮层病灶,而 NMO 无皮层病灶。二者均可见脑干病灶,NMO 患者脑干病灶边界不清,而 MS 患者脑干病灶边界清楚(图 3-2-13)。虽然 NMOSD 与 MS 脑内病灶分布各有特点,但是目前已知 10%~12.5% 的 NMOSD 患者有"MS 样"病灶。近年来运用高分辨率 MRI,发现大于 80% 的 MS 患者脑内病灶有"中央静脉征",而仅有 9%~35% 的 NMO 患者存在此现象,因此"中央静脉征"有利于鉴别 MS 与 NMOSD。

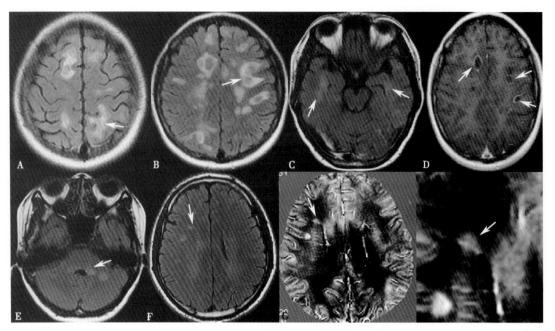

图 3-2-13　MS 患者脑、脊髓、视神经病灶

A. 脑横断面 T_2-FLAIR 皮层病灶（箭头）；B. 脑横断面 T_2-FLAIR U 形纤维病灶（箭头）；C. 脑横断面 T_2-FLAIR 双侧颞叶侧脑室下脚病灶（箭头）；D. 脑横断面增强 T_1 脑内病灶环状及开环状强化（箭头）；E. 脑横断面 T_2-FLAIR 第四脑室周围病灶（箭头）；F. 脑横断面 T_2-FLAIR 垂直于侧脑室周围的"手指样"病灶（箭头）；G. F 图中对应病灶 SWI 序列病灶中央静脉征（箭头）；H. G 图病灶放大可见病灶中央静脉（箭头）

脑内病灶为 NMOSD 与 MS 的鉴别提供有用的依据，脊髓及视神经的 MRI 表现亦各有特点。LETM 是 NMOSD 标志性特点，矢状面上≥3 个椎体节段，横断面上为中央灰质、对称性损害，MRI 上表现为"H"形。而 MS 患者脊髓病灶较短，小于两个椎体节段，横断面上多为非对称性部分性损害，MRI 上表现为楔形。NMOSD 患者视神经病灶较长，通常视交叉受累，而 MS 患者视神经病灶较短。

六、NMOSD 诊断

（一）NMO 诊断

2006 年 Wingerchuk 等修订的 NMO 诊断标准，包括两个绝对条件：①视神经炎；②脊髓炎。三个选择条件中至少符合两条：①脊髓 MRI 连续 3 个或以上椎体节段病灶；② MRI 检查不符合 MS；③血清 AQP4-IgG 阳性。亚洲视神经脊髓型 MS（OSMS）与复发型 NMO 在临床、免疫学和 MRI 特征上有相似，因此 OSMS 可能是与 NMO 相同的疾病。在西方国家 NMO 的诊断需有 ON 和 LETM；而在亚洲，不管脊髓病变的长度，与 ON 和脊髓炎有关的病变均被归为 OSMS。60% 的 OSMS 患者血清 AQP4-IgG 抗体阳性。

尽管有诊断标准，NMO 和其他疾病临床特征仍然存在重叠部分，MS 是最重要的鉴别诊断。其他鉴别诊断包括病毒、细菌和真菌感染所致的脊髓和（或）视神经病变。毒物接触、营养和代谢疾病、缺血、肿瘤和神经退行性疾病可在脊髓和视神经出现炎症。另外，必须考虑到遗传性视神经病变和视网膜疾病。

（二）NMOSD 诊断

2015 年国际 NMO 诊断小组（IPND）达成共识，制定了 NMOSD 诊断标准（表 3-2-4）。新标准将 NMO 纳入 NMOSD 统一命名，以 AQP4-IgG 作为分层，分为 AQP4-IgG 阳性与阴性组，列举了六大临床特征性表现，其中 ON、LETM 及延髓最后区综合征最具特征性。强调影像学特征与临床特征的一致性，对 AQP4-IgG 阴性 NMOSD 提出了更加严格的 MRI 附加条件。此外，伴随自身免疫疾病或自身免疫抗体阳性的患者，脑脊液细胞数轻度升高及视神经轴索损害等证据亦提示支持 NMOSD 诊断。最后，强调了除外其他可能疾病。

表 3-2-4 2015 年 NMOSD 诊断标准

AQP4-IgG 阳性的 NMOSD 诊断标准：

（1）至少 1 项核心临床特征

（2）用可靠的方法检测 AQP4-IgG 阳性（推荐 CBA 法）

（3）排除其他诊断

AQP4-IgG 阴性或 AQP4-IgG 未知状态的 NMOSD 诊断标准：

（1）在一次或多次临床发作中，至少 2 项核心临床特征并满足下列全部条件

1）至少 1 项临床核心特征为 ON、急性 LETM 或延髓最后区综合征

2）空间多发（两个或以上不同的临床核心特征）

3）满足 MRI 附加条件

（2）用可靠的方法检测 AQP4-IgG 阴性或未检测

（3）排除其他诊断

核心临床特征：

（1）ON

（2）急性脊髓炎

（3）最后区综合征，无其他原因能解释的发作性呃逆、恶心、呕吐

（4）其他脑干综合征

（5）症状性发作性睡病、间脑综合征，脑 MRI 有 NMOSD 特征性间脑病变

（6）大脑综合征伴有 NMOSD 特征性大脑病变

AQP4-IgG 阴性或未知状态下的 NMOSD 的 MRI 附加条件：

（1）急性 ON

需脑 MRI 有下列之一表现：①脑 MRI 正常或仅有非特异性白质病变；②视神经长 T_2 信号或 T_1 增强信号>1/2 视神经长度，或病变累及视交叉

（2）急性脊髓炎：长脊髓病变>3 个连续椎体节段，或有脊髓炎病史的患者相应脊髓萎缩>3 个连续椎体节段

（3）最后区综合征：延髓背侧/最后区病变

（4）急性脑干综合征：脑干室管膜周围病变

需要指出的是，无论是 2006 年 NMO 诊断标准还是 2015 年 NMOSD 的诊断标准均存在着一定的诊断特异度及敏感度问题，2015 年 NMOSD 诊断标准着重强调了 AQP4-IgG 的诊断特异性，但是任何一项化验检查均存在一定的假阳性及假阴性情况。所以我们推荐对 AQP4-IgG 需要多种方法、多时间节点重复验证。

此外，新 NMOSD 诊断标准无法规范下列情况的疾病分类归属问题：对于 AQP4-IgG（+）+ 无临床症候病例；对于 AQP4-IgG（-）或未知结果病例：①临床发作 + 无前 3 项核心症候 + 有/无影像支持；②临床发作 + 核心症候 + 无影像支持；③临床发作 + 无 DIS 或 rON，rLETM；④ AQP4-IgG（+）+ 肿瘤 + 自身免疫脑炎抗体（+）。对于上述情况，均不符合 2015

年 NMOSD 标准的脱髓鞘疾病，我们推荐增加可能性诊断这一级别，建议定期随访观察。

（三）NMOSD 临床与 MRI 影像特征

NMOSD 在临床上常见有 6 组核心症候，其中视神经炎、急性脊髓炎、延髓最后区综合征最具特异性。6 组临床症候与影像必须同时存在且相互支持对应（ON 的 MRI 特征可以为阴性），对于缺乏对应的单一临床或影像表现，不能作为诊断支持条件（表 3-2-5）。

表 3-2-5　NMOSD 的临床与影像特征

疾病	临床表现	MRI 影像特征
视神经炎	视神经炎：可单眼、双眼同时或相继发病。起病急，进展快。视力多下降明显，甚至失明，也可导致严重视野缺损。部分病例治疗效果不佳，残余视力 <0.1	病变累及节段长，可大于 1/2 视神经长度，易累及视神经后段及视交叉。急性期表现为视神经增粗、强化，部分伴视神经周围炎、视神经鞘强化等。慢性期可以表现为视神经萎缩，形成双轨征
急性脊髓炎	脊髓炎：多起病急，症状重，急性期多表现为严重的截瘫或四肢瘫，尿便障碍，脊髓损害平面可有根性疼痛或 Lhermitte 征，高颈髓病变严重者可累及呼吸肌导致呼吸衰竭。恢复期较易发生阵发性痛性或非痛性痉挛或长时期瘙痒或顽固性疼痛	脊髓长节段横贯性损害是 NMOSD 最具特征性的影像表现，矢状位病变连续纵向延伸多超过 3 个椎体节段，少数病例可纵贯全脊髓，颈髓病变可向上与延髓最后区病变相连。轴位病变多累及中央灰质和部分白质，表现为中央型损害，呈圆形或 H 型，脊髓后索易受累。急性期，脊髓可以出现明显肿胀，呈长 T_1 长 T_2 表现，增强后部分呈亮斑样或斑片样、线样强化，相应脊膜亦可强化。慢性恢复期，可见脊髓萎缩、空洞，长节段病变可转变为间断、不连续长 T_2 信号
延髓最后区综合征	可为单一首发症候，表现为顽固性呃逆、恶心、呕吐，不能用其他原因解释	延髓背侧为主，主要累及最后区域，呈片状或线状长 T_2 信号，可与颈髓病变相连
急性脑干综合征	头晕、复视、共济失调等	脑干背侧、四脑室周边
急性间脑综合征	发作性睡病、低钠血症、体温调节异常等	位于丘脑、下丘脑、三脑室周边
大脑综合征	意识水平下降、认知语言等高级皮层功能减退、头痛等	不符合 MS 典型影像特征，部分病变体积较大且融合，呈弥漫云雾状，无边界，通常不强化。 胼胝体病变较为弥漫，纵向大于 1/2 胼胝体长度 可沿基底节、内囊后支、大脑脚锥体束走行，呈长 T_2，高 Flair 信号 其他：亦可见与炎性假瘤、ADEM、可逆脑病综合征类似影像表现等

（四）NMOSD 鉴别诊断

1. 不支持 NMOSD 的表现（表 3-2-6）

2. 相关鉴别疾病

（1）其他炎性脱髓鞘病：MS、急性播散性脑脊髓炎（ADEM）、瘤样炎性脱髓鞘病变。

（2）系统性疾病：系统性红斑狼疮、白塞病、干燥综合征、结节病、系统性血管炎等。

（3）血管性疾病：缺血性视神经病、脊髓硬脊膜动静脉瘘、脊髓血管畸形、亚急性坏死性脊髓病等。

表 3-2-6　不支持 NMOSD 的表现

临床或实验室表现

1. 临床特征和实验室结果

（1）进展性临床病程（神经系统症候恶化与发作无关，提示 MS 可能）

（2）不典型发作时间的低限：发作时间<4 小时（提示脊髓缺血或梗死）

（3）发病后持续恶化超过 4 周（提示结节病或肿瘤可能）

（4）部分性横贯性脊髓炎，病变较短（提示 MS 可能）

（5）脑脊液寡克隆区带阳性（不除外 MS）

2. 与 NMOSD 表现相似的疾病

（1）神经结节病：通过临床、影像和实验室检查诊断（纵隔腺病、发热、夜间出汗、血清血管紧张素转换酶或白介素 -2 受体增高）

（2）恶性肿瘤：通过临床、影像和实验室检查排除淋巴瘤和副肿瘤综合征［脑衰蛋白（collapsing）反应性调节蛋白 -5 相关的视神经病和脊髓病或抗 Ma 相关的间脑综合征］

（3）慢性感染：通过临床、影像和实验室检查除外艾滋病、梅毒等

常规影像表现

1. 脑

（1）影像特征（MRI T_2 加权像）提示 MS 病变

侧脑室表面垂直（Dawson 指）

颞叶下部病变与侧脑室相连

近皮层病变累及皮质下 U- 纤维

（2）影像特征不支持 NMOSD 和 MS

病变持续性强化（>3 个月）

2. 脊髓

支持 MS 的 MRI 表现

脊髓矢状位 T_2 加权像病变<3 个椎体节段

横轴位像病变主要位于脊髓周边白质（>70%）

T_2 加权像示脊髓弥散性、不清晰的信号改变（可见于 MS 陈旧性病变或进展型 MS）

（4）感染：结核、艾滋病、梅毒、热带痉挛性截瘫等。

（5）代谢中毒性疾病：中毒性视神经病、亚急性联合变性、肝性脊髓病、Wernick 脑病、缺血缺氧性脑病。

（6）遗传：Leber 视神经病、遗传性痉挛性截瘫、肾上腺脑白质营养不良等。

（7）肿瘤及副肿瘤：脊髓星形细胞瘤、室管膜瘤、脊髓副肿瘤综合征。

（8）其他：颅底畸形、脊髓压迫症。

（肖　丽　邱　伟）

参 考 文 献

[1] Qiu W，Kermode AG. Brain MRI in neuromyelitis optica: what is its role? Curr Neurol Neurosci Rep，2011，11（6）：526-528.

[2] Jarius S，Ruprecht K，Wildemann B，et al. Contrasting disease patterns in seropositive and seronegative neuromyelitis optica: A multicentre study of 175 patients. J Neuroinflammation，2012，19（9）：14.

[3] Matsushita T，Isobe N，Piao H，et al. Reappraisal of brain MRI features in patients with multiple sclerosis and neuromyelitis optica according to anti-aquaporin-4 antibody status. J Neurol Sci，2010，291（1-2）：37-43.

[4] Collongues N，Marignier R，Zephir H，et al. Neuromyelitis optica in France: a multicenter study of 125

patients. Neurology, 2010, 74 (9): 736-742.

[5] Tahara M, Ito R, Tanaka K, Tanaka M. Cortical and leptomeningeal involvement in three cases of neuromyelitis optica. Eur J Neurol, 2012, 19 (5): e47-e48.

[6] Xiao L, Qiu W, Lu Z, et al. Intractable pruritus in neuromyelitis optica. Neurol Sci, 2016, 37 (6): 949-954.

[7] Lu Z, Qiu W, Zou Y, et al. Characteristic linear lesions and longitudinally extensive spinal cord lesions in Chinese patients with neuromyelitis optica. J Neurol Sci, 2010, 293 (1-2): 92-96.

[8] 常艳宇, 邱伟, 张炳俊, 等. 视神经脊髓炎合并经病理证实的假瘤样脱髓鞘病变二例分析. 中华神经科杂志, 2014, 47 (3): 163-167.

[9] Cheng C, Jiang Y, Chen X, et al. Clinical, radiographic characteristics and immunomodulating changes in neuromyelitis optica with extensive brain lesions. BMC Neurol, 2013, 13: 72.

[10] Kim W, Park MS, Lee SH, et al. Characteristic brain magnetic resonance imaging abnormalities in central nervous system aquaporin-4 autoimmunity. Mult Scler, 2010, 16 (10): 1229-1236.

[11] Qiu W, Raven S, Wu JS, et al. Hypothalamic lesions in multiple sclerosis. J Neurol Neurosurg Psychiatry, 2011, 82 (7): 819-822.

[12] Qiu W, Wu JS, Zhang MN, et al. Longitudinally extensive myelopathy in Caucasians: a West Australian study of 26 cases from the Perth Demyelinating Diseases Database. J Neurol Neurosurg Psychiatry, 2010, 81 (2): 209-212.

[13] Tackley G, Kuker W, Palace J. Magnetic resonance imaging in neuromyelitis optica. Mult Scler, 2014, 20 (9): 1153-1164.

[14] 肖丽, 邱伟, 陆正齐, 等. 视神经脊髓炎及多发性硬化患者脑部氢质子磁共振波谱分析. 中国神经免疫学和神经病学杂志, 2015, 22 (6): 385-388.

[15] Jeantroux J, Kremer S, Lin XZ, et al. Diffusion tensor imaging of normal-appearing white matter in neuromyelitis optica. J Neuroradiol, 2012, 39 (5): 295-300.

[16] 于春水, 林富春, 李坤成, 等. 视神经脊髓炎皮质脊髓束与胼胝体的 DTI 研究. 中国医学影像技术, 2006, 22 (7): 985-989.

[17] Blanc F, Noblet V, Jung B, et al. White matter atrophy and cognitive dysfunctions in neuromyelitis optica. PLoS One, 2012, 7 (4): e33878.

[18] Pichiecchio A, Tavazzi E, Poloni G, et al. Advanced magnetic resonance imaging of neuromyelitis optica: a multiparametric approach. Mult Scler, 2012, 18 (6): 817-824.

[19] Filippi M, Rocca MA, Moiola L, et al. MRI and magnetization transfer imaging changes in the brain and cervical cord of patients with Devic's neuromyelitis optica. Neurology, 1999, 53 (8): 1705-1710.

[20] Rocca MA, Agosta F, Mezzapesa DM, et al. Magnetization transfer and diffusion tensor MRI show gray matter damage in neuromyelitis optica. Neurology, 2004, ; 62 (3): 476-478.

[21] Liu Y, Liang P, Duan Y, et al. Abnormal baseline brain activity in patients with neuromyelitis optica: a resting-state fMRI study. Eur J Radiol, 2011, 80 (2): 407-411.

[22] Kister I, Herbert J, Zhou Y, et al. Ultrahigh-Field MR (7 T) Imaging of Brain Lesions in Neuromyelitis Optica. Mult Scler Int, 2013, 2013: 398259.

[23] Wingerchuk DM, Lennon VA, Pittock SJ, et al. Revised diagnostic criteria for neuromyelitis optica. Neurology, 2006, 66 (10): 1485-1489.

[24] Cai W, Tan S, Zhang L, et al. Linear lesions may assist early diagnosis of neuromyelitis optica and

longitudinally extensive transverse myelitis, two subtypes of NMOSD. J Neurol Sci, 2016, 360: 88-93.

[25] Misu T, Fujihara K, Nakashima I, et al. Intractable hiccup and nausea with periaqueductal lesions in neuromyelitis optica. Neurology, 2005, 65(9): 1479-1482.

[26] Lu Z, Zhang B, Qiu W, et al. Comparative brain stem lesions on MRI of acute disseminated encephalomyelitis, neuromyelitis optica, and multiple sclerosis. PLoS One, 2011, 6(8): e22766.

[27] Sinnecker T, Dorr J, Pfueller CF, et al. Distinct lesion morphology at 7-T MRI differentiates neuromyelitis optica from multiple sclerosis. Neurology, 2012, 79(7): 708-714.

[28] Kilsdonk ID, de Graaf WL, Soriano AL, et al. Multicontrast MR imaging at 7T in multiple sclerosis: highest lesion detection in cortical gray matter with 3D-FLAIR. AJNR Am J Neuroradiol, 2013, 34(4): 791-796.

[29] Qiu W, Raven S, James I, et al. Spinal cord involvement in multiple sclerosis: a correlative MRI and high-resolution HLA-DRB1 genotyping study. J Neurol Sci, 2011, 300(1-2): 114-119.

[30] 中国视神经脊髓炎谱系疾病诊断与治疗指南. 中国神经免疫学和神经病学杂志, 2016(3): 155-166.

第三节 急性播散性脑脊髓炎的 MRI 表现

急性播散性脑脊髓炎（acute disseminated encephalomyelitis, ADEM）是一种免疫介导的中枢神经系统脱髓鞘疾病，基于过敏或自身免疫（对髓鞘碱性蛋白细胞介导的免疫反应）与病毒蛋白交叉反应。ADEM 常继发于感染及免疫接种后，最常见的是麻疹、水痘、腮腺炎和风疹感染 / 疫苗接种，但不限于这些病毒，Epstein Barr 病毒、巨细胞病毒、疱疹病毒、HIV 病毒、肺炎支原体或呼吸道感染也较常见，少数病例则可能是特发性的。本病好发于儿童，病程多为单时相，临床中偶有反复发作的病例报道，此时鉴别诊断较困难，易与多发性硬化相混淆。ADEM 的临床表现具有多样性且无特异性，如偏瘫、脑神经麻痹、癫痫发作、小脑性共济失调、肌张力低下等，死亡率较高（有文献报道感染麻疹后的 ADEM 患者死亡率高达 30%），患者可遗留不同程度的神经系统后遗症状，免疫治疗目前被认为是标准疗法。ADEM 的诊断需要结合临床病史、体格检查及影像学检查，MRI 检查可客观观察脱髓鞘病灶，是 ADEM 诊断及鉴别诊断的重要手段。

一直以来，ADEM 被笼统地认为是中枢神经系统急性非感染性炎症性脱髓鞘事件，特别好发于儿童。至今，ADEM 的定义仍然宽泛，导致临床报道了很多不同的表型。2007 年，国际儿童多发性硬化症研究组（International Pediatric Multiple Sclerosis Study Group, IPMSSG）为提高术语的一致性提出儿童获得性中枢神经系统脱髓鞘疾病这个定义。2013 年，IPMSSG 指出 ADEM 是一个排除性诊断，需深入考虑鉴别诊断，并更新了 ADEM 标准要求如下：①具有能引起中枢神经系统脱髓鞘事件的临床诱因；②脑病（不能被发热、全身系统性疾病所解释的意识或行为异常）；③脑 MRI 的表现符合急性期脱髓鞘改变（3 个月）；④临床发病后 3 个月或以上无新的临床或磁共振异常改变。

一、ADEM 的 MRI 表现

（一）脑内病变基本特征

ADEM 的脑内病变主要位于近皮层白质、中央白质，部分病例可同时累及丘脑、海马、脑干及小脑，病灶在 T_1WI 上为低信号，T_2WI 和 FLAIR 上为高信号。与 MS 患者不同，ADEM 位于白质、皮质旁和深部白质的病灶多于脑室周围白质，而胼胝体较少累及，幕下病灶也较

MS 常见，ADEM 与 MS 脑内病灶的鉴别见表 3-3-1。另外，大脑半球内白质病灶主要特点为双侧、多发且不对称。病变形态多为斑点状、斑片状及斑块状，少部分呈类圆形及椭圆形，侧脑室周围病灶可见垂直分布，表现为"垂直征"，病灶中心可出现坏死灶或小出血灶，急性期可有灶周水肿，边界模糊。部分病变可呈肿瘤样，并伴有周围水肿。有文献报道，30% 的病变早期可见明显增强，可为多发点片状、结节状、弥漫状的实性强化或病灶环状的边缘强化；病灶均为多发，病灶的大小不等，70% 的病灶较大（轴向直径>2.0cm，纵向直径>2.5cm），中病灶（轴向直径 1~2.0cm，纵向直径 1.5~2.5cm）及小病灶（轴向直径<1.0cm，纵向直径<1.5cm）也可见于 ADEM，同一个患者的脑内通常可见到不同大小的病灶（图 3-3-1~图 3-3-4）。

表 3-3-1　ADEM 与 MS 的 MRI 征象鉴别

MRI 征象	ADEM	MS
皮质及深部灰质受累	是	否
双侧弥漫性病变	是	否
病变边界不清	是	否
巨大的球形病变	是	否
脑室周围病变	否	是
垂直胼胝体长轴排列的病变	否	是
卵圆形病变	否	是
局限于胼胝体的病变	否	是
病变在 T_1WI 上呈"黑洞征"	否	是

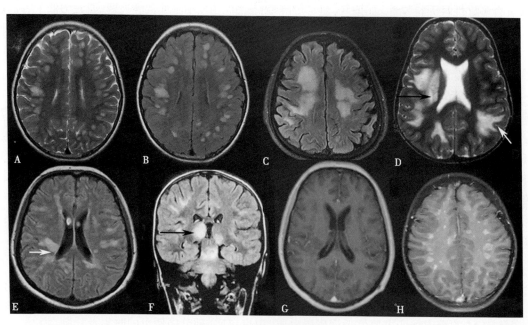

图 3-3-1　ADEM 脑内病灶

ADEM 大脑半球病灶主要位于皮层下（A~C）和侧脑室周围（D 和 E 短箭头），呈斑点或斑片状，双侧多发、大小不等，也可累及深部灰质（D 和 F 长箭头）；增强扫描病灶无强化（G）或早期点片状强化（H）

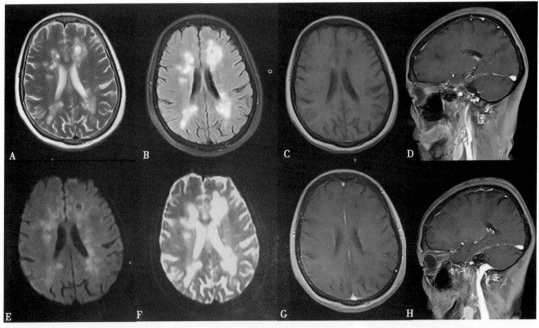

图 3-3-2　ADEM 脑白质病灶

患者男，15 岁，临床症状为头痛、癫痫发作 1 个月余；MRI 显示两侧侧脑室旁病灶 T_1WI 上为低信号，T_2WI 和 FLAIR 上为高信号（A～C），DWI 为稍高或低信号（E），ADC 图为高信号（F）；增强扫描病灶未见强化（D、G、H）

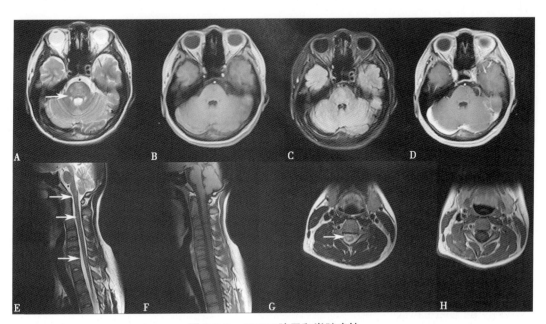

图 3-3-3　ADEM 脑干和脊髓病灶

患者男，18 岁，意识障碍一周；MRI 显示病灶位于脑桥（A～D）及脊髓（E～H），脊髓病灶呈多节段，近脊髓中央分布

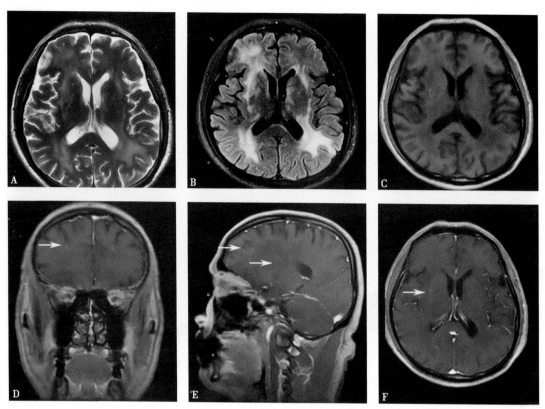

图 3-3-4 ADEM 广泛脑白质病灶

患者男，20岁，MRI 显示病灶广泛累及双侧大脑半球白质，多发且不对称，增强扫描病变内可见轻度点状强化（图 D～F 箭头）

（二）脊髓病变基本特征

有文献报道约 1/3 的 ADEM 患者具有脊髓病灶。当患者具有脊髓受累症状时，应行脊髓 MRI，排查是否有病灶。约 80% 有脊髓症状的患者，脊髓 MRI 检查可以检出病灶，病灶可以为局灶性、节段性及融合性，有时可伴有脊髓水肿，T_1WI 上为低信号，T_2WI 上为高信号，增强扫描时，病灶可见强化。ADEM 脊髓病灶需与 MS 脊髓病灶相鉴别。ADEM 脊髓病灶多近脊髓中央分布，为部分性或完全性横贯性脊髓炎，累及范围较大（大于 3 个椎体节段），甚至整个脊髓横径受累，病灶边界不清楚。MS 患者脊髓病灶多偏心分布，长度较短（小于两个椎体节段），边界较清楚（图 3-3-5 和图 3-3-6）。

（三）视神经病变基本特征

国内外对于 AEDM 的视神经影像学研究较少，无论其是否有视神经相关的临床症状。有文献报道 ADEM 患者临床上具有视神经炎症状，但没有检测出视神经病灶。随着 MRI 技术及序列的不断发展，ADEM 的视神经病灶可能会被检出。

（四）病变信号特征

脑及脊髓病变信号均以 T_1WI 低或略低信号、T_2WI 高信号为主，信号大多均匀，部分病变 T_1WI 平扫可呈等信号。病灶中心可出现坏死，表现为 T_1WI 更低和 T_2WI 更高的信号。病灶周围可出现水肿信号，边缘多较模糊。部分病例可见小灶性出血，多出现于亚急性期。

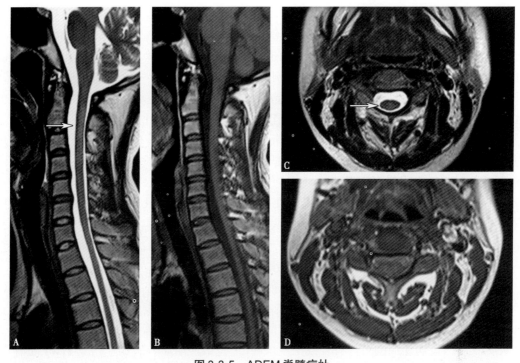

图 3-3-5　ADEM 脊髓病灶

患者女,23 岁,MRI 显示病灶位于颈髓,T_1WI 为稍低信号,T_2WI 为稍高信号,边缘模糊,呈中心性分布

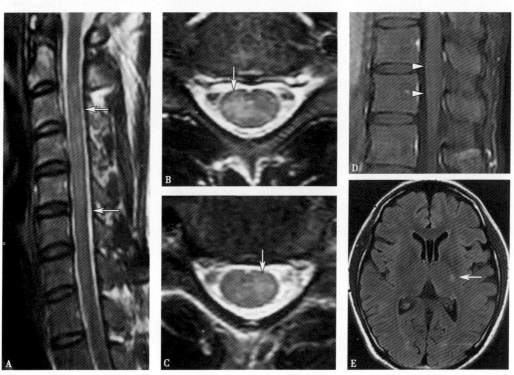

图 3-3-6　ADEM 脊髓病灶

矢状位 T_2WI（A）显示 $C_2 \sim C_6$ 水平脊髓高信号病灶,横断面（B、C）显示病灶累及脊髓中央灰质和周围白质,边缘模糊（A～C）;增强扫描脊髓表面轻度强化（D）;患者脑内病灶位于左侧内囊后肢（E）

（五）病灶的随访

MRI 随访对于 ADEM 的确诊具有重要作用，ADEM 的病程具有单时相的特点，即单次患病，不反复发作，在发病后的 3 个月内应无新病灶出现，有学者建议除了发病急性期的 MRI，至少还需要两个随访的 MRI 资料，例如发病后 3 个月及 9～12 个月。随访的频率及时间应考虑患者年龄及临床病情，对于无症状患者可延迟 MRI 随访。ADEM 患者治疗后的 MRI 随访显示，约 37%～75% 的病灶完全消退，25%～53% 的病灶部分消退。

少数儿童患者在首次脱髓鞘事件时诊断 ADEM 是有困难的，但绝大多数患者通过临床病史及较特异的 MRI 病灶即可早期确诊，早期治疗，改善预后。

（六）ADEM 少见的 MRI 模式

1. 急性出血性白质脑炎　急性出血性白质脑炎，也称 Weston-Hurst 病，特点是急性、病情进展速度快的炎症性脱髓鞘白质脑病，具有很高的死亡率，预后较差。它被认为是 ADEM 的一种超急性变异。患者可在发病一周内由于脑水肿死亡。但是，最近有文献报道早期诊断及积极治疗有助于改善神经系统预后。

2. "肿瘤样"脱髓鞘　"肿瘤样"脱髓鞘病灶在 ADEM 中是非常少见的，有报道约占 5%～8%，这类患者确诊需要病理活检证实，因为这种病灶既可发生在 ADEM，也可发生在 MS，临床症状通常为偏瘫、癫痫、昏迷。"肿瘤样"病灶多位于幕上白质，部分病灶亦可累及灰质，边界清，病灶周围多伴有轻或中度水肿，占位效应明显。病灶平扫呈 T_1WI 低信号，T_2WI 高信号，DWI 可为高信号；增强扫描后，病灶可出现不同形式的强化，如环形、结节状、斑片状强化，典型者出现"开环样"强化，此征象在颅内肿瘤和感染性病变中较少出现，具有一定特征。部分病灶可起源于胼胝体，或沿胼胝体播散，需要与胶质母细胞瘤和淋巴瘤鉴别。

3. 链球菌感染后急性播散性脑脊髓炎　链球菌感染后急性播散性脑脊髓炎是由 Dale 等人提出的一种新的 ADEM 表型，其与基底神经节抗体具有自身免疫反应，与无链球菌感染的 ADEM 患者相比，基底节更容易受累。在这个研究中，50% 的患者具有锥体外系的肌张力运动障碍，70% 患者行为异常，相比之下，椎体外系运动障碍在 ADEM 患者中是非常罕见的，通常不列为其临床症状。

4. 局限于脑干的急性播散性脑脊髓炎　病灶局限于脑干的 ADEM 患者多见于成年人，孤立的脑干病灶在 ADEM 中少见，临床上这些患者可能有或没有脑病症状，不符合 ADEM 的诊断标准，因为缺少多病灶受累的证据。这些患者需要检测随访，在初次发病时应适当地诊断为临床孤立综合征。有文献报道，单个临床孤立综合征患儿预后恢复好并保持单程两年。这种病例是独立的病种还是 ADEM 的局部表现形式仍然是一个待研究的问题。

二、MRI 新技术在 ADEM 中的应用

1. DWI 和 DTI　目前，DWI 已经广泛应用于脱髓鞘疾病中，脱髓鞘病灶细胞外间隙扩大，从而增加表观弥散系数（apparent diffusion coefficient，ADC）的数值。有研究表明弥散加权成像可以帮助预测成人患者的预后，但是这些研究的样本量很小。Balasubramanya 等对 8 例 ADEM 患者进行 DWI 研究发现，病灶在急性期弥散受限，在亚急性期则不受限。对于 ADEM 患者，研究表明病灶在急性期的 ADC 值会升高，而各向同性扩散图可以是正常

的，70% 的患者是血管源性脑水肿，仅有 1 例患者表现为细胞毒性脑水肿，4 例患者无扩散指标异常。扩散受限在 ADEM 患者中比较少见可以解释部分病灶的可逆性。ADEM 关于 DTI 的研究较少，且结果具有争议。Chen 的研究结果认为炎性脱髓鞘活动期患者病灶的 FA 值减低，Inglese 等将 ADEM 和 MS 的常规 MRI 显示正常的脑组织与正常人进行 DTI 对比研究，发现与 MS 不同的是，ADEM 患者与正常对照者之间无显著扩散参数差异，这表明，ADEM 的急性病理反应仅局限于 T_2WI 显示的病灶内，正常脑组织未受累，这与 MS 相区别。DTI 在 ADEM 患者中的应用还需要进一步的研究。

2. MRS　目前，有关 ADEM 的磁共振波谱的研究越来越多，MRS 在急性早期对病灶具有很高的敏感性。在 ADEM 急性期，病灶区的脂质峰升高、肌酸 / 肌酐峰降低，而 N- 乙酰天门冬氨酸（N-acetylaspartate，NAA）和胆碱（choline，Cho）无变化。随着疾病的进展，病灶区的 NAA 降低，Cho 升高。这表明，ADEM 是一个短暂的神经轴突功能障碍而不是不可逆的神经轴索损伤，与 MS 不同，MS 的 Cho 升高是由于髓鞘破坏的分解产物：甘油磷酸胆碱和磷酸胆碱。ADEM 代谢产物的变化与颅内肿瘤也截然不同，这对"肿瘤样"病灶的 ADEM 患者具有很好的鉴别作用。MRS 显示，在 T_2WI 高信号病灶内的 NAA 值降低，其他的代谢产物均正常，可能与神经元破坏和不可逆的组织损伤有关。T_2WI 高信号病灶且 Cho 值正常代表其病理过程与局部脑组织水肿相关，而不是脱髓鞘。Cho 值可能预测患者的预后，但是这个假设需要大样本量的研究进行证实。

3. MTI　MTI 广泛用于检测、研究常规 MRI 无法发现的 ADEM 病灶。在 ADEM 患者早期病程中，常规 MRI 无法检测到异常时，MTI 起到了重要作用。然而，至今为止的研究结果均表明，与 MS 不同，常规 MRI 显示正常的脑白质的 MTI 亦未见明显异常。

三、ADEM 的鉴别诊断

ADEM 的诊断及鉴别诊断有时困难，因为许多（炎性或非炎性）疾病的临床及 MRI 表现与 ADEM 非常相似。MRI 上，脑及脊髓有多发高信号病灶的疾病包括感染、炎性脱髓鞘、免疫性或营养代谢性疾病和神经退行性疾病。尽管这些疾病在临床及影像学上有重叠，但 MRI 能客观地缩小鉴别诊断范围。

1. 中枢神经系统细菌或病毒感染　患者如前驱有发热病史，且呈现神经系统症状及体征，首先应排除中枢神经系统的细菌或病毒感染，应尽快完成腰椎穿刺及 MRI 检查，必要时可经验性抗菌治疗。腰椎穿刺可以提供脑脊液常规、生化及细菌性检查结果。患者患脑膜脑炎时，可通过 MRI 增强扫描时软脑膜强化而确诊（ADEM 患者的脑膜不强化）；边缘叶脑炎则表现为脑内边缘系统受累。

2. CNS 肿瘤　患者发病最初时的 MRI 资料最具有诊断价值，如果 MRI 显示一个"肿瘤样"病变而不是 ADEM 或 MS 的脑组织肿胀，那么应该考虑良恶性肿瘤或脓肿，应结合临床病史。ADEM 的脑干病变与肿瘤有时鉴别困难，因为这种病灶通常合并周围脑组织水肿，容易被误诊为恶性病变。对于"肿瘤样"病灶的 ADEM 患者，有学者建议可以通过病灶的"开环样"强化，弥散受限，血管增强，MRS 上谷氨酰胺 / 谷氨酸的水平来综合区分 ADEM 和肿瘤样病灶。

3. 如果患者双侧丘脑受累，除了 ADEM 具有此种影像表现，还应结合临床病史考虑鉴别以下疾病：线粒体脑病（尤其是 Leigh 综合征），脑深静脉血栓形成，高钠血症，瑞氏综合征，Sandoff病，急性坏死性儿童脑病（acute necrotizing encephalopathy of childhood，ANEC）。ANEC的病例主要是在日本、中国台湾和韩国所报道，是一种消化道、呼吸道症状和发热后2～4天发作的急性脑病，MRI上可发现多发对称性病灶，累及丘脑、大脑或小脑白质和脑干。基底节受累时与ADEM相似，尤其是链球菌感染后的ADEM患者，应考虑与有机酸尿症、线粒体疾病（特别是Leigh综合征）和Wilson病相鉴别。

4. 后部可逆性白质脑病（posterior reversibleencephalopathy syndrome，PRES） PRES的病灶是可逆性的，增强扫描有助于鉴别诊断，"环形"强化时应与脑脓肿、结核瘤、弓形体病或组织胞浆菌病相鉴别。

5. MS 与ADEM最难的鉴别诊断是MS，ADEM的临床表现及MRI征象与首次发作的MS相似，常被误诊为此病。在临床表现方面，ADEM比MS具有明显的发病诱因，起病更急，且ADEM为单时相病程，极少复发，预后较MS好；而MS为多时相病程，反复发作预后差，寡克隆区带出现率较高。另外，ADEM除白质外也可累及灰质，而MS多累及脑室周围白质，极少累及丘脑、脑灰质。增强扫描也有一定的帮助，ADEM在急性期病灶通常有增强，恢复期常无增强，而MS具有空间及时间的多样性特点，其新旧病灶常同时存在，表现为新病灶增强而旧病灶不增强。

ADEM不是一个特定的疾病，而是一种免疫介导的中枢神经系统炎性脱髓鞘综合征，尤其好发于儿童。ADEM的典型MRI表现为白质、灰质核团和脊髓中广泛、双侧、不对称、均匀或略有不均匀的斑片状T_2WI高信号。皮质旁白质及深部白质较脑室周围白质更易受累，这是与MS白质病灶的一个重要的鉴别点。此外，典型的MS病变易累及胼胝体，在ADEM病变中很少见。幕下病变在ADEM中很常见，包括脑干和小脑白质。病灶大小和形态多种多样，小片状、大片状、圆形、不规则形均可见。MRI异常病变通常与临床症状同时出现。然而，在临床症状持续1个月后也可延迟出现MRI异常病灶，所以当临床发病时，脑和脊髓MRI表现正常也不能排除ADEM的诊断。约30%～100%的ADEM患者可出现病灶增强，增强形式可表现为结节状、弥漫性，完整的或不完整的环状强化。

未来，可进一步细分潜在病因，包括中枢神经系统抗体，如水通道蛋白抗体、MOG抗体，希望能加深我们对疾病的理解和指导治疗。关于ADEM是否可作为MS的首发表现形式，现在还存在争议。ADEM的发病率较低，需要多中心、大样本地研究其发病机制、生物标志物、鉴别诊断和治疗方案，从而促进探索有效的具体治疗方法，以改善儿童脱髓鞘患者的长期预后。

（黄 靖）

参 考 文 献

[1] McAlpine D. Acute disseminated encephalomyelitis: its sequelay and its relationship to disseminated sclerosis. Lancet，1931，217：846-852.

[2] Gibbons JL，Miller HG，Stanton JB. Para-infectious encephalomyelitis and related syndromes: a critical review of the neurological complications of certain specific fevers.Q J Med，1956，25：427-505

[3] Pohl D，Alper G，Van Haren K，et al. Acute disseminated encephalomyelitis: Updates on an inflammatory CNS syndrome. Neurology，2016，87（9 Suppl 2）：S38-S45.

[4] Krupp LB，Banwell B，Tenembaum S. Consensus definitions proposed for pediatric multiple sclerosis and

related disorders. Neurology, 2007, 68 (16 Suppl 2): S7-S12.

[5] Krupp LB, Tardieu M, Amato MP, et al. InternationalPediatric Multiple Sclerosis Study Group criteria for pediatric multiple sclerosis and immune-mediated central nervous system demyelinating disorders: revisions to the 2007 definitions. Mult Scler, 2013, 19: 1261-1267.

[6] Tenembaum S, Chamoles N, Fejerman N. Acute disseminated encephalomyelitis: a long-term follow-up study of 84 pediatric patients. Neurology, 2002, 59: 1224-1231.

[7] Atzori M, Battistella PA, Perini P, et al. Clinical and diagnostic aspects of multiple sclerosis and acute monophasic encephalomyelitis in pediatric patients: a single centre prospective study. Mult Scler, 2009, 15: 363-370.

[8] Callen DJ, Shroff MM, Branson HM, et al. Role of MRI in the differentiation of ADEM from MS in children. Neurology, 2009, 72: 968-973.

[9] Mikaeloff Y, Suissa S, Vallée L, et al. First episode of acute CNS inflammatory demyelination in childhood: prognostic factors for multiple sclerosis and disability.J Pediatr, 2004, 144: 246-252.

[10] Tenembaum S, Chitnis T, Ness J, et al. Acute disseminated encephalomyelitis. Neurology, 2007, 68 (16 Suppl 2): S23-S36.

[11] Payne ET, Rutka JT, Ho TK, et al. Treatment leading to dramatic recovery in acute hemorrhagic leukoencephalitis. J Child Neurol, 2007, 22 (1): 109-113.

[12] Klein C, Wijdicks EF, Earnest F 4th. Full recovery after acute hemorrhagic leukoencephalitis (Hurst's disease). J Neurol, 2000, 247: 977-979.

[13] Hynson JL, Kornberg AJ, Coleman LT, et al. Clinical and neuroradiologicfeatures of acute disseminated encephalomyelitis in children. Neurology, 2001, 56: 1308-1312.

[14] Alper G, Heyman R, Wang Li. Multiple sclerosis and acute disseminated encephalomyelitis diagnosed in children after long-term follow-up: Comparison of presenting features. Dev Med Child Neurol, 2009, 51: 1480-1486.

[15] Curtis GA, Stevens BS, Lee C. The MRI appearance of tumefactive demyelinating lesions. AJR Am J Roentgenol, 2004, 182: 195-199.

[16] Dale RC, Church AJ, Cardoso F, et al. Poststreptococcal acute disseminated encephalomyelitis with basal ganglia involvement and auto-reactive antibasal ganglia antibodies. Ann Neurol, 2001, 50: 588-595.

[17] Miller DH, Scaravilli F, Thomas DCT, et al. Acute disseminated encephalomyelitis presenting as a solitary brainstem mass. J Neurol Neurosurg Psychiatry, 1993, 56 (8): 920-922.

[18] Tateishi K, Takeda K, Mannen T. Acute disseminated encephalomyelitis confined to brainstem. J Neuroimaging, 2002, 12: 67-68.

[19] Axer H, Ragoschke-Schumm A, Böttcher J, et al. Initial DWI and ADC imaging may predict outcome in acute disseminated encephalomyelitis: report of two cases of brain stem encephalitis. J Neurol Neurosurg Psychiatry, 2005, 76: 996-998.

[20] Alper G, Sreedher G, Zuccoli G. Isolated brain stem lesion in children: Is it acute disseminated encephalomyelitis or not? AJNR AmJ Neuroradiol, 2013, 31 (1): 217-220

[21] Cercignani M, Iannucci G, Rocca MA, et al. Pathologic damage in MS assessed by diffusion-weighted and magnetization transfer MRI. Neurology, 2000, 54: 1139-1144.

[22] Donmez FY, Aslan H, Coskun M. Evaluation of possible prognostic factors of fulminant acute disseminated encephalomyelitis(ADEM)on magnetic resonance imaging with fluid-attenuated inversion recovery (FLAIR)and diffusion-weighted imaging. Acta Radiol, 2009, 50: 334-339.

[23] Balasubramanya KS, Kovoor JME, Jayakumar PN, et al. Diffusion-weighted imaging and proton MR spectroscopy in the characterization of acute disseminated encephalomyelitis. Neuroradiology, 2007, 49: 177-183.

[24] Zuccoli G, Panigrahy A, Sreedher G, et al. Vasogenic edema characterizes Acute disseminated encephalomyelitis. Neuroradiology, 2014, 56(8): 679-684

[25] Chen CI, Mar S, Brown S, et al. Neuropathologic correlates for diffusion tensor imaging in postinfectious encephalopathy. Pediatr Neurol, 2011, 44: 389-393.

[26] Inglese M, Salvi F, Ianucci G, et al. Magnetization transfer and diffusion tensor MR imaging of acute disseminated encephalomyelitis. AJNR Am J Neuroradiol, 2002, 23: 267-272.

[27] Ben Sira L, Miller E, Artzi M, et al. 1H-MRS for the diagnosis of acute disseminated encephalomyelitis: insight into the acute-disease stage. Pediatr Radiol, 2010, 40: 106-113.

[28] Bizzi A, Ulug AM, Crawford TO, et al. Quantitative proton MR spectroscopic imaging in acute disseminated encephalomyelitis. AJNR Am J Neuroradiol, 2001, 22: 1125-1130.

[29] Malhotra HS, Jain KK, Agarwal A, et al. Characterization of tumefactive demyelinating lesions using MR imaging and in-vivo proton MR spectroscopy. Mult Scler, 2009, 15: 193-203.

[30] Wang HS, Huang SC. Acute necrotizing encephalopathy of childhood. Chang Gung Med J, 2001, 24(1): 1-10.

第四节　瘤样炎性脱髓鞘病变的临床影像特征

一、概述

肿瘤样脱髓鞘病变(tumefactive demyelinating lesions,TDLs)是一种相对特殊类型的免疫介导的炎性脱髓鞘病变,绝大多数为脑内病变,脊髓 TDLs 鲜有报道。其相对于多发性硬化(multiple sclerosis,MS)、视神经脊髓炎谱系疾病(neuromyelitis optica spectrum disorders,NMOSD)、播散性脑脊髓炎(acute disseminated encephalomyelitis,ADEM)在临床上较少见。1979 年 vander Velden 等首先报道了 1 例白质及近皮质具有低密度病灶的病例,CT 有显著占位效应,考虑脑肿瘤,但术后病理显示其具有 MS 斑块样病理特点,遂以具有占位效应的 MS 进行报道。1993 年 Kepes 等报告了 31 例经病理证实的脑内 TDLs,当时推测是介于 MS 与感染或疫苗接种后 ADEM 之间的一种独立疾病实体。近年研究认为 TDLs 与 MS、Balo 病、ADEM 等发病机制类似,在临床上部分有交叉,可能并非一个独立的疾病实体。该病的显著特点就是影像上的占位效应,而临床表现相对较轻,酷似脑肿瘤,后被称之为瘤样炎性脱髓鞘病(tumor-like inflammatory demyelinating diseases,TIDD)或称脱髓鞘假瘤(demyelinating pseudotumor,DPT)或肿瘤样 MS(tumefactive multiple sclerosis)。因该病与胶质瘤和原发性中枢神经系统淋巴瘤(primary central nervous system lymphoma,PCNSL)等中枢神经系统肿瘤的鉴别困难,临床易混淆,且机制尚未完全明了,故近年来更多地被称之为 TDLs。

该病常累及中青年,使患者丧失工作能力,生活难以自理,给患者、家庭及社会造成较大的经济和精神负担,因其与脑肿瘤易于混淆,一些患者被误诊为肿瘤而行手术,切除了本来可治愈的病变组织，导致患者脑功能严重损伤；另一些 TDLs 患者虽未开颅，却被误认为肿瘤而接受 γ 刀治疗；还有一些患者因没有得到及时确诊而延误治疗，影响患者预后，故及早正确诊断是首要问题。

尽管脑活检是诊断 TDLs 的金标准，但其也有局限性：①患者恐惧脑活检或因多数医院条件所限，脑活检难以广泛开展；②脑活检诊断困境：有时 TDLs 病理不典型，当伴有胶质细胞增生或假性异型性时，易与脑胶质瘤相混淆；③活检术前因使用糖皮质类固醇后的 PCNSL 病变组织失去典型的淋巴瘤病理改变，且病变边缘常伴反应性 T 细胞增多，易被误诊为 TDLs；④在脑活检取材少或定位不够精确时，缺乏典型病理改变，难以确诊，需再次活检；⑤少数患者活检病理明确诊断为 TDLs，但鉴于影像学缺乏支持，追踪随访后，发现病情反复，再次手术证实为脑胶质瘤或 PCNSL。

目前，对 TDLs 的诊断仍主要依靠临床与典型影像特点进行甄别，因国内外尚缺 TDLs 相关诊断标准或专家共识，现结合我们及国内同行对 TDLs 相关的诊断经验，将 TDLs 的临床、影像、病理、鉴别诊断与治疗进行总结如下，以期为同行诊断 TDLs 提供参考，特别是为不能行活检病理确诊 TDLs 的诊疗决策提供依据。

二、临床特点

（一）发病特点

TDLs 的发病率及患病率等流行病学资料缺如。常急性或亚急性起病，少数慢性起病，很少有前驱感染症候，个别发病前有疫苗接种及感冒受凉史。各年龄段均可发病，以中青年为多。海军总医院神经内科总结了近 60 例 TDLs 病例，其发病年龄范围为 6～56 岁，以中青年为主，平均年龄为 36 岁左右，国外报道发病年龄稍大，Kim 等对 15 例 TDLs 进行了研究，其平均年龄为 42 岁，男女发病率基本相当。

（二）自然病程

早期有学者提出 TDLs 或为介于 MS 与 ADEM 的中间类型。儿童期 ADEM 可伴有 TDLs，Poser 等认为 TDLs 是 MS 的一种变异类型，与 Lolekha 看法相似。近年来，国内外若干临床研究发现，大多数 TDLs 为单次病程，少数可向复发 - 缓解型 MS（Relapsing remitting MS，RRMS），或再次以 TDLs 的形式复发，部分可与同心圆硬化（Balo 病）重叠，但极少数可与 NMOSD 重叠。

（三）临床症候

TDLs 绝大多数为脑内受累，并以白质受累为主，还可累及皮质及皮质下白质，少数脊髓也可受累。与脑胶质瘤相比，多数 TDLs 临床症候相对较显著，少数亦可表现为影像病灶大、临床症候相对较轻的特点，与胶质瘤类似。TDLs 的临床症状多样化主要取决于病变累及的部位及范围，随病程演进症状逐渐增多或加重，总结起来，主要分以下几个方面：

1. 局灶性功能障碍 ①病变本身或水肿所致的局部压迫可出现头痛，甚至高颅压等症状，刘建国等研究发现，25.0% 的 TDLs 以头痛首发，占 TDLs 首发症状的第一位；②锥体束受累可出现肢体无力、中枢性面瘫等症状；③双侧皮质脊髓束受累后可出现饮水呛咳、吞咽困难、强哭、强笑、强握摸索等假性延髓性麻痹症状；④下丘脑受累，可出现闭经、水钠潴留等电解质紊乱症状；⑤脑神经受累，则可出现复视、周围性面瘫等相应症状，若并发视神经炎，则可出现类似视力下降及相应眼底改变，个别还可有视野向心性缩小等改变；⑥病变累及大脑皮层相应功能区,患者还可出现失读、失写、偏盲以及体像障碍等症状,甚至意识障碍及尿便失禁。但癫痫极为少见,这也是 TDLs 与脑胶质瘤或中枢神经系统血管炎的重要鉴别点。

2．认知功能障碍　少数患者可出现轻中度的认知功能障碍,可能与 TDLs 皮层受累或功能区之间联系纤维受损有关。表现为记忆力减退、视空间能力障碍、反应迟钝、错语、重复语言;可伴有情感障碍,如淡漠、少语、烦躁,甚至精神恍惚等。TDLs 认知损害的程度及发生频率远不及 PCNSL,具有一定鉴别意义。

3．脊髓病变　脊髓受累较为少见,可仅累及脊髓,亦可合并颅内 TDLs 病变,部分病例合并 NMOSD,可累及视神经,水通道蛋白 4(aquaporin 4,AQP4)抗体阳性。其临床症状根据病变累及的脊髓节段位置及脊髓丘脑束、薄束、楔束、皮质脊髓束等传导束受累情况不同,而出现相应症状,如束带感、肢体麻木、肢体无力、尿便障碍等,可有病变以下深、浅感觉障碍及自主神经功能障碍等。

三、辅助检查

(一)脑脊液与血清学检查

尽管近年来神经影像学技术如 CT、MRI 在诊断脱髓鞘疾病方面已广泛应用,是疾病诊断与鉴别及预后评估的重要参考依据,但血清与脑脊液(cerebrospinal fluid,CSF)检查在 TDLs 的诊断与鉴别诊断的重要性仍是不容忽视的。

1．CSF 相关检查　颅压多数正常,少数轻度增高,多数患者 CSF 蛋白水平正常,少数呈轻、中度增高,细胞数多为正常。刘建国等对 60 例经病理证实的 TDLs 研究发现,其颅压为(168.3±46.6)mmH$_2$O,CSF 中位白细胞数为 2(0~6.5)个 /mm^3,蛋白为(475.0±251.5)mg/L。个别患者 CSF 的寡克隆区带(oligoclonal band,OB)呈弱阳性或阳性。部分患者的髓鞘碱性蛋白(myelin basic protein,MBP)或 IgG 合成率有不同程度增高。动态观察若 OB 持续呈阳性,则要注意其向 MS 转化的可能性。

2．血清学免疫相关检查　极少数 TDLs 与 NMOSD 重叠,其 AQP4 抗体阳性,伴有可提取核抗原(ENA)部分抗体阳性者更易复发。

(二)电生理学检查

电生理学检查对于 TDLs 的诊断意义并不显著,可作为对于确定疾病受累部位与范围的亚临床证据。

1．脑电图　多数正常,少数可表现为轻中度异常,为非特异性改变。

2．诱发电位检查　包括视觉诱发电位(visual evoked potentials,VEP)、体感诱发电位(somatosensory evoked potential,SEP)、脑干诱发电位(brainstem auditory evoked potential,BAEP),其结果可因病变累及部位与范围而定。

(三)影像学检查

1．影像学标准及分型　一般认为,TDLs 的影像学标准为:① T$_2$WI 最大病灶的最长直径≥20mm;②具有占位效应(轻度:脑沟消失;中度:脑室受压;重度:中线移位、钩回疝、大脑镰下疝);③病灶周围可见水肿带(轻度:<1cm;中度:1~3cm;重度:>3cm)。

按 TDLs 的影像学形态特点、病灶形态可将 TDLs 分为以下四型:①环样病灶(ring-like lesions):病灶形态为圆形或类圆形,可呈闭合环形及开环形强化;②弥漫浸润样病灶(diffuse infiltrating lesions,图 3-4-1a、b):T$_2$WI 显示,边界不清,可呈不均匀强化,犹如弥漫浸润样生长);

③同心圆样病灶（balo-like lesions，图 3-4-1c）；④大囊样病灶（megacystic lesions，图 3-4-1d）：病灶呈长 T_1、长 T_2 信号，且≥3cm，向皮层或沿皮层发展，边界非常清楚，可呈环形强化。

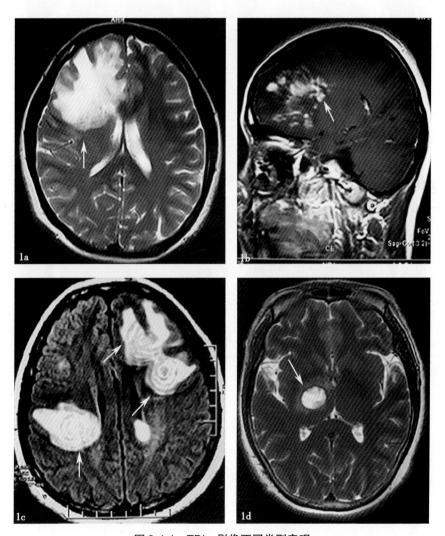

图 3-4-1　TDLs 影像不同类型表现

三例不同形态学类型 TDLs，分别为浸润型（图 1a，图 1b）、同心圆样（图 1c）、大囊样（图 1d）

2. 病变部位　以白质受累为主，还可累及皮质及皮质下白质。病变双侧受累较为常见，病灶可为单发或多发（更常见），少数可同时累及脊髓。累及额叶最为多见，其次为颞叶。另外，基底节区与胼胝体受累也较常见。

3. 头颅 CT 平扫　TDLs 在 CT 平扫时绝大多数为边界较清楚的低密度影（图 3-4-2a），个别可为等密度（图 3-4-2b）。脑胶质瘤（图 3-4-2c、e、f）、PCNSL（图 3-4-2d）则多数呈高密度影，较少数为等密度或低密度。因此，对于脑内占位性病变，CT 显示高密度病灶，基本上可除外 TDLs。脑胶质瘤及 PCNSL 头颅 CT 高密度可能与细胞增殖后排列密集、核质比例较高等因素有关，同时也与病程有一定关系，少数 PCNSL 患者早期头颅 CT 呈低密度，随病程进展逐渐变为高密度。

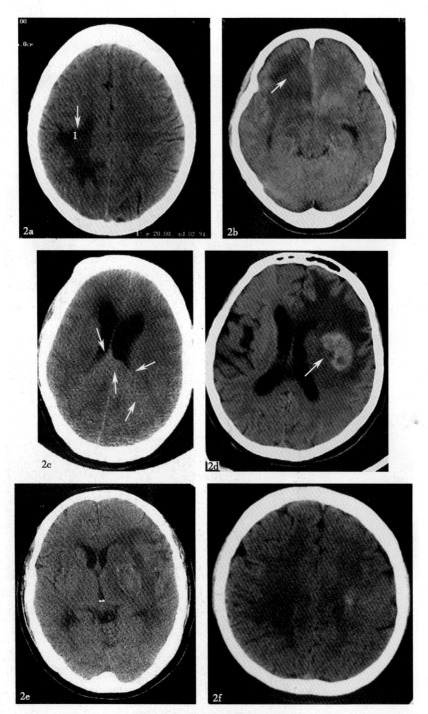

图 3-4-2　TDLs 头颅 CT 表现

病例 1：TDLs，女性，31 岁，头颅轴位 CT 示右侧额叶片状低密度影（图 2a），中心小片状等密度影（图 2b）。病例 2：胼胝体间变星形细胞瘤Ⅲ级，女性，45 岁，头颅轴位 CT 示胼胝体压部及与之毗邻的双侧顶枕交界区可见弥漫性高密度影（图 2c）。病例 3：PCNSL（弥漫大 B 淋巴瘤），女性，58 岁，头颅轴位 CT 示左侧基底节区肾形高密度病灶（图 2d）。病例 4：左侧基底节区弥漫星形胶质细胞瘤Ⅲ级，男性，53 岁，头颅轴位 CT 示左侧基底节区环形高密度灶（图 2e）。病例 5：左侧半卵圆星形细胞瘤Ⅱ级，女性，50 岁，头颅轴位 CT 示左侧半卵圆中心点片状高密度灶（图 2f）

4. 头颅 MRI 检查

（1）头颅 MRI 平扫：MRI 显示的病灶常比 CT 的范围要大，水肿也更明显，多为长 T_1、长 T_2 异常信号，其中，70%～100% 的患者 T_2 均有高信号异常，边界较清楚，部分伴短 T_2 边缘，与之比较，脑胶质瘤边界多较模糊，该特征可作为与胶质瘤鉴别的重要影像依据。部分 TDLs 为同心圆硬化型，MRI 呈"煎鸡蛋样（fried-egg like）"表现（见图 3-4-1c，3-4-3a）。像肿瘤一样，TDLs 可表现出占位效应，但肿块体积与占位效应往往不成比例（见图 3-4-1a），临床症候相对影像学改变较轻微，病灶周围往往有水肿，且水肿带随病程进展，并逐渐减轻或消失。反之，则更支持肿瘤诊断。确诊为 TDLs 后给予相应的糖皮质类固醇治疗，病灶多渐渐缩小或消散。

TDLs 急性或亚急性期，以细胞源性水肿为主，弥散加权成像（diffusion weighted imaging，DWI）多为高信号（图 3-4-3a），随时间延长信号逐渐变低，至恢复正常，但不会出现低信号，而表面弥散系数（apparent diffusion coefficient，ADC）的信号变化则多与 DWI 相反（图 3-4-3b）。脑胶质瘤与 PCNSL 等早期 DWI 可为等信号，随着病程可逐渐变为高信号，

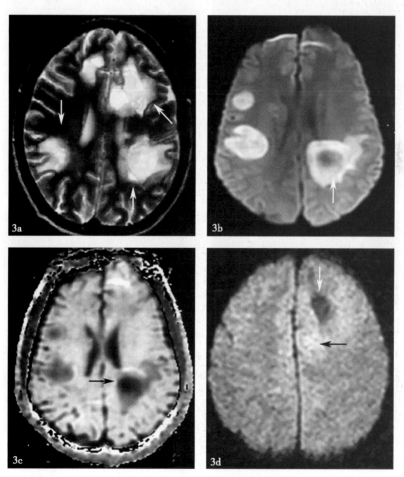

图 3-4-3　TDLs 头颅 MRI 表现

病例 1：TDLs，女性，51 岁，轴位 T_2WI 示多发类圆形长 T_2，呈"煎蛋样"（图 3a）。病例 2：TDLs，女性，53 岁，DWI（图 3b）及 ADC（图 3c）显示双侧侧脑室旁病灶弥散受限，表现为 DWI 高信号，ADC 低信号，左侧为环形弥散受限。病例 3：间变型星形细胞瘤Ⅲ级，男性，27 岁，DWI 示右侧额叶病灶中心呈片状低信号，周边弥漫性高信号（图 3d）

而且越来越高（图 3-4-3d，黑色箭头），也可坏死后出现低信号（图 3-4-3d，白色箭头）。脑肿瘤周围水肿以血管源性水肿为主，而 ADC 则多为高信号。

（2）MRI 增强扫描：因血脑屏障的破坏，TDLs 急性期与亚急性期在 Gd-DTPA 增强时，表现为结节样、闭合环样、开环样、火焰状等不同形式的强化。其中，"开环样"强化（也有称"C"形强化，图 3-4-4a）最具特征，即周边不连续的半环或开环形强化。诸多研究发现，当脱髓鞘病变炎症向侧脑室方向扩展时，靠近皮层的病灶部分往往炎症活动性较弱，强化多不显著，故环形强化的开口处多朝向皮层，而环形强化的连续部分则多朝向侧脑室；反之，环形强化开口常朝向脑室。另外，部分 TDLs MRI 增强扫描可见垂直于脑室的扩张的静脉影，呈"梳齿样"结构（见图 3-4-4b），急性期与亚急性期多见，该特点对于 TDLs 的诊断具有一定特异性，脑肿瘤一般无此特点。

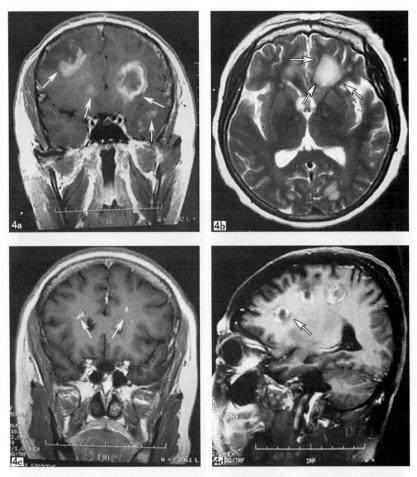

图 3-4-4 TDLs MRI 增强表现

病例 1：TDLs，男性，43 岁，冠状位 T_1WI 增强示左右额叶皮层下病灶分别呈"闭合环形"及"开环样"强化，其中后者缺口朝向皮层方向，另外，还有部分呈斑片状及结节样强化（图 4a，发病 22 天）。病例 2：TDLs，女性，55 岁，轴位 T_2WI 示双侧侧脑室额角及枕叶多发"云片状"长 T_2 异常信号，左侧病灶较大，周边低信号边缘（图 4b 箭头，发病 30 天）；冠状位 T_1WI 增强示双侧侧脑室额角旁斑片状强化（图 4c 箭头，发病 10 天）；矢状位 T_1WI 增强示右侧侧脑室额角及枕叶病灶呈"C"形强化，前者缺口朝向侧脑室，后者缺口朝向皮层（图 4d 箭头，发病 30 天）

我们对 60 例 TDLs 的大样本研究结果表明，TDLs 的 MRI 增强扫描的病灶形态可随 TDLs 的临床病程按一定规律演变：①急性期（起病 <3 周），以斑片状或结节状强化为主（图 3-4-4c）；②亚急性期（起病 3~6 周，图 3-4-4d），则逐步演变为开环样、闭合环样或花环样，同时也可合并斑片状强化；③慢性期（起病≥6 周），仍可表现为开环或闭合环形，原有增强信号逐渐变淡呈斑片状或消失。

（3）氢质子磁共振波谱：氢质子磁共振波谱（magnetic resonance spectroscopy，MRS）可反映病变组织的代谢情况，对 TDLs 与脑胶质瘤和 PCNSL 的鉴别具有一定的临床价值。TDLs 的 ^{1}H-MRS 主要表现为：胆碱复合物（choline，Cho）峰升高、N- 乙酰天门冬氨酸（N-acetylaspartate，NAA）峰降低，多数还伴有乳酸（lactate，Lac）峰升高，少数可有脂质（lipid，Lip）峰升高，β、γ- 谷氨酰胺和谷氨酸（glutamate and glutamine，Glx）峰升高可能具有一定诊断价值（图 3-4-5a）。

尽管急性期 TDLs 与低级别胶质瘤 MRS 的表现较为相似，均表现为 NAA 峰下降与 Cho 峰、Lac 峰升高，但若数月后复查 NAA 峰值并未继续降低，而 Cho、Lac 峰值持续升高，则更支持肿瘤。另外胶质瘤（图 3-4-5b）及 PCNSL 的 Cho/NAA 比值多≥2（图 3-4-5c），尤以 PCNSL 组为高，往往比值可达 7，特别是 PCNSL 往往可见高大的 Lip 峰，有时与 Lac 峰融合，该征象特异性更强，而 TDLs 未见类似报道。PCNSL 的 Lip 峰升高可能和脂质吞噬细胞

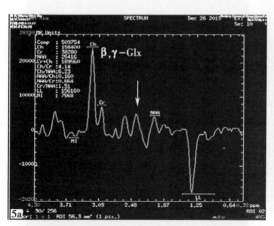

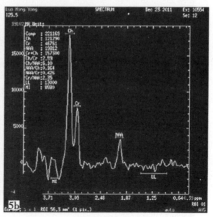

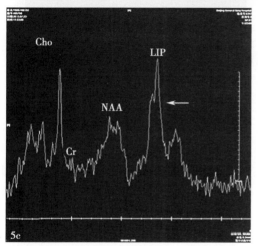

图 3-4-5　TDLs 的 MRS 表现

病例 1：TDLs，女性，53 岁，病灶区 ^{1}H-MRS 显示 Cho 峰显著升高，NAA 峰轻度降低，Cho/NAA=4.7，Lac 峰显著升高（TE=144），β、γ-Glx 峰升高（图 5a）。病例 2：间变星形细胞瘤Ⅲ级，男性，46 岁，^{1}H-MRS 显示 Cho 峰显著升高，NAA 峰显著降低，Cho/NAA=6.1，可见 Lac 峰（图 5b）。病例 3：PCNSL（弥漫大 B 淋巴瘤），女性，58 岁，^{1}H-MRS 显示 Cho 峰显著升高，Cho/Cr=8.0，NAA 峰下降，可见高大的 Lip 峰（图 5c）

有关。少数胶质母细胞瘤也可出现高大 Lip 峰，可能与坏死相关。

（4）磁共振灌注成像：脑胶质瘤因局部血流的增加而多呈高灌注（图 3-4-6a、b），动脉自旋标记（arterial spin labeling，ASL）呈高信号，而 TDLs 不出现高灌注表现（图 3-4-6c、d），此特征可作为脑肿瘤与 TDLs 的影像鉴别手段之一。

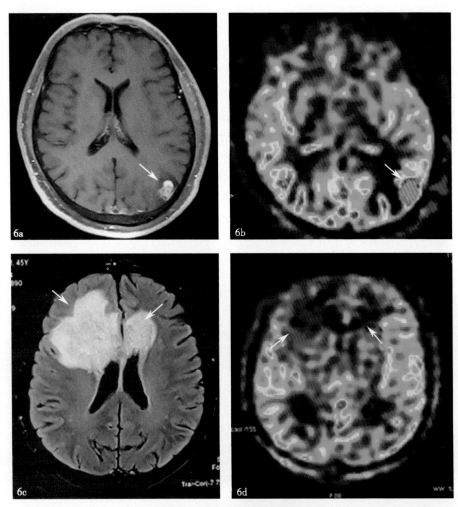

图 3-4-6　TDLs 的 MRI 灌注特点

病例 1：胶质母细胞瘤，男性，38 岁，轴位 T_1WI 增强示左侧顶枕交界皮层可见结节样强化病灶（图 6a），在 ASL 像呈高灌注（图 6b）。病例 2：TDLs，男性，44 岁，轴位 T_2-FLAIR（图 6c）示双侧额叶皮层下及侧脑室旁白质可见大片融合蝶形病灶，累及胼胝体膝部，ASL 显示双侧病灶处灌注无明显增高（图 6d）

四、鉴别诊断

1. 脑胶质瘤（见表 3-4-1）　①临床特点：脑胶质瘤往往表现出影像学占位显著，但临床症候相对较轻，而 TDLs 则与之相反，可能与胶质瘤瘤细胞沿神经纤维之间弥漫浸润，很少破坏神经纤维及神经元有关。统计显示，约 25% 的 TDLs 以头痛起病，易被误诊为脑肿瘤；而 20% 的脑胶质瘤患者以癫痫起病，此症候对胶质瘤的提示意义更大，而 TDLs 鲜有癫痫起病报道。②CT：首先超过半数脑胶质瘤可见高密度或等密度病灶，与98%以上的TDLs均为低密度灶相比，具有显著的鉴别意义。③MRI平扫：与TDLs（见图3-4-1a和3-4-3a）相比，脑胶质瘤T_1WI信号稍低或为等信号，特别是对于低级别胶质瘤，T_2WI多边界模糊不清（图3-4-7a），占位效应更为显著，有时尽管病灶不大，却能观察到显著的灶周水肿及中线移位。脑胶质瘤病变的DWI多随时间呈越来越高趋势，而对于高级别胶质瘤，若病灶合并坏死、出血、囊变，可见高信号的病灶内呈低信号或混杂信号，而TDLs的DWI信号只会随病程逐渐变淡，直至恢复，很少见低信号。④MRI增强扫描：TDLs随病程其增强形态学可出现动态演变，逐渐出现结节样强化、周边（环样、开环样、花环样等）强化，最后在慢性期随炎症逐步消退，而强化变淡；而脑胶质瘤则随不同病理学分型及WHO分级，强化影像表现各异，主要呈结节样、团块状或雾霾样强化，胶质母细胞瘤易出现囊变、出血、坏死影像特点。⑤MRI新技术：还可借助MRS及ASL等功能MRI检查进行鉴别，如部分TDLs可见β，γ-Glx峰，而胶质母细胞瘤有时可见高大Lip脂质峰，对于诊断与鉴别有一定的辅助鉴别价值；另外，胶质瘤的Cho/NAA多≥2，若显著升高，临床意义更大。⑥特殊影像征象：a.增强MRI的"梳齿征"对于TDLs的诊断有相对特异性；b.脑桥的"基底动脉包绕征"（图3-4-7d）高度提示胶质瘤；c.胼胝体肿胀增厚现象于胶质瘤更为多见，TDLs少见。

2. PCNSLs（表3-4-1）①临床特点：PCNSL主要以认知功能减退与记忆力显著下降作为首发症候，部分患者还可出现双眼视力下降，而TDLs则以头痛首发多见，仅少数可伴视力下降；②CT：多数PCNSLs头CT病灶呈高密度或等密度，不同于绝大多数TDLs的低密度灶；③MRI平扫：TDLs病灶的T_2WI多边界清楚，与PCNSL相比，病变相对较为局限，且其占位效应多不及PCNSL显著；PCNSL的DWI多随时间呈越来越高的趋势，而TDLs在急性期过后，病灶的DWI信号则随病程逐渐变淡；④MRI增强扫描：PCNSL多表现为相对均匀显著的片状强化，多见"缺口征"（图3-4-7b）、"尖角征"（图3-4-7c），有的呈雨滴样表现，上述PCNSL的诸多影像特点均有别于TDLs增强扫描的"梳齿征"及其动态演变特点；⑤MRI新技术：与TDLs相比，PCNSL的Cho/NAA多≥2，且常可见高大的Lip脂质峰，尤其是后一特征对于二者的鉴别具有显著的临床意义。

表3-4-1　TDL、PCNSL与星形细胞瘤的临床影像等鉴别对比观察

特点	瘤样炎性脱髓鞘病（TIDD）	原发中枢神经系统淋巴瘤（PCNSL）	星形细胞瘤
1. 临床表现			
起病过程	急起、亚急性或缓慢	相对缓慢，可阶梯样进展	起病隐匿或缓，极少急性发病
临床症候	临床症候比肿瘤要明显，累及锥体束时运动障碍较明显，但比MS、NMO要轻	临床开始较轻，有的可能表现为认知受累，后期进行性加重	病灶大而症候相对较轻，运动受累缓慢，即使累及运动通路时亦可活动
首发症候	头痛最常见，约占1/3	认知障碍及淡漠等多见	非特异，部分以癫痫起病
智能障碍	有时为首发症候，程度相对较轻，偶有显著	可为患者的主要表现，多伴淡漠少语，反应迟钝	一般较少，智能减退表明肿瘤较大或弥漫损伤
大小便障碍	若累及脊髓病变或双半球可有表现	少见，晚期必有	较少见，晚期可有

特点	瘤样炎性脱髓鞘病（TIDD）	原发中枢神经系统淋巴瘤（PCNSL）	星形细胞瘤
肢体、语言障碍	与病变累及锥体束、语言区有关，较肿瘤常见	可有，常被当脑梗死诊断	相对少见或滞后于病变的发展
癫痫	累及皮层时，偶有发生	较胶质瘤少见	常见
2. CSF 检查			
压力	多数正常，部分增高	多数正常	多数正常，部分增高
蛋白	正常或增高	正常或少数增高	正常为多
糖氯	糖氯正常	糖或氯可轻降低	糖氯变化不明显
MBP 测定	部分增高明显	正常	正常
细胞学	可见炎细胞	可见异形淋巴细胞	一般正常
3. 头颅影像学			
CT：平扫	一般低密度	低密度，有的渐变为高密度	低、混杂或高密度
强化	多不强化	可强化	可强化或不强化（低）
MRI：平扫	长 T_1、长 T_2，边界较清楚，	长 T_1、长 T_2 信号，有的累及病灶中心明显，常团块或实心强化	多为长 T_1、T_2，边界较模糊
增强	急性期以结节样，亚急性期环形或 C 形增强，慢性期随时间强化变淡	随病程延长强化越显著，复发时病灶可异位；激素治疗病灶可戏剧性缩小（ghost cell，鬼影细胞）	低级别可不强化，但高级别或胶质母细胞瘤强化明显，一般中心或团块强化为主，环形强化多伴中心坏死出血
DWI	急性期或亚急性期多为高信号，随时间信号强度逐渐变低	可呈稍高或高信号	早期多为低或等信号，随着时间有可能呈高信号，若出现坏死可为低信号，此时鉴别意义更大
ASL 或 PWI	多为等灌注或低灌注	部分灌注略高	部分高灌注，较 PCNSL 显著且更常见
4. 病变数目及部位	单发或多发均可，皮质及皮质下受累，多个病灶时病灶之间可不相连	常为单发，易于累及中线结构，有时呈蝶形病变，边界欠清	星形细胞瘤多为单发，白质或皮质下受累为主；胶质瘤病时，病灶弥漫也多相连。多中心生长胶质瘤病灶呈多部位散在
5. 激素治疗（诊断试验性）	病变明显减小，大病灶会遗留萎缩的病灶，症状改善也会持续下去，一般无严重后遗症	有的病例治疗后病灶可以明显减小或消失，但停用激素后，数月或十数月后将复发，病灶不一定在原位	早期治疗症状略有减轻（因水肿减轻），随着病情进展激素再用无效，星形细胞瘤病灶不会减小或消失

　　3. 原发性中枢神经系统血管炎（primary angiitis of central nervous system，PACNS）　为原发于中枢神经系统的特发性小血管炎性病变，也可表现为颅内多发占位：①往往累及双侧半球，并以皮层受累多见，增强 MRI 可呈脑回样强化（图 3-4-8d），部分累及中线结构，并分布于双侧；②病灶周围水肿及占位效应多不及 TDLs 显著；③临床起病相对较急，若病灶

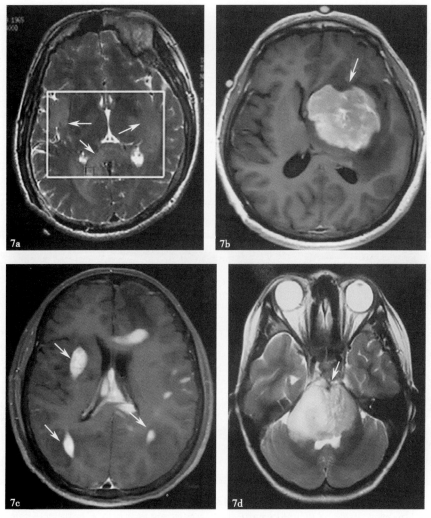

图 3-4-7　TDLs 与脑肿瘤鉴别

病例 1：间变星形细胞瘤Ⅲ级，男性，46 岁，轴位 T_2WI 显示胼胝体压部及双侧颞叶弥漫性长 T_2 病变，边界不清（图 7a）。病例 2：PCNSL（弥漫大 B 淋巴瘤），女性，47 岁，轴位 T_1WI 增强示左侧基底节区巨大占位，强化显著，呈类圆形，其上方可见"缺口征"（图 7b）。病例 3：PCNSL（弥漫大 B 淋巴瘤），女性，57 岁，轴位 T_1WI 增强示双侧侧脑室旁及侧脑室内可见多发的病灶，均匀强化，形态学呈"雨滴状"或呈现"尖角征"（图 7c）。病例 4：弥漫型星形细胞瘤Ⅱ级，男性，9 岁，轴位 T_2WI 显示脑桥广泛长 T_2 异常信号，脑干高度肿胀，脑桥前段的基底动脉包绕其中（图 7d）

靠近皮层，可表现为癫痫发作；④实验室方面，国外文献报道，约 30% 的 PACNS 可见到血小板的轻中度增高，少数患者还可出现 p-ANCA、c-ANCA 阳性，也有一定鉴别价值；⑤部分病例在急性期与亚急性期可因病灶坏死，合并出血，MRI 平扫呈短 T_1（图 3-4-8c）、短 T_2（图 3-4-8a）信号，DWI 多呈低信号或混杂信号（图 3-4-8b），SWI 可证实出血；⑥对糖皮质类固醇治疗反应相对较慢，往往在使用糖皮质类固醇后，增强 MRI 病灶很少快速消减；⑦依据病理学特点可分为淋巴细胞浸润型、肉芽肿型、急性坏死型；其镜下可见血管壁炎细胞浸润或坏死，部分可见受累血管闭塞，与 TDLs 可鉴别。

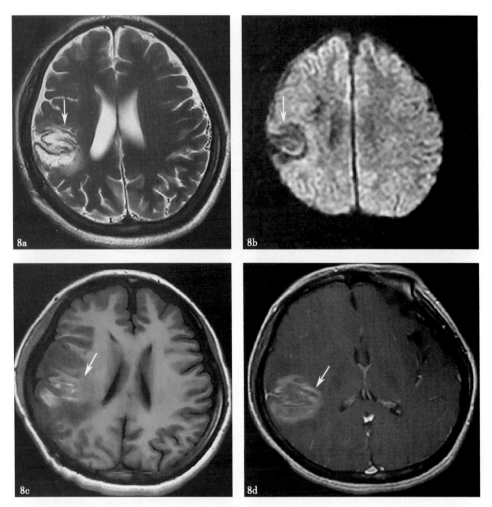

图 3-4-8　TDLs 与 PACNS 鉴别

病理确诊 PACNS，女性，24 岁。轴位 T_2WI 显示：右侧额顶叶类圆形长 T_2 病灶，其中可见脑回样
短 T_2 信号（图 8a）；轴位 DWI 上显示：病灶呈低信号脑回样表现（图 8b）；轴位 T_1WI 示：右侧额
顶叶病灶呈长 T_1 脑回样异常信号（图 8c）；轴位 T_1WI 增强显示：上述病灶呈脑回样强化（图 8d）

4. 其他　生殖细胞瘤与脑转移瘤也可表现为 CT 高密度征象，但前者 MRI 还可见其他
征象，如基底节区生殖细胞瘤，可见同侧大脑脚萎缩及同侧侧脑室前角的负占位效应。另
外，前者往往发病年龄小，多见于男性；而后者多继发于肺癌、乳腺癌等，其病灶可多发，常
位于皮层下血流较为丰富的区域，其好发性别、年龄与原发肿瘤相关。

五、小结

尽管 TDL 与脑胶质瘤、PCNSL 等脑肿瘤在临床症候与影像学方面，有诸多相似，有时
甚至病理学也难以确诊，况且在国内，多数医院并不具备立体定向这样的微创性脑活检技
术，另外，患者普遍对脑活检心存畏惧。因此，对于 TDL 与脑肿瘤的临床及影像学方面的
鉴别仍然显得非常重要。

但经不断研究，国内外学者认为，有些鉴别点对于疾病诊断与鉴别非常重要，如发病前

有无前驱症候,脑脊液 MBP 及 OB 的异常情况,特别是增强 MRI 的"开环征"及脑胶质瘤与 PCNSL 头颅 CT 的高密度征均可作为临床鉴别 TDL 与脑肿瘤的重要参考依据。当然,仅靠现有的少数影像学特征还不够,需要进行大样本的仔细甄别,特别是对于 TDL 影像学的动态观察可能临床鉴别价值更大。

病理改变不典型而难以确诊的患者,有必要行二次活检,但应避免在活检前应用大剂量激素冲击疗法,以避免造成病理不典型情况的发生;另外,如病变较小,且部位表浅,建议开颅活检,以免因取材少而致病理结果阴性。

关于 TDL 的治疗方面,应首选甲泼尼龙冲击序贯疗法,注意激素的规范使用,避免减量过快、用量过小的情况。对于反复发作,临床符合 MS 的 TDL 患者,可试用 β- 干扰素治疗,但尚无大规模临床研究,有待于进一步研究证实。

(刘建国　戚晓昆)

参 考 文 献

[1] 戚晓昆. 提高对瘤样炎性脱髓鞘病的诊断及鉴别诊断水平. 中华神经科杂志,2010,43(1):3-6.

[2] 程忱,江滢,鲍健,等. 视神经脊髓炎脑部瘤样脱髓鞘病变五例临床及影像学特征分析. 中华神经科杂志,2013,46(4):233-237.

[3] Akiyama Y,Suzuki H,Mikuni N. Germinoma mimicking tumefactive demyelinating disease in pediatric patients. Pediatr Neurosurg,2016,51(3):149-153.

[4] Adamek D,Radwanska E,Rog T,et al. Tumefactive demyelinating lesion. Trying to find unity in diversity. Comparison of two cases. Clin Neurol Neurosurg,2014,116(1):90-92.

[5] Javalkar V,Manix M,Wilson J,et al. Open ring enhancement in atypical brain demyelination. J Clin Neurosci,2012,19(6):910-912.

[6] 刘建国,董秦雯,张海玲,等. 病理证实的瘤样脱髓鞘病 60 例影像学特点. 中华神经科杂志,2014,47(10):680-686.

[7] 刘建国,戚晓昆,姚生,等. 瘤样炎性脱髓鞘病与脑胶质瘤及中枢神经系统淋巴瘤患者头颅 CT 的对比研究. 中华神经科杂志,2010,43(1):14-19.

[8] 常艳宇,邱伟,张炳俊,等. 视神经脊髓炎合并经病理证实的假瘤样脱髓鞘病变二例分析. 中华神经科杂志,2014,47(3):163-167.

[9] 戚晓昆,刘建国,钱海蓉,等. 瘤样炎性脱髓鞘病临床影像特点. 中华内科杂志,2010,49(9):750-753.

[10] 戚晓昆,郑奎宏. 中枢神经系统占位病变鉴别诊断的经验体会. 中华神经科杂志,2014,47(3):145-148.

[11] Frederick MC,Cameron MH. Tumefactive Demyelinating Lesions in Multiple Sclerosis and Associated Disorders. Curr Neurol Neurosci Rep,2016,16(3):26.

[12] Chiavazza C,Cistaro A,Fania P,et al. Reversible disconnection syndrome in a case of acute tumefactive demyelinating lesion:a PET study. Neurol Sci,2016,37(12):2019-2023.

[13] 黄鑫,刘建国,王晓风,等. 以瘤样脱髓鞘病为首发的视神经脊髓炎二例报道. 中国神经免疫学和神经病学杂志,2015,22(4):300-302.

[14] Turatti M,Gajofatto A,Bianchi MR,et al. Benign course of tumour-like multiple sclerosis. Report of five cases and literature review. J Neurol Sci,2013,324(1-2):156-162.

[15] 孙辰婧,刘建国,桂秋萍,等. 颅内肿瘤样脱髓鞘病病理分期特点. 中华医学杂志,2014,94(45):3557-3561.

[16] Malhotra HS，Jain KK，Agarwal A，et al. Characterization of tumefactive demyelinating lesions using MR imaging and in-vivo proton MR spectroscopy. Mult Scler，2009，15（2）：193-203.

[17] 戚晓昆. 中枢神经系统炎性脱髓鞘疾病的新分类. 中华神经科杂志，2008，41（2）：73-75.

[18] Kim DS，Na DG，Kim KH，et al. Distinguishing tumefactive demyelinating lesions from glioma or central nervous system lymphoma：added value of unenhanced CT compared with conventional contrast-enhanced MR imaging. Radiology，2009，251（2）：467-475.

[19] 戚晓昆，孙辰婧. 提高对少见中枢神经系统免疫相关疾病影像特点的综合辨别能力. 中国神经免疫学和神经病学杂志，2012，19（2）：77-81.

[20] Patriarca L，Torlone S，Ferrari F，et al. Is size an essential criterion to define tumefactive plaque? MR features and clinical correlation in multiple sclerosis. Neuroradiol J，2016. 29（5）：384-389.

[21] Pilz G，Harrer A，Wipfler P，et al. Tumefactive MS lesions under fingolimod：A case report and literature review. Neurology，2013，81（19）：1654-1658.

[22] Wattamwar PR，Baheti NN，Kesavadas C，et al. Evolution and long term outcome in patients presenting with large demyelinating lesions as their first clinical event. J Neurol Sci，2010，297（1-2）：29-35.

[23] Lu SS，Kim SJ，Kim HS，et al. Utility of proton MR spectroscopy for differentiating typical and a typical primary central nervous system lymphomas from tumefactive demyelinating lesions. AJNR Am J Neuroradiol，2014，35（2）：270-277.

[24] Barajas RF Jr，Rubenstein JL，Chang JS，et al. Diffusion-weighted MR imaging derived apparent diffusion coefficient is predictive of clinical outcome in primary central nervous system lymphoma. AJNR Am J Neuroradiol，2010，31（1）：60-66.

[25] Yiu EM，Laughlin S，Verhey LH，et al. Clinical and magnetic resonance imaging（MRI）distinctions between tumefactive demyelination and brain tumors in children. J Child Neurol，2014，29（5）：654-665.

[26] Korfel A，Schlegel U. Diagnosis and treatment of primary CNS lymphoma. Nat Rev Neurol，2013，9（6）：317-327.

[27] Jaffe SL，Minagar A. Demyelinating pseudotumor. Arch Neurol，2005，62（9）：1466-1467.

[28] Totaro R，Di CC，Splendiani A，et al. Occurrence and long-term outcome of tumefactive demyelinating lesions in multiple sclerosis. Neurol Sci，2016，37（7）：1113-1117.

[29] Hoche F，Pfeifenbring S，Vlaho S，et al. Rare brain biopsy findings in a first ADEM-like event of pediatric MS：histopathologic，neuroradiologic and clinical features. J Neural Transm，2011，118（9）：1311-1317.

[30] Smith PD，Cook MJ，Trost NM，et al. Teaching NeuroImage：open-ring imaging sign in a case of tumefactive cerebral demyelination. Neurology，2008，71（23）：e73.

[31] De Stefano N，Caramanos Z，Preul MC，et al. In vivo differentiation of astrocytic brain tumors and isolated demyelinating lesions of the type seen in multiple sclerosis using 1H magnetic resonance spectroscopic imaging. Ann Neurol，1998，44（2）：273-278.

[32] Siffrin V，Muller-Forell W，Pein HV，et al. How to treat tumefactive demyelinating disease? Mult Scler，2014，20（5）：631-633.

[33] Hardy TA，Chataway J. Tumefactive demyelination：an approach to diagnosis and management. J Neurol Neurosurg Psychiatry，2013，84（9）：1047-1053.

[34] 中国视神经脊髓炎谱系疾病诊断与治疗指南. 中国神经免疫学和神经病学杂志，2016，23（3）：155-166.

[35] 多发性硬化诊断和治疗中国专家共识（2014版）. 中华神经科杂志，2015，48（5）：362-367.

[36] Vaknin-Dembinsky A，Bdolah Y，Karussis D，et al. Tumefactive demyelination following in vitro fertilization（IVF）. J Neurol Sci, 2015. 348（1-2）: 256-258.

[37] Mabray MC，Cohen BA，Villanueva-Meyer JE，et al. Performance of apparent diffusion coefficient values and conventional MRI features in differentiating tumefactive demyelinating lesions from primary brain neoplasms. AJR Am J Roentgenol，2015，205（5）: 1075-1085.

第五节　其他中枢神经系统脱髓鞘疾病的影像学表现

中枢神经系统（central nervous system，CNS）最常见的脱髓鞘疾病是多发性硬化（multiple sclerosis，MS）和视神经脊髓炎（neuromyelitis optica，NMO）。MS 和 NMO 的影像学表现具有其独特的特征及影像学诊断标准。然而，尚有其他数种与 MS 关系不明的 CNS 炎性脱髓鞘疾病，这些疾病少见且特征不明显，我们在本章进行讨论。

一、Schilder 病

Schilder 病又称弥漫性硬化，弥漫性轴周性脑炎，为一组罕见的年轻者易受累的 CNS 脱髓鞘性疾病，急性或亚急性起病并逐渐进展，间断恶化或进行性恶化，偶尔出现停滞，在数月或数年内可完全残疾或死亡。Schilder 病在 1912 年首先由 Paul Schilder 描述，Schilder 病多见于儿童和青少年，多为散发性，病变主要位于大脑半球白质，以枕叶为主，顶、颞及额叶亦可受累，双侧受损，多一侧较重。组织学上表现为典型的脱髓鞘改变，类似于 MS，轴索亦可轻度受累，血管周围淋巴细胞浸润，胶质细胞增生，可见坏死灶和空泡形成。

1986 年 Poser 等建立严格的 Schilder 病的非侵入性诊断标准。诊断标准可概括为：①临床症状和体征为非典型早期 MS 样表现，如双侧视神经受累、颅内压增高体征、失语症和精神症状等，外周神经系统无受累；②脑脊液正常或非典型 MS 脑脊液改变；③颅脑影像学显示一个或两个对称性双侧至少 2cm×3cm 的病灶，三维尺寸中有两个达 2cm，累及双侧大脑半球的半卵圆中心；④症状出现前无发热、病毒或支原体感染、疫苗接种；⑤血清极长链脂肪酸浓度正常。尽管根据 Poser 提出的临床标准，鉴别颅内肿瘤与脱髓鞘病仍存在困难，侵入性措施目前仍作为金标准。

尽管 Poser 对 Schilder 病进行了严格诊断标准规定，但仍有临床和神经影像上无法与颅内肿瘤区别，因而对神经影像学行进一步研究以减少侵入性检查非常重要。Schilder 病 CT 病灶为大的低密度灶，常有占位效应以及薄层环形强化。颅脑 MRI 影像学表现为环状但不规则或不完整的强化病灶，同时累及双侧半球，偶呈对称性，位置常倾向于顶枕叶区域受累（图 3-5-1）。影像学上这些大而局限性的脱髓鞘病灶可能类似于脑肿瘤、脓肿甚至肾上腺白质脑病的表现。下述影像学发现可能有助于支持 Schilder 病的诊断：通常对称性累及双侧大脑半球的较大病灶，呈不完全环状强化，具有最小占位效应，弥散加权像（diffusion-weighted imaging，DWI）呈低信号及脑干罕见受累。随着影像学技术的发展，新的影像学序列可协助其诊断，如脓肿及缺血性病灶表现为表观弥散系数（apparent diffusion coefficient，ADC）信号降低、DWI 高信号，因而病灶核心区域 ADC 增高可有助于排除脓肿。磁共振波谱成像（magnetic resonance spectroscopy，MRS）表现为：①胆碱（choline，Cho）峰升高，是细胞密度增多的标志；②损伤或浸润引起正常功能神经元和轴索数量减少，故引起 N- 乙酰天冬氨酸（N-acetyl-L-aspartic acid，NAA）峰下降；尽管形态学研究提示损伤存在，非脑组织不表达 NAA，因而 NAA 峰即使下降，也支持非转移特性病灶；③除外脓肿后，乳酸（lactate，Lac）峰亦可升高，可能由于活化的巨噬细胞聚集于炎性部位。对于磁共振灌注成像，脱髓鞘相对脑血容量（relative cerebral blood volume，rCBV）则无升高。现有学者提出，如达到如下标准，可提出非侵入性诊断：①无颅内压增高征象；②存在一个或两个皮层下 CT/MRI 上呈现开环征的囊状病灶，通过传统神经影像学排除缺血、脓肿及转移，并进一步通过 MRI 灌注和短回波 MRS 上谷氨酸盐／谷氨酰胺比值异常升高排除原发性肿瘤。

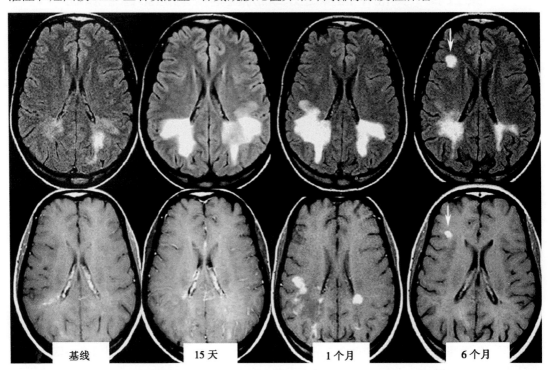

图 3-5-1　Schilder 病

进展至临床确诊多发性硬化（multiple sclerosis，MS）的 Schilder 病患者头颅 MRI 连续图像。随访 6 个月的液体衰减翻转恢复（fluid attenuated inversion recovery，FLAIR）图像（上排）和 T_1 增强序列（下排），观察侧脑室后部白质大病灶进展。6 个月后视神经炎发作时 MRI 扫描显示右侧额叶白质的一个新强化病灶（箭头处）（Cañellas AR. Neuroradio, 2007）

Schilder 病迄今尚无公认的治疗标准，皮质类固醇激素被认为有效，对于皮质类固醇激素无效的快速进展患者，可尝试用于 MS 治疗的其他治疗方法，包括米托蒽醌、静脉注射免疫球蛋白（intravenous immunoglobulin，IVIg）、血浆置换措施等。最初病情改善后，若于皮质类固醇激素或细胞毒性药物减量中再次加重，或对血浆置换和 IVIg 产生依赖，可试用 β-干扰素或醋酸格拉默（glatiramer acetate，GA）。

二、Baló 同心圆硬化

同心圆硬化（Baló concentric sclerosis，BCS）是一种少见的 CNS 脱髓鞘疾病，被认为系 MS 罕见的、具有侵袭性的变异型，可在数周至数月进展导致死亡。BCS 的标志性病理学是大片脱髓鞘病灶，表现为独特的由髓鞘保留或髓鞘再生与髓鞘脱失形成的交替层状结构。

BCS 最初由 Baló 于 1928 年描述，发病机制目前尚不明确，被认为可能与病毒感染有关。

BCS 表现为急性或亚急性的进行性神经功能缺损，多以性格改变及行为障碍等精神症状起病，包括反应迟钝、情感淡漠、重复语言、无故哭笑等，随着病程进展，相继或同时出现多灶性大脑损害的症状和体征，部分患者可出现意识障碍，甚至去皮层状态，少数可有癫痫大发作。通常，本病较 MS 更严重且多为单相进展病程。

BCS 病灶的神经影像学表现极具特征性（图 3-5-2），1986 年首次报道了 MRI 可用于生前诊断本病。BCS 病灶可累及单侧或双侧大脑半球、视交叉、脊髓、小脑及脑干等部位，以大脑半球尤其半卵圆中心和放射冠常见，视神经和脊髓少见受累，尽管病灶大且病灶多发，但临床表现相对少且轻，呈"影像和症候分离"现象。典型 BCS 颅脑 MRI 可见同心圆状明暗相间的条纹，在 T_1 加权像（T_1-weighted imaging，T_1WI）上呈洋葱头样或树木年轮样，镶嵌或花形植物结构，即黑白相间的类圆形病灶，髓鞘脱失区呈低信号，髓鞘相对保留区呈等信号；T_2WI 上呈等或高信号交替环，病灶直径较 T_1WI 略大，增强扫描可见同心圆样改变更明显。同心圆带具有象限性，并非所有同心圆带均形成完整的圆形，部分病例呈现扇形跑道样改变。典型 BCS 病灶体积相对较大，多在 3～4cm 之间，少数可达到 5～6cm，病灶中心因大量脱髓鞘常表现为无层状结构。并非所有患者均出现典型同心圆样病灶，"煎鸡蛋"样改变更为常见，髓鞘脱失带与髓鞘相对保留带交互排列。增强扫描时强化方式取决于病灶时间长短：急性期可见同心圆环状强化，急性期晚期可见边缘强化，慢性期病灶呈无强化区域，周边无水肿。BCS 的 DWI 改变少见文献报道，有研究报道，环状增强表现为弥散障碍和 ADC 值降低，而内部非增强环状具有较高的 ADC 值。同心圆病灶的 MRS 显示 Cho 峰增高，而 NAA 及脂质峰下降，这也是活动性 MS 斑的典型表现。MRS 随访显示脂质的峰值下降，而肌醇的峰值增高（此为星形细胞标记物），Cho 和 NAA 信号则无改变（图 3-5-3）。

1997 年 Sekijima 提出诊断 BCS 的必备条件如下：进行性加重的大脑损害症状；MRI 上大脑白质内可见急性期 T_2 病灶中心类圆形高信号和周边较高信号构成似"煎鸡蛋"样的病灶，T_1 相呈低或较低信号，亚急性期（发病后约 1 个月）中央区 T_2 相高信号渐淡化，病灶内高低信号相互交叠，排列成层状，即同心圆病灶。

多数 BCS 患者脑脊液正常，无细胞数增加及寡克隆区带（oligoclonal bands，OCB），少数患者出现细胞数略增加和不明显的 OCB。

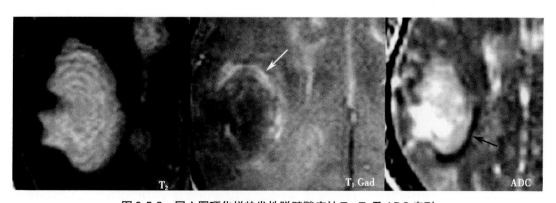

图 3-5-2　同心圆硬化样特发性脱髓鞘病灶 T_2、T_1 及 ADC 序列
轴位 T_2 加权、T_1 增强序列及表观弥散成像（apparent diffusion coefficient，ADC）。注意交替排列的同心圆条带，边缘弥散下降（黑色箭头）及造影剂强化（白色箭头）（Cañellas AR. Neuroradio, 2007）

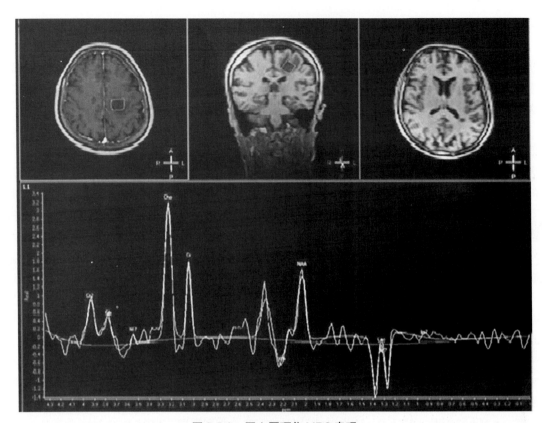

图 3-5-3　同心圆硬化 MRS 表现

活动期磁共振波谱成像（magnetic resonance spectroscopy，MRS）显示胆碱 /N- 乙酰天冬氨酸（N-acetyl-L-aspartic acid，NAA）峰比值升高，以及乳酸双峰

（引自 Ripelino P. BMJ Case Rep 2013）

BCS 尚无公认的特异性治疗，目前皮质类固醇激素为 BCS 的一线治疗药物。多数报道静脉应用大剂量皮质类固醇激素后临床症状可改善，临床症状改善但未必出现影像学病灶减少，对皮质类固醇激素治疗无反应的患者亦可考虑血浆置换。

三、MS 的 Marburg 变异型

MS 的 Marburg 变异型是 MS 的一种罕见的、严重的、急性暴发性的 CNS 快速进行性脱髓鞘病变，由 Marburg 于 1906 年首先报道了一例 30 岁女性患者，出现头痛、意识不清、呕吐、共济失调伴左侧力弱，并在 1 个月内死亡。该病临床少见，发病突然，病程"凶险"，发病机制独特。临床上特征表现为意识混乱、头痛、呕吐、步态不稳及偏瘫等。该病在数周至数月内迅速进展，由频繁和严重的复发导致死亡或严重残疾，多与脑干受累相关。多数生存者随后表现为 MS 复发形式。病理上其病灶较典型的 MS 或急性播散性脑脊髓炎（acute disseminated encephalomyelitis，ADEM）更具破坏性，特征性的表现为大量巨噬细胞浸润、急性轴索损伤及坏死。

Marburg 变异型影像学研究比较匮乏，通常显示深部白质病变，其中一些为血管周围病灶。MRI 检查示双侧大脑半球大量广泛融合的白质脱髓鞘斑块，T_1WI 病灶为低信号，部分病灶呈"黑洞"样改变，可能由于轴索发生沃勒变性坏死，为不可逆神经损伤，T_2 像和 T_2 液

体衰减翻转恢复（fluid attenuated inversion recovery, FLAIR）像呈高信号，弥散分布于半球白质和脑干。病灶通常可强化，常均匀强化，偶可出现环状强化，病灶周围常有水肿带，具轻微占位效应（图 3-5-4）。MRS 分析显示 Cho/ 肌酐（creatinine, Cr）比值异常增高，NAA 和 Lac 峰的表现则变化不一。

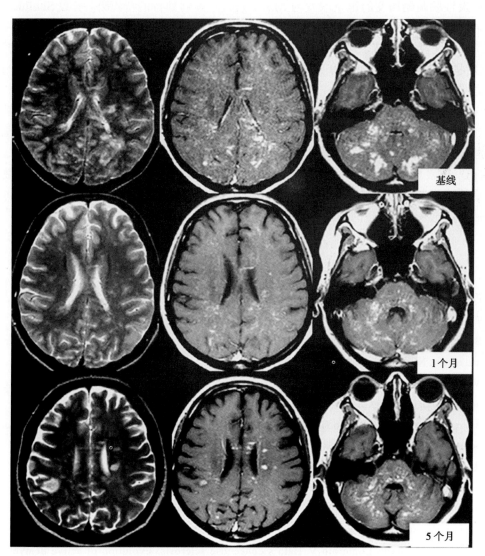

图 3-5-4　Marburg 病

最终诊断为暴发性炎性脱髓鞘疾病（idiopathic inflammatory demyelinating diseases, IIDD），患者的头颅 T_2 加权像和 T_1 增强像的系列改变：可见多发的局限性强化病灶，弥漫分布于大脑、小脑及脑干，其中部分病灶持续存在，部分为新发病灶。患者于症状出现 5 个月后死亡

（引自 Capello E. Neurol Sci 2004）

　　脑脊液多无特异性改变，仅有蛋白轻度增高，无细胞数增加或轻度增多。病理学检查可见炎性脱髓鞘，伴血管周围淋巴细胞浸润（主要为 T 细胞），含髓鞘破坏产物的巨噬细胞和星形胶质细胞，而轴索相对保存。治疗上可考虑血浆置换或应用米托蒽醌等措施。

四、CNS 脱髓鞘疾病的共同特点

有证据显示 CNS 炎性脱髓鞘病存在共同的发病机制，但疾病的表现存在个体、基因及发育成熟度的差异。本章中 Schilder 病、Baló 同心圆硬化和 MS 的 Marburg 变异型三种疾病中，炎性脱髓鞘病变的镜下改变与 MS 不同。除本病独特的特点外，多数 Schilder 病和 Baló 同心圆硬化患者亦可见典型的与 MS 一致的脱髓鞘病灶。许多此类患者具有复发 - 缓解病程。这些疾病临床表现很相似，但与 MS 不同之处为这些疾病开始多表现为不明确的定位症状如头痛、眩晕、恶心和意识混乱，并迅速进展至出现严重的神经功能缺损症状，且症状多不严重，易于控制。

在治疗方面，这些疾病对免疫抑制和免疫调节治疗可反应良好亦可无效，可缓解 - 复发，亦也可持续进展，组织病理学亦可相似。正如时常所见的典型的 Schilder 弥漫性硬化病灶可与典型的 MS 病灶共存，同样，BCS 的同心圆病灶也可与典型的 MS 病灶共存。此外，根据诱发因素（髓鞘抗原的剂量和给药途径，添加百日咳菌佐剂等）已成功制备了轻微或严重、局灶或弥散性的各种疾病动物模型。因此，所有中枢神经系统炎性脱髓鞘疾病间可互有重叠，这一共识是合理的，也极具启发性。

（杨亭亭　刘广志）

参 考 文 献

[1] Poser CM，Goutières F，Carpentier MA，et al. Schilder's myelinoclastic diffuse sclerosis. Pediatrics，1986，77：107-112.

[2] Bacigaluppi S，Polonara G，Zavanone ML et al. Schilder's disease: non-invasive diagnosis? A case report and review. Neurol Sci，2009，30：421-430.

[3] Mehler MF，Rabinowich L. Inflammatory myelinoclastic diffuse sclerosis（Schilder's disease）: neuroradiologic findings. AJNR Am J Neuroradiol，1989，10：176-180.

[4] Sastre-Garriga J，Rovira A，Río J，et al. Clinically definite multiple sclerosis after radiological Schilder-like onset. J Neurol，2003，250：871-873.

[5] Rieth KG，Di Chiro G，Cromwell LD，et al. Primary demyelinating disease simulating glioma of corpus callosum. J Neurosurg，1981，55：620-624.

[6] Cañellas AR，Gols AR，Izquierdo JR，et al. Idiopathic inflammatory-demyelinating diseases of the central nervous system. Neuroradio，2007，49：393-409.

[7] Kastrup O，Stude P，Limmroth V. Balo's concentric sclerosis. Evolution of active demyelination demonstrated by serial contrast-enhanced MRI. J Neurol，2002，249：811-814.

[8] Nandini M，Gourie-Devi M，Shankar SK，et al. Balo's concentric sclerosis diagnosed intravitam on brain biopsy. Clin Neurol Neurosurg，1993，95：303-309.

[9] Baló J. Encephalitis periaxialis concentrica. Arch Neurol Psychiarty，1928，19：242-264.

[10] Darke M，Bahador FM，Miller DC. et al. Balo's concentric sclerosis: imaging findings and pathological correlation. J Radiol Case Rep，2013，7（6）：1-8.

[11] Purohit B，Ganewatte E，Schreiner B，et al. Balo's Concentric Sclerosis with Acute Presentation and Co-Existing Multiple Sclerosis-Typical Lesions on MRI. Case Rep Neurol，2015，7（1）：44-50.

[12] Korte JH, Bom EP, Vos LD, et al. Balo's concentric sclerosis: MR diagnosis. AJNR Am J Neuroradiol, 1994, 15: 1284-1285.

[13] Wiendl H, Weissert R, Herrlinger U, et al. Diffusion abnormality in Balo's concentric sclerosis: clues for the pathogenesis. Eur Neurol, 2005, 53: 42-44.

[14] Kavanagh EC, Heran MK, Fenton DM, et al. Diffusion-weighted imaging findings in Balo concentric sclerosis. Br J Radiol, 2006, 79 (943): e28-e31.

[15] Li YM, Xie P, Fan X, et al. Balò's concentric sclerosis presenting with benign clinical course and multiple sclerosis-like lesions on magnetic resonance images. Neurology India, 2009, 57 (1): 66-68.

[16] Dreha-Kulaczewski SF, Helms G, Dechent P, et al. Serial proton MR spectroscopy and diffuse tensor imaging in infantile Balo's concentric sclerosis. Neuroradiology, 2009, 51: 113-121.

[17] Ripelino P, Stecco A, Leone MA, et al. Basic and advanced imaging of a case of Balo's concentric sclerosis. BMJ Case Rep, 2013, pii: bcr2012008413.

[18] Wengert O, Siebert E. Images in clinical medicine. Balo's concentric sclerosis. N Engl J Med, 2011, 365 (8): 742.

[19] Yao DL, Webster HD, Hudson LD, et al. Concentric sclerosis (Balò): morphometric and in situ hybridization study of lesions in six patients. Ann Neurol, 1994, 35: 18-30.

[20] Stadelmann C, Ludwin S, Tabira T, et al. Tissue preconditioning may explain concentric lesions in Balò's type of multiple sclerosis. Brain, 2005, 128: 979-987.

[21] Wiendl H, Weissert R, Herrlinger U, et al. Diffusion abnormality in Balo's concentric sclerosis: clues for the pathogenesis. Eur Neurol, 2005, 53: 42-44.

[22] Jeffery DR, Lefkowitz DS, Crittenden JP. Treatment of Marburg variant multiple sclerosis with mitoxantrone. J Neuroimaging, 2004, 14: 58-62.

[23] Capello E, Mancardi GL. Marburg type and Balò's concentric sclerosis: rare and acute variant s of multiple sclerosis. Neurol Sci, 2004, 25 (Suppl 4): S361-S363.

[24] Walid MS, Sanoufa M. The diagnosis of Marburg disease is course dependent. Ger Med Sci, 2010, 8: Doc06.

[25] Bitsch A, Wegener C, da Costa C, et al. Lesion development in Marburg's type of acute multiple sclerosis: from inflammation to demyelination. Mult Scler, 1999, 5: 138-146.

[26] Johnson MD, Lavin P, Whetsell WO Jr. Fulminant monophasic multiple sclerosis, Marburg's type. J Neurol Neurosurg Psychiatry, 1990, 53: 918-921.

[27] Koelblingera C, Fruehwald-Pallamar J, Kubin K, et al. Atypical idiopathic inflammatory demyelinating lesions (IIDL): Conventional and diffusion-weighted MR imaging (DWI) findings in 42 cases. Eur J Radiol, 2013, 82: 1996-2004.

[28] Kepes JJ. Large focal tumor-like demyelinating lesions of the brain: intermediate entity between multiple sclerosis and acute disseminated encephalomyelitis? A study of 31 patients. Ann Neurol, 1993, 33 (1): 18-27.

[29] Dagher AP, Smirniotopoulos J. Tumefactive demyelinating lesions. Neuroradiology, 1996, 38: 560-565.

[30] Given CA, Stevens BS, Lee C. The MRI appearance of tumefactive demyelinating lesions. AJR Am J Roentgenol, 2004, 182: 195-199.

[31] Law M, Meltzer DE, Cha S. Spectroscopic magnetic resonance imaging of a tumefactive   demyelinating

lesion. Neuroradiology，2002，44（12）：986-989.

[32] Dagher AP，Smirniotopoulos J. Tumefactive demyelinating lesions. Neuroradiology，1996，38（6）：560-565.

[33] Hakyemez B，Erdogan C，Yildiz H，et al. Tumefactive demyelinating lesion: perfusion-weighted imaging findings. European Journal of Radiology Extra，2005，53（3）：95-98.

[34] Tsui EY，Leung WH，Chan JH，et al. Tumefactive demyelinating lesions by combined perfusion-weighted and diffusion weighted imaging. Comput Med Imaging Graph，2002，26（5）：343-346.

第四章

MRI 新技术在中枢神经系统脱髓鞘疾病的应用和研究进展

第一节　脑结构测量的应用及相关技术问题

近年来,随着技术的进步,基于 MRI 结构像进行脑体积测量已经不仅仅局限于全脑,还可以测量局部脑区甚至亚脑区的体积,成为常规 MRI 的重要补充。病理研究曾提出轴索丢失是 MS 晚期的重要病理特点,而应用 MRI 进行脑体积测量可发现疾病早期已经出现的脑萎缩,因此了解疾病不同脑区的结构变化特点及其与临床残疾程度和预后的关系,可对探索疾病的病理生理机制、监测疾病进程及治疗疗效、预测患者转归及预后等方面提供重要信息。

一、脑结构测量在神经系统脱髓鞘疾病中的应用

(一) MRI 数据采集

T_1WI 上脑实质与脑脊液之间、灰白质之间都有很好的天然对比度,因此脑体积的测量主要是基于 T_1WI 的数据来进行的,为了获得更精细的解剖结构信息,保证随访前后 MRI 图像配比的准确性,近年来有关脑结构测量的研究绝大多数都是基于高分辨率的 3D 结构像,体素大小为 1mm×1mm×1mm 各向同性。

(二) MS 和 NMO 的脑结构异常

MS 脑萎缩可以发生在不同类型疾病的各个阶段,从临床孤立综合征(CIS)到进展型 MS(PPMS 或 SPMS)。CIS 患者脑萎缩速度与进展性 MS 相似,对以往认为脑萎缩是 MS 晚期神经元变性所致的这一说法提出了质疑。文献报道正常健康受试者脑平均每年萎缩 0.1%～0.3%,MS 的脑体积变化明显快于正常健康受试者,临床上病情稳定期未接受干预治疗的 MS 患者,脑体积每年减少约 0.5%～1%,而 MS 患者临床发作后脑萎缩速度明显加快。一项随访 7.5 年的纵向研究得出了脑萎缩速度每年 0.4% 的临界值,区分 MS 患者生理和病理性脑萎缩的特异性为 80%,敏感性为 65%,但还需要进一步对不同类型的 MS、不同病程和随访时间,应用不同的图像采集和分析方法,来验证此临界数值的可靠性。

灰质和白质能够分开测量是脑萎缩定量分析的重大突破。MS 早期不仅有脑白质体积的异常改变,灰质体积也同样有变化,且灰质萎缩比白质萎缩更显著。所有亚型的 MS 脑灰质的萎缩速度都比白质要快,炎性反应会引起局部白质体积的暂时增加,而灰质体积并

不受白质病灶的影响。RRMS 患者随访 4 年的灰质萎缩是正常人的 8.1 倍,RRMS 转化为 SPMS 的患者灰质萎缩是正常人的 12.4 倍,SPMS 患者灰质萎缩是正常人的 14 倍多,而白质萎缩率在 MS 各个阶段基本不变,因此灰质萎缩的程度可以反映疾病进展的程度。深部灰质萎缩是 MS 脑萎缩的重要特点,对 86 例 MS 患者的研究发现尾状核、壳核、苍白球、伏膈核和丘脑均出现萎缩,其中丘脑萎缩最显著,是其他深部灰质结构萎缩的两倍。

NMO 患者全脑和灰白质萎缩程度都比 MS 轻微,以往有些研究发现 NMO 全脑灰质或白质体积比正常人减小,也有部分研究未发现 NMO 全脑和灰白质体积与正常人有明显差异。MS 和 NMO 脑萎缩模式不同(图 4-1-1,图 4-1-2),MS 全脑萎缩较 NMO 显著且广泛,MS 灰质萎缩最显著区域位于丘脑、尾状核等深部灰质。NMO 脑萎缩主要是局部脑区的萎缩,包括局部灰质和白质区域,NMO 的灰质萎缩主要位于岛叶和额、颞叶皮层,参与视觉、运动或认知功能,而 NMO 白质萎缩主要位于额叶、顶叶皮层下白质(图 4-1-3)。

(三)脑体积变化与临床的相关性

1. 测量患者脑体积的变化能反映疾病进程,评价患者的临床残疾程度 灰质体积变化比白质能提供更多的临床信息,灰质萎缩的程度可以反映疾病进展的程度。研究发现进展为 MS 的 CIS 患者,比未转化为 MS 的患者,脑室扩张更显著,灰质比例显著减小。横向大

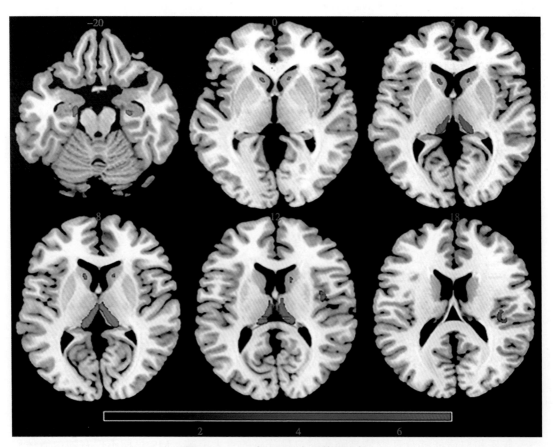

图 4-1-1　MS 与 NMO 灰质体积比较

VBM 方法分析得出 MS 与 NMO 患者相比,两侧丘脑、尾状核、海马旁回及岛叶灰质萎缩较显著(红色标记)

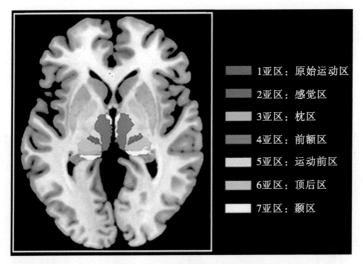

图 4-1-2 丘脑亚区分割图

利用 DTI 分割算法将丘脑分为七个亚区，用于进一步比较疾病之间丘脑结构和功能连接的不同模式

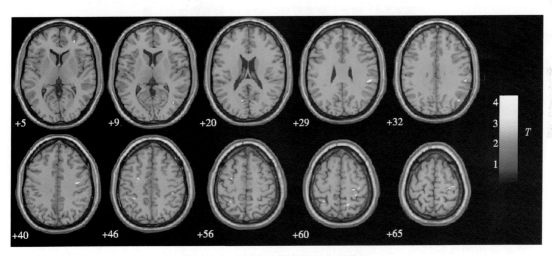

图 4-1-3 NMO 患者局部脑白质萎缩

VBM 方法分析得出 NMO 患者脑白质萎缩主要位于额叶、顶叶皮层下区域（黄色标记）

样本的研究证实，灰质萎缩有助于区分不同的疾病类型，并且与临床残疾程度和认知障碍相关。研究还发现无论哪种 MS 亚型，无论病程长短，随访后残疾程度进展的 MS 患者（EDSS 评分增加）与残疾程度未进展的患者脑体积变化均有显著差异。

2. 测量脑体积变化还能为临床提供重要的预后信息 随访 2 年的 CIS 患者丘脑体积减小与进展为 MS 相关，MS 患者基线丘脑的萎缩与随访 8 年后临床残疾程度相关。Perez 等发现 MS 首次发作后 9 个月内的脑体积变化与短期内复发的表现有关，同样 Filippi 等也发现首次发作 1 年内脑体积变化与随访 6 年后残疾程度相关，需要强调的是灰质萎缩在这些相关性中起主要作用。

纵向多中心的临床影像研究发现，MS 患者随访 1 年时全脑体积和病灶体积变化能预测 10 年后的 EDSS。同样，另外一项关于 PPMS 的大型多中心研究发现，病灶和全脑体积变化能预测 5～10 年后的 EDSS。有关复发性 MS 的 13 年纵向随访研究发现基线灰质萎缩是疾病残疾程度加重的唯一预测指标。因此，脑体积和灰质体积测量能评估并预测 MS 的临床情况，如果与病灶体积一起考虑则对临床进展的预测作用更强。与 MS 不同，NMO 的全脑和局部脑区体积变化与临床进程、EDSS 无明显相关性，NMO 上段颈髓萎缩与临床残疾程度显著相关（图 4-1-4）。

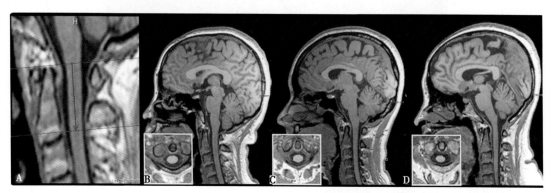

图 4-1-4　健康志愿者和 MS、NMO 上段颈髓体积测量

A. 在矢状位 3D T_1WI 上选取用于测量的上段颈髓区域（长度 30mm，上缘平 C2 上缘）；B～D. 分别为测量的健康志愿者、MS 和 NMO 的平均上段颈髓体积（MUCCA）（$0.83cm^2$、$0.76cm^2$ 和 $0.69cm^2$）

3. 测量脑体积变化有助于评价认知损伤　近期研究表明，在临床出现症状以前，脑体积与神经心理测验得到的认知评分就有显著相关性。大样本纵向研究进一步验证，灰质体积的减小能解释认知功能下降和选择性认知功能损伤。选定的局部灰质区域的萎缩与不同的临床症状或认知损伤相关联，例如病程较长或残疾程度较重的 MS 患者显示初级感觉运动中枢的局限性变薄；海马及其亚区的萎缩与认知缺陷相关；丘脑萎缩与认知处理速度、执行功能显著相关；尾状核萎缩与工作记忆、语言记忆损伤相关。MS 认知损伤的患者随访 3 年脑萎缩率明显增加，认知处理速度的减低与丘脑亚区萎缩相关。

丘脑是多个核团的联络站，与大脑皮层之间有独特的联系。近期多中心研究做了基于扩散张量图的丘脑结构分割及其白质连接，发现 RRMS 认知损伤与多数丘脑区域的 FA 增高相关，还与额叶亚区的萎缩（包括前嗅核）、皮层 - 丘脑纤维束的 FA 异常相关。

NMO 全脑灰质体积与 EDSS 不相关，而与认知评分相关。NMO 出现认知障碍的患者，脑灰质体积明显减小，尤其是深部灰质，而认知未受损的患者灰质体积无明显变化。也有研究发现 NMO 脑白质萎缩与认知损伤相关。此外海马体积也是 NMO 预测认知损伤的主要指标。

4. 测量脑体积变化有助于药物疗效的监测　有关药物对 MS 脑体积影响的研究，几乎在所有经过认证的治疗 MS 的药物上都做过，结果发现药物干预基础上的临床进程与脑萎缩率的下降显著相关。近期几乎所有药物与安慰剂对照的实验都发现药物组和对照组对脑体积的影响不同，说明药物对 MS 的神经变性进程有一定的影响。不同药物对于脑体积的影响不同，一些药物能明显降低脑萎缩率（例如芬戈莫德），一些药物显示混合作用（例如富马酸二甲酯、特立氟胺），而另一些药物却没有显著作用（例如那他珠单抗）。针对这种情况，对近期所做的 13 个实验中脑体积、病灶数量和残疾程度变化的相关性数据进行整合分析，发现局部病灶和脑体积变化相结合能更好地反映临床疗效。这些定量测量的方法尽管技术上可行，但要作为临床实际疗效监测指标，其有效性还有待在个体水平进一步确认。

针对个体患者而言，要将脑体积测量作为一个重要的临床药物疗效监测指标，必须克服的难题是"假性萎缩"现象，即由水分子位移（fluid shift）导致的脑体积减小，与细胞数量减少无关。已知的主要由药物抗炎作用导致的假性萎缩现象，能解释某些药物在临床实验中对脑体积影响的阴性结果（比如β-干扰素或那他珠单抗），但另外一些药物仍然能得到阳性结果（例如免疫调节药阿仑单抗或芬戈莫德）。即使考虑到假性萎缩现象，应用芬戈莫德和干扰素治疗后的患者，用脑体积测量监测患者个体的疗效仍然是有效的，再一次说明了结合病灶和脑体积变化对药物治疗后患者残疾程度的重要预测作用。因此，下一步的研究应该设法得到一个精确的脑体积变化的阈值以指导临床。同样重要的是，确定随访过程中对疾病活动性的判断。如果将完全没有新病灶作为疾病无活动性的标准，将假性萎缩考虑在内，芬戈莫德治疗的患者每年脑体积变化率为 −0.4%，而β-干扰素治疗的患者是 −0.86%。

（四）脑结构变化的病理基础和可能机制

病理研究指出，MS 白质病灶处体积减小的病理变化是髓鞘脱失、少突胶质细胞减少和轴索丢失。表现正常的脑白质萎缩可能是继发于病灶的髓鞘脱失和沃勒变性引起轴索损伤、丢失。MS 灰质发生病理变化的范围比较广泛，包括皮层区域和丘脑、海马、小脑等区域。MRI 与组织病理对照研究发现 MS 灰质萎缩主要由神经轴索的丢失和神经元收缩导致，与髓鞘脱失关系不大，这一说法可以通过对灰质病灶和表现正常的灰质的病理研究得到直接证实。

横向和纵向研究都探索了 MS 脑萎缩发生的可能机制。T_2 高信号病灶体积与特定时间点的脑萎缩以及整个病程中发生的脑萎缩均有相关，MS 疾病早期的 T_2 病灶体积与随访14年脑体积变化相关，说明继发于病灶的髓鞘脱失和轴索丢失是 MS 脑萎缩的关键机制。MRI 出现新的 T_2 病灶或 Gd 对比增强病灶时，急性期炎症会导致脑体积短暂增加，经类固醇治疗后脑体积会明显变小（假性萎缩）。近期有研究发现 MS 患者如果合并有一项或多项心血管病危险因素，脑萎缩会更严重。在与脑相连接的其他位置，如视神经或脊髓的损伤，会通过继发性变性影响脑体积。举例来说，一项随访4年的研究发现视网膜层异常与脑萎缩进展明显相关，另外一些研究发现脑萎缩与脊髓损伤的测量指标有相关性。

引起 MS 灰质萎缩的可能机制有两个假说。第一，白质病灶的积累影响灰质体积，横向和纵向研究均发现随时间推移的局部灰质萎缩与白质病灶进展有关。2年随访研究发现没有新的 T_2 病灶，灰质萎缩程度减小，不会出现认知的进一步损伤。但分析灰白质损伤之间对应解剖关系的研究发现灰白质损伤进程只有部分对应。第二，皮层萎缩又可以由灰质病灶引起，但基于体素的测量方法显示局部区域的灰质萎缩与皮层病灶并不是对应的。

NMO 脑萎缩的关键机制是继发于视神经炎或脊髓炎所致的神经元变性或白质纤维束损伤，也可能有常规 MRI 显示不出的脑内隐匿性病灶的影响。

二、脑结构测量的相关技术问题

（一）脑结构测量的方法

脑结构测量分为人工测量、半自动测量和全自动测量方法，人工测量对脑结构的选取更准确，但受主观操作者影响较大，且费时费力，对脑室扩张等简单的线性指标尚可以进行，但对于大样本、复杂指标的测量显然是不适合的。应用自动定量的测量方法可以进行病灶提取、配准和组织／结构分割等操作，测量出全脑和局部脑体积及其动态变化，敏感、快速准确、可重复性好。自动定量测量的相关技术分为两大类：基于分割的技术和基于配准的技术。基于分割的技术可以测量某个时间点全脑和局部脑区体积，该技术受 T_1WI 图像质量的影响较大，不适用于纵向随访研究。基于配准的技术对体积变化敏感，受 MRI 采集图像质量的影响较小，适用于纵向研究。

（二）影响结构测量的因素

1. 图像采集中的影响因素及对策　首先，图像采集时的运动伪影、相位编码伪影等会影响测量结果，低信噪比和低对比度的图像也同样会影响测量结果，必须严格剔除。其次，图像采集的稳定性是准确测量脑体积的前提。理想情况是患者在同一台机器、用同样的软件版本、同样的脉冲序列进行扫描，但对于 MS 等慢性进行性疾病很难实现，研究发现在扫描参数完全相同的情况下，梯度场系统升级前后的图像对比度会发生变化，但对测量结果的影响效应还要进一步的研究验证。再次，建立标准化的采集序列参数，并尽可能保证两次扫描的一致性。纵向研究中，两次扫描之间即便采用很好的控制技术和生理条件，仍会有一些误差影响测量，有研究用 Freesurfer 软件计算两次扫描的重复性误差，发现丘脑、海马、基底节和侧脑室的测量误差少于 2.5%，但更小的结构（杏仁核、苍白球、侧脑室下部）测量误差小于 10.5%，脑实质分数（BPF）等全脑测量值误差小于 1%，因此小于误差值的体积变化无法测出。

2. 图像后处理的影响因素　脑组织的体积和厚度与头的尺寸大小有关，所以通常要计算标准化的测量数值。标准化是基于自动分析软件中的颅内体积或颅骨、全脑配准到标准模板的数值。用同一受试者的数据配准显然比直接配准到 Atlas 模板上更精确。测量灰质、白质、脑脊液和全脑体积时，绝对值无法比较，因此用灰质体积分数（grey matter fraction，GMF）、白质体积分数（white matter fraction，WMF）和脑实质分数（brain parenchymal fraction，BPF）作为测量指标。

白质病灶会影响萎缩的计算，因为它会影响灰质、白质和脑脊液的信号差异，例如软件可能会将低信号的白质病灶误认为灰质或者脑脊液。在这种情况下，可以用病灶充填技术来消除病灶的影响。这种方法适用于很多测量萎缩的工具，有助于提高准确率。

测量脑体积动态变化有两种方法：一种是比较两个时间点相对应区域的脑体积差异；另一种方法是基于配准的方法，常用 FSL 软件里的 SIENA 计算两次脑体积变化的百分比，据报道 SIENA 测量误差为 0.2%。即使考虑到各种混杂因素及不同的临床发作和治疗情况，每年随访测量个体患者的全脑体积变化仍然是可靠的。但纵向测量局部脑体积的误差相对较大，比如皮层厚度测量有平均 2.5%～3% 的误差。目前，全脑体积变化的测量普遍用于神经保护药物的临床实验中。全脑的测量有更好的精确度和统计能力，局部脑区测量能更好地描述结构变化的模式，对于结构变化很小或无变化的区域能够真实反映。由于上述因素的影响，对个体的脑体积变化测量研究可能还不适用于广泛的临床应用。下一步还需要建立规范化的脑体积测量方法，包括针对正常人群和 MS 患者。

横向和纵向对比都能应用 SPM 基于体素的分析法，VBM 分析也是应用 Atlas 模板，容易检测出组间小的、系统性的差异，即使没有全脑水平的差异。相比较而言，VBM 测量基于 Atlas，而图像分割法基于图像强度值，在 MS 与正常人之间可能不同，是否对 VBM 结果有影响还有待进一步验证。

3. 其他混杂因素　对已测得的脑体积变化要谨慎解释，因为有很多的混杂因素，可能会高估或低估了实际的数值。生活方式（抽烟、喝酒、节食和脱水等）、遗传和其他因素（糖尿病、心血管病风险）都可能影响脑体积。例如，脱水后快速补水（90 分钟补 1.5L 水）会导致脑体积增加 0.36%。一项相关研究显示酒精摄入与脑萎缩进展明显相关，严重饮酒的患者每年脑萎缩率最高达（-0.54±0.26）%。脑萎缩还会随着年龄进展，当老化受其他复杂的危险因素影响时也要重视。此外，一天中脑体积也会有变化，夜晚脑体积会比清晨略微减低。

总之，随着技术进步，对脑萎缩的定量越来越完善，MS 脑萎缩机制及与临床的相关性也逐渐了解。脑萎缩受多种生理、疾病相关因素的影响，临床实际应用中需要谨慎解读萎缩的测量数据，图像分析方法的选择和目标结构的确定也要由临床需求来决定（例如疾病进程监测、预后信息、具体症状的解释等）。目前，全脑或局部脑区体积测量能基本实现对 MS 疾病进程评价的需求，但是将体积测量应用到临床实践中还有待建立一个标准化的图像采集分析流程和规范化的测量方法，并确定个体相关的阈值，才能应用于个体患者的操作。

（段云云　刘亚欧）

参 考 文 献

[1] Roosendaal SD，Bendfeldt K，Vrenken H，et al. Grey matter volume in a large cohort of MS patients: relation to MRI parameters and disability. Mult Scler，2011，17: 1098-1106.

[2] Fisher E，Lee JC，Nakamura K，et al. Gray matter atrophy in multiple sclerosis: a longitudinal study. Ann Neurol，2008，64: 255-265.

[3] Filippi M，Preziosa P，Copetti M，et al. Gray matter damage predicts the accumulation of disability 13 years later. Neurology，2013，81: 1759-1767.

[4] De Stefano N，Airas L，Grigoriadis N，et al. Clinical relevance of brain volume measures in multiple sclerosis. CNS Drugs，2014，28: 147-156.

[5] Zivadinov R，Reder AT，Filippi M，et al. Mechanisms of action of disease-modifying agents and brain volume changes in multiple sclerosis. Neurology，2008，71: 136-144.

[6] Popescu V，Klaver R，Voorn P，et al. What drives MRI measured cortical atrophy in multiple sclerosis? Mult Scler，2015，21: 1280-1290.

[7] Popescu V，Klaver R，Versteeg A，et al. Postmortem validation of MRI cortical volume measurements in MS. Hum Brain Mapp，2016，37: 2223-2233.

[8] Sullivan DC，Obuchowski NA，Kessler LG，et al. Metrology standards for quantitative imaging biomarkers. Radiology，2015，277: 813-825.

[9] Tustison NJ，Cook PA，Klein A，et al. Large-scale evaluation of ANTs and FreeSurfer cortical thickness measurements. Neuroimage，2014，99: 166-179.

[10] De Stefano N，Stromillo ML，Giorgio A，et al. Establishing pathological cut-offs of brain atrophy rates in multiple sclerosis. J Neurol Neurosurg Psychiatry，2016，87: 93-99.

[11] Duan Y, Liu Y, Liang P, et al. Comparison of grey matter atrophy between patients with neuromyelitis optica and multiple sclerosis: a voxel-based morphometry study. Eur J Radiol, 2012, 81 (2): e110-e114.

[12] Duan Y, Liu Y, Liang P, et al. White matter atrophy in brain of neuromyelitis optica: a voxel-based morphometry study. Acta Radiol, 2014, 55 (5): 589-593.

[13] Radue EW, Barkhof F, Kappos L, et al. Correlation between brain volume loss and clinical and MRI outcomes in multiple sclerosis. Neurology, 2015, 84: 784-793.

[14] Cheriyan J, Kim S, Wolansky LJ, et al. Impact of inflammation on brain volume in multiple sclerosis. Arch Neurol, 2012, 69: 82-88.

[15] Rocca MA, Longoni G, Pagani E, et al. In vivo evidence of hippocampal dentate gyrus expansion in multiple sclerosis. Hum Brain Mapp, 2015, 36: 4702-4713.

[16] Rocca MA, Preziosa P, Mesaros S, et al. Clinically isolated syndrome suggestive of multiple sclerosis: dynamic patterns of gray and white matter changes: a 2-year MR imaging study. Radiology, 2016, 278: 841-853.

[17] Damasceno A, Damasceno BP, Cendes F. No evidence of disease activity in multiple sclerosis: implications on cognition and brain atrophy. Mult Scler, 2016, 22: 64-72.

[18] Liu Y, Fu Y, Schoonheim MM, et al. Structural MRI substrates of cognitive impairment in neuromyelitis optica. Neurology, 2015, 27, 85: 1491-1499.

[19] Liu Y, Jiang X, Butzkueven H, et al. Multimodal characterization of gray matter alterations in neuromyelitis optica. Mult Scler, 2017 Jul 1: 1352458517721053.

[20] Liu Y, Duan Y, Huang J, et al. Multimodal Quantitative MR Imaging of the Thalamus in Multiple Sclerosis and Neuromyelitis Optica. Radiology, 2015, 277: 784-792.

[21] Liu Y, Wang J, Daams M, et al. Differential patterns of spinal cord and brain atrophy in NMO and MS. Neurology, 2015, 84: 1465-1472.

[22] Kappos L, Traboulsee A, Constantinescu C, et al. Long-term subcutaneous interferon beta-1a therapy in patients with relapsing-remitting MS. Neurology, 2006, 67: 944-953.

[23] Sormani MP, Arnold DL, De Stefano N. Treatment effect on brain atrophy correlates with treatment effect on disability in multiple sclerosis. Ann Neurol, 2014, 75: 43-49.

[24] Vidal-Jordana A, Sastre-Garriga J, Peʹrez-Miralles F, et al. Early brain pseudoatrophy while on natalizumab therapy is due to white matter volume changes. Mult Scler, 2013, 19: 1175-1181.

[25] Bodini B, Chard D, Altmann DR, et al. White and gray matter damage in primary progressive MS: the chicken or the egg? Neurology, 2016, 86: 170-176.

[26] Schoonheim MM, Popescu V, Rueda Lopes FC, et al. Subcortical atrophy and cognition: sex effects in multiple sclerosis. Neurology, 2012, 79: 1754-1761.

[27] Bisecco A, Rocca MA, Pagani E, et al. Connectivity-based parcellation of the thalamus in multiple sclerosis and its implications for cognitive impairment: a multicenter study. Hum Brain Mapp, 2015, 36: 2809-2825.

[28] Modica CM, Bergsland N, Dwyer MG, et al. Cognitive reserve moderates the impact of subcortical gray matter atrophy on neuropsychological status in multiple sclerosis. Mult Scler, 2016, 22: 36-42.

[29] Bergsland N, Zivadinov R, Dwyer MG, et al. Localized atrophy of the thalamus and slowed cognitive processing speed in MS patients. Mult Scler, 2016, 22: 1327-1336.

[30] Zivadinov R，Havrdova E，Bergsland N，et al. Thalamic atrophy is associated with development of clinically definite multiple sclerosis. Radiology，2013，268：831-841.

第二节　弥散成像的应用

多发性硬化（multiple sclerosis，MS）是最常见的慢性炎性脱髓鞘性疾病，在我国，随着对此类疾病认识的深入和成像技术的不断进步，MS 的诊断率呈现逐年增高的趋势。因为对白质病灶敏感，常规 MRI 已成为 MS 诊断和病情监测的常用工具。然而，MS 的常规 MRI 表现并不能够很好地体现患者的微观病理改变，也不能很好地解释患者的临床症状。和常规 MRI 比较，包括弥散加权成像（diffusion weight imaging，DWI）和弥散张量成像（diffusion tensor imaging，DTI）在内的弥散成像在检测 MS 的不均质病理变化中具有较高特异性。这在 MRI 和病理相关性的研究中得到了证实：和 MS 弥散异常相关的主要病理改变是脱髓鞘和轴索丢失（和各向异性值显著相关）（图 4-2-1）。目前，弥散成像已广泛应用于 MS 不同阶段的 T_2 白质病灶、表现正常白质（normal-appearing white matter，NAWM）、灰质、视神经和脊髓的定量测量和分级。这些应用很大程度上改善了临床对该疾病不同的病理生理状态的理解及其临床表现复杂性的认识。

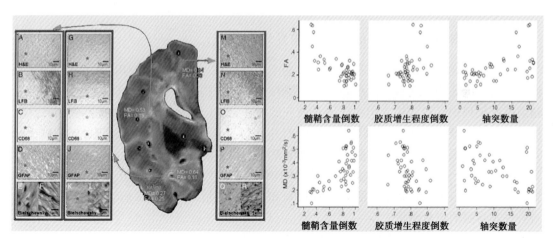

图 4-2-1　MS 患者尸检组织学指标和 FA、MD 值的相关性

MS 弥散异常的主要相关病理改变是脱髓鞘和轴索丢失

（引自 Schmierer K，et al. NeuroImage 2007）

弥散成像同样也被用于中枢神经系统（central nervous system，CNS）其他脱髓鞘疾病的定量分析，如视神经脊髓炎（neuro myelitis opica，NMO）、急性播散性脑脊髓炎（acute disseminated encephalomyelitis，ADEM）等。

一、磁共振弥散成像技术原理

1. 弥散加权成像技术　弥散是指分子的无规律的、随机的、相互超越的运动过程。人体中含有的 70% 的水处于不停的、随机的布朗运动过程。常规 MRI 序列中，弥散运动对图像的影响非常小，而 DWI 则是在自旋回波（spine echo，SE）T_2 加权序列的 X、Y、Z 轴方向上

180°脉冲前后施加一个对称的弥散敏感梯度脉冲，从而获得反映体内水分子弥散运动状况的图像。根据 Fick 定律，真正的弥散是由于浓度梯度导致的分子净运动，而在 MR 成像中，无法区分由于浓度差导致的分子运动和压力梯度、热效应及离子相互作用引起的分子运动，因而只用表观弥散系数（apparent diffusion coefficient，ADC）来表示机体中所测到的弥散。但 DWI 的信号强度除反映 ADC 值的大小外，还受到组织 T_2 弛豫时间和质子密度的影响，这种现象称为透过效应（shine through）。自由水的 ADC 值大约为 $2.5×10^{-3}mm^2/s$，正常脑组织的 ADC 值为 $(0.7\sim0.9)×10^{-3}mm^2/s$，而病理情况下，ADC 异常变化的上下限为 $(0.4\sim2.5)×10^{-3}mm^2/s$。

2. 弥散张量成像技术　水分子在各个方向上弥散运动的快慢相同，称为各向同性，其运动轨迹近似球体。但在人体中，因为受到细胞本身特征和结构的影响，以至于在各个方向上运动快慢不同，称为各项异性。由于白质纤维束具有疏水的细胞膜和髓鞘限制水分子的运动，神经纤维走形方向相对显得运动最快。张量概念的引入就是为全面反映水分子的弥散各项异性。在 DTI 中，有两个最为重要的参数分别：方向性平均 ADC 值或称平均弥散系数（mean diffusion，MD）和各向异性指数（anisotropy index，AI）值。前者主要反映组织内细胞的大小和完整性，后者反映的主要是细胞的排列及其结构的完整性。在实际的应用中，由于 AI 图分辨率有限，多数研究使用意义相同的部分各向异性分数（fractional anisotropy，FA）代替其进行分析。

二、MS 相关组织损伤的弥散成像发现和特点

弥散成像在分析 MS 患者微观病理改变中主要存在以下两方面应用：①信号分析：弥散成像信号增高提示细胞毒性水肿、弥散受限，信号减低提示结构破坏、弥散加快。前者在超急性脑梗死中获得应用。但由于透过效应的存在，脑内绝大多数病变，如肿瘤、炎症、白质脱髓鞘等均表现为常规 T_2 高信号，在 DWI 中也可呈现不同程度高信号，但此时的高信号并不能真正代表水分子的弥散受限。指数化表观弥散系数图（eADC=$S_{b=1000}/S_{b=0}$）与 DWI 意义相似，但由于计算过程中剔除了 T_2 的影响，信号增高代表真正的水分子弥散受限，信号减低则提示弥散加快。②量化测量：使用 FA 和多个弥散值可用于 MS 病灶、NAWM、灰质、视神经和脊髓的定量测量。

1. 局部白质病灶　从活检、尸检获得的 MS 病理证据表明，急性 MS 病灶中心为脱髓鞘、周围为炎性反应性水肿，慢性病灶主要为脱髓鞘、轴索破坏及胶质增生。DTI 有助于 MS 局部病灶内破坏严重程度的评估，典型的病灶表现为平均弥散系数（MD）增加、FA 减低。在这一点上，已基本达成共识。然而，不同时期的 T_2 病灶、病灶内不同位置的 DTI 参数变化亦具有很大不同。与急性梗死时代表细胞毒性水肿的 ADC 下降或弥散受限不同，MS 病灶内典型异常表现为 ADC 值升高（图 4-2-2）。Andrew 等分析发现，在急性病灶中心 ADC 值较病灶周边、NAWM 以及慢性病灶显著升高；边缘有"晕环"样高信号的环形病灶内存在多样 ADC 值改变；亚急性和慢性病灶 ADC 值呈中等程度升高。在 MS 病灶的连续观察中发现，在病灶出现强化之前，病灶呈逐渐的中等程度的 ADC 增高，Gd 强化时 ADC 迅速显著升高，强化消失后 ADC 值呈缓慢下降。这也暗示在 MS 患者中，在新发增强病灶（血 - 脑屏障破坏）出现之前，常规 MRI 上的 NAWM 已存在进行性的病变。

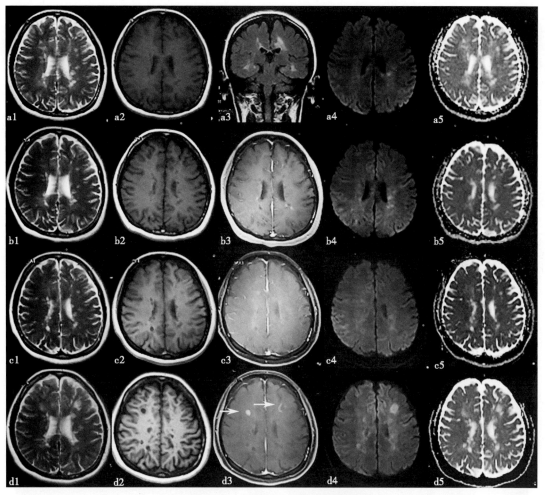

图 4-2-2　MS 患者不同时期病灶

1 例首发症状时年龄为 27 岁的女性患者,图示 3 年间病灶缓解和进展交替存在,其中 a4～d4 和 a5～d5 分别对应不同时期病灶的 DWI 和 ADC 图

　　在 MS 患者中,T_1 低信号病灶(也称为"黑洞")DTI 异常最为显著,是不可逆的组织破坏、胶质增生和轴突丢失。但也有不同的报道,认为 Gd 剂增强的病灶(较非增强)FA 值下降才更为明显。DTI 可对急性病灶内部异常进行分级量化,这些改变可能源于多种病理,一些是暂时的,如水肿、脱髓鞘和髓鞘再生,另外一些是长时间的,如神经退行性变和轴突丢失。弥散定量系数比单独的 T_1WI 可更为敏感地提供病灶内轴索损伤的情况。值得一提的是,近年来观察到 T_1 高信号病灶的 FA 值和定量弥散值改变介于 T_1 低 / 等信号病灶与 NAWM/ 正常组织之间(弥散值按病灶低信号—等信号—高信号—NAWM—正常组织排序),推测 T_1 高信号病灶可能是髓鞘修复的结果。

　　2. 局部灰质病灶　病理和磁共振研究均证实在 MS 患者中常存在灰质或皮层病灶。MS 患者皮层病灶内 FA 值显著高于表现正常灰质(normal-appearing gray matter,NAGM),其原因可能是病灶内树突丧失、神经元破坏和小神经胶质细胞活化。定量皮层病灶的损害情况有助于区分 MS 不同的临床亚型,特别在区分良性 MS 和 SPMS 患者上。

3. 表现正常白质（NAWM） 活检和尸检报告显示，MS患者正常表现脑白质中确实存在轻微病理改变，包括胶质细胞增生、水肿、血管周围渗出、异常（变薄）的髓鞘及轴索丢失等。理论上这些微观病变可导致细胞外空间增大，水分子弥散加快，但实际上这些改变在DWI和DTI的研究上并未得到统一的认识。对于MS患者的NAWM，多种分析方法均发现MD值增加、FA值下降，甚至是在要转变为新发局部病灶之前。这种变化在疾病的早期阶段就可存在，包括最后转化为MS的临床孤立综合征（clinically isolated syndromes, CIS）阶段，并且随着病程和神经功能损害的增加而DTI值变化更为明显。MS患者的NAWM异常分布广泛但主要位于MS病灶常见部位。

NAWM的弥散异常仅和T_2病灶及病灶内破坏程度部分相关，说明NAWM异常并非完全继发于T_2可见病灶所致的神经元的变性。有研究表明，RRMS胼胝体弥散异常和灌注参数之间存在相关性，说明该部位更有可能发生原发性缺血而非沃勒变性导致的继发性低灌注，提示NAWM存在的潜在可逆性组织破坏和血管损伤有关。

4. 表现正常灰质（NAGM） MS患者灰质DTI异常也得到了证实，且在疾病的进展期更为明显，特别是在SPMS中。无论是SPMS、PPMS，还是RRMS和CIS，GM的DTI异常都是随着时间进展逐渐加重。在轻度损害的RRMS，GM破坏的严重程度和认知功能损害程度呈正相关，且可以对PPMS患者5年后病情进行预测。

尽管还有争议，但多数研究认为MS患者的深部灰质核团（如丘脑）的MD值是增高的（图4-2-3），且SPMS改变较RRMS更为严重。在PPMS患者中，1年随访的丘脑MD和FA值同样可以预测5年后的临床预后。

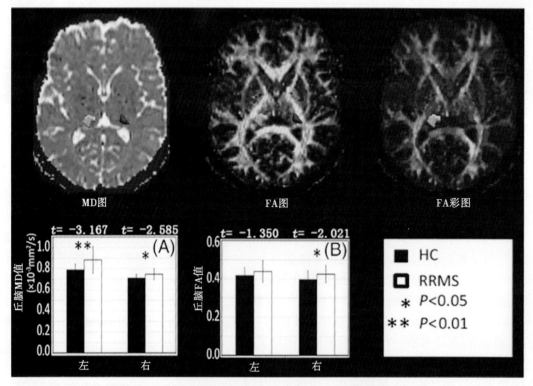

图4-2-3 RRMS患者丘脑低频振幅异常的区域定量DTI值比较

图中显示复发缓解型MS患者丘脑的平均弥散率图（MD图）、各向异性分数图（FA图）和FA彩图。与健康被试（HC）比较，RRMS患者两侧丘脑的MD值及右侧丘脑的FA值显著增高

GM 弥散系数增加的原因可能是白质纤维束损伤导致的神经元逆行性退变和现有条件下不能检测到的灰质病灶。这也是在观察到 GM 破坏和白质病灶及其病灶内损害程度仅部分相关的原因。而在皮层灰质和深部灰质的研究中发现，两者可存在不同的病理改变机制，这种不同在 CIS 时期就存在。

5. 视神经　视神经是 MS 常见的病变部位。较早就有使用 DTI 的研究报道，包括将高分辨抑水、抑脂序列用于视神经的 DTI 测量。在 MS 患者存在视神经炎的一侧，MD 值显著增高，且和视觉诱发电位（VEP）、视敏度下降、视网膜神经纤维层变薄存在显著的相关性。多参数 MRI 研究也显示，单侧视神经炎 4 年后，视神经内降低的 FA 值、体积和神经功能下降存在显著的相关性。

6. 脊髓　详见本章第九节。

三、MS 患者 DTI 分析新策略

1. 基于体素的分析策略　基于体素（及其变体）的分析方法已在定量 DTI 数据分析中得到应用，从体素水平评估脑损伤的拓扑分布有望改善对 MS 破坏特点的理解。如基于体素的 DTI 分析显示 RRMS 和 BMS 的白质破坏具有显著不同的拓扑分布，虽然在整体上白质弥散异常并无显著差异。

直方图分析是基于体素分析的变异，其依据定量 DTI 值的范围，将其内体素分为大小不等的 1000 份，并据此绘制出脑灰质的 MD 和 FA 直方图，使用每份中体素的数量除以统计体素总数进行标准化，在直方图中可获得平均值、直方图峰值和峰位置等指标。通过 DTI 的直方图研究显示，无论临床亚型如何，MS 患者均表现为 ADC 值直方图的高平均 ADC 值、峰位置高、低峰高；而 FA 直方图呈低平均各向异性、峰位置低、峰值高（图 4-2-4）。

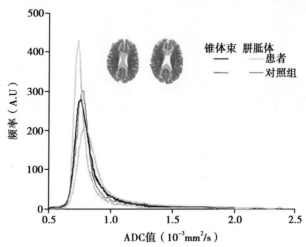

图 4-2-4　MS 患者 DTI 纤维束示踪所得的 ADC 直方图
应用纤维束示踪术，MS 患者组锥体束和胼胝体 ADC 值峰值降低且波形左移
（引自 Lin X，et al. J Neurol Sci 2005）

基于纤维束骨架的空间统计（TBSS）可以在体素水平上对多个被试的 DTI 数据进行分析（图 4-2-5）。使用该技术发现，在 MS 患者多个白质纤维束存在显著的 FA 值降低，并且和对应的认知功能损害相关；胼胝体受损可用于预测 RRMS 患者的运动功能损害。TBSS 研

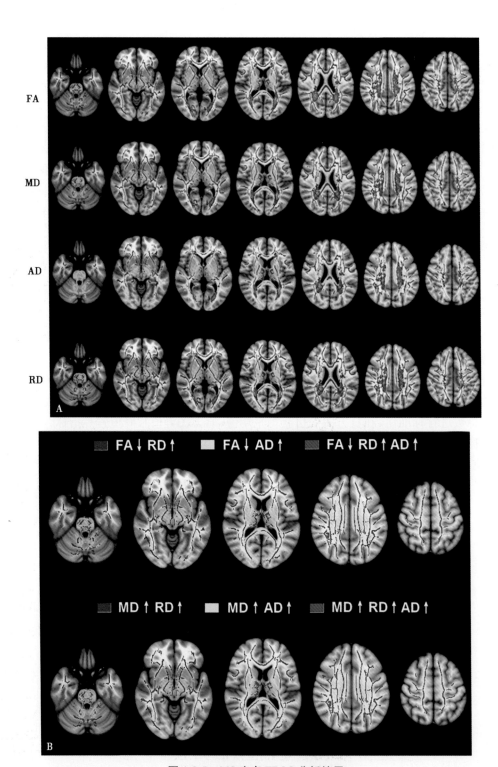

图 4-2-5 MS 患者 TBSS 分析结果

图 A 绿色代表被试 FA 骨架，红色代表 MS 患者较对照组存在显著下降的 FA 值（第一排）、增高的 MD（第二排）、AD（第三排）和 RD（第四排）值（$P<0.05$，FWE 校正）；图 B 表示 MS 患者定量 DTI 值在白质的重叠区域

（引自 Liu Y, et al. Eur J Radiol 2012）

究还发现,在 RRMS 发病的早期阶段(1 年内)患者存在较为广泛的结构破坏,这种破坏可以持续 5 年后达到平台期,在长时间的累积后,才出现更多的白质破坏,这也提示在 MS 患者早期存在一个重要治疗窗。基于体素的 DTI 目前也可用于估算白质纤维束的体积,通过参照组 FA 基础的形态特征和个体被试进行比较得到体积变化参数。这种方法已经成功应用在年龄相关的白质体积变化的拓扑分布分析中,并有助于提高对 MS 异常改变的认识。

2. 纤维束示踪与基于图论的网络分析　DTI 纤维束示踪可将不同功能的白质纤维进行精确分割,诸如皮质脊髓束(CST)、胼胝体、视放射等(见图 4-2-4)。和直方图或感兴趣区分析相似,纤维束示踪同样发现 MS 患者白质纤维束具有高 MD 和低 FA 值。通过对特定的白质纤维示踪,FA 下降和沃勒变性、FA 下降和不良预后之间显著相关,提示该技术有利于更好地理解 MS 神经退行性变过程。此外,在纤维束的定量 DTI 参数和多种运动损害或认知损害之间同样发现更为显著的相关性。例如,在 CST 的 MD 和 FA 值与运动损害或 EDSS 的锥体功能系统评分之间存在更好的相关性,明显优于 T_2 病灶体积和全脑范围的弥散参数与临床功能的相关性。具有运动功能损害的 CIS 患者与无功能损害的患者相比,其在 CST 具有更高的 MD 值和 T_2 病灶体积。

胼胝体 MD 值增高被认为和 MS 患者的认知功能损害具有相关性,和无认知损害的良性 MS 比较,有认知损害的患者表现正常胼胝体的 MD 值更高一些。"随机森林法"用于分析 DTI 纤维束示踪测量发现,白质纤维束损害在扣带束对 MS 患者认知功能损害具有显著的贡献。

在视神经的 DTI 纤维束示踪中,具有视神经炎的患者可降低双侧视神经的连接性(重建的连接数量),提示存在继发于视神经损害的跨突触的退行性变,并且和视网膜损害、视力降低具有相关性。

DTI 纤维束示踪技术发展出的脑神经连接技术,可以用于定义全脑的解剖连接,通过轴突纤维通路构成结构网络。使用基于图论的方法对纤维束示踪的结构网络分析,发现在 MS 患者白质结构网络存在显著下降的网络效率,包括在疾病的早期阶段。

四、MS 患者 DTI 发现与临床功能评估的关系

MS 患者的 DTI 参数改变和患者临床功能损害程度之间的相关性已经得到证实,其中 T_2 可见病灶的 DTI 参数值被认为和临床评分之间具有较强的相关性。而此种相关在特异性功能区的病灶 DTI 改变,被认为与相应功能损害的关系更为紧密,例如嗅觉相关的脑区内病灶的 FA 值和受损的嗅觉功能呈负相关,表明嗅觉相关脑区白质的损害很大程度上影响 MS 患者对气味的识别。此外,良性 MS 患者也发现在表现正常白质如胼胝体前部弥散系数变化和运动、疲劳、认知处理速度相关。DTI 正常或仅轻度异常的 MS 患者可表现较为良好的临床状态。对于灰质,DTI 的异常可能是疾病进入进展期或更多功能丧失的标志,灰质的弥散特征改变和 MS 患者神经心理学变化存在相关。在良性 MS 患者中,灰质损害和认知损害的严重程度存在一定的相关,与进展型 MS 患者观察到的运动功能损害的结果相似。大样本、前瞻性的研究表明 DTI 衍生参数对组织破坏的测量可作为 MS 预后的临床标志。

五、弥散和其他成像技术在 MS 患者的联合应用

弥散联合其他成像技术有利于探讨 MS 患者的病理生理机制变化,获得更多的有用信息。在一项 fMRI 引导的纤维束示踪中,步进式视觉累加实验(PVSAT)任务激活明显的 MS

患者上纵束破坏更为严重。上纵束是连接 PVSAT 激活脑区的主要纤维束。功能联合结构 MRI 的研究有助于解释不同认知损害条件相关的中枢变化基础。PRESS 单体素 MRS 联合 DTI 显示，在 DTI 能够敏感检测到轴突丢失，而 NAA 改变并不明显，表明轴索代谢功能独立于结构的完整性。DTI 联合其他 MRI 成像模态有助于分辨 MS 患者和 NMO。先前的研究对于 APOE 等位基因 ε4 和 MS 患者脑萎缩之间的关系并不清楚，甚至存在矛盾之处。DTI 联合基因成像表明，患者和健康对照组在 APOE 等位基因 ε4 存在显著相关的颞中区 DTI 定量参数并无显著改变，提示该等位基因并非 MS 脑病理改变的生物标志。

联合 DTI 示踪技术和静息态 fMRI，可用于探讨网络的结构连接和功能连接的改变情况及其结构 - 功能耦合性（图 4-2-6）。在默认网络（DMN）中，研究发现其组成亚区间的长距离连接纤维束呈明显的微结构破坏，但功能连接部分呈现增高趋势，DMN 亚区间结构与功能连接存在两种具有相关性的耦合模式：①在 PCC/PCUN-MPFC，轻度增高的功能连接和结构连接呈显著的正相关；②在 PCC/PCUN- 双侧 mTL，显著增高的功能连接和结构连接呈负相关。而在海马和杏仁核，同样发现显著增高的功能连接密度和连接纤维束的微结构损害。

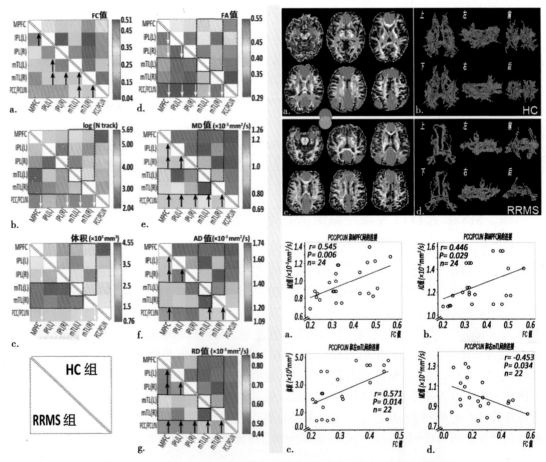

图 4-2-6　RRMS 患者默认网络亚区间 DTI 结构连接与功能连接分析

左图为患者默认网络亚区间功能连接和结构连接定量参数与对照组的比较结果图；右上为亚区间结构连接三维图；右下显示在数个亚区间存在功能连接与结构连接耦合性。IPL：顶下小叶，MPFC：内侧前额叶皮层，mTL：内侧颞叶，PCC：后扣带回，PCUN：楔前叶

六、其他中枢脱髓鞘性疾病

1. 视神经脊髓炎（NMO） NMO 是一类炎性脱髓鞘性疾病，临床特征是视神经炎和横贯性脊髓炎，并且存在 AQP4 特异性的血清自生抗体（NMO-IgG）。DTI 研究发现 NMO 患者较 MS 患者脊髓损伤程度更为严重，而脑内改变相对较轻，白质纤维损伤主要位于视放射和皮质脊髓束。

2. ADEM ADEM 的经典定义是单相免疫异常的脱髓鞘性疾病，常见于儿童，通常和感染或接种疫苗有关。多数研究尝试使用 MRI 参数区分 MS 和 ADEM。ADEM 患者表现正常脑和脊髓组织 DTI 值在急性期并无异常，而在基底节区可见轻度的 DTI 异常。

七、DTI 在评估脱髓鞘疾病中面临的特殊挑战

中枢神经系统脱髓鞘患者应用 DTI 研究在以下几个方面还存在挑战，包括：①采集序列的优化；②选择最适合的方法用于数据分析；③结果的解释。

1. 采集序列的设置 MS 患者在疾病进展或者严重功能损害的阶段，可耐受一个相对扫描时间较长的采集序列。因此，常规的 DTI 序列如下：至少 30 个弥散加权方向，b 值 1000，全脑覆盖；扫描时间大概在 10 分钟，当然，采集时间更长的话，可用于更复杂的分析，但不适合所有的患者。脱髓鞘疾病对 CNS 髓鞘部分的影响通常是广泛和不均分布的，对于颈髓和视神经的 DTI 成像也具有很重要的意义，而从这些结构中获得可信的 DTI 结果比大脑更具有挑战性。较大脑而言，颈髓和视神经通常更小和更大的表面 - 体积比。来自脑脊液的部分容积效应可导致其成像质量的下降。此外，DTI 易受运动伪影的影响，这对运动着的结构 - 视神经而言是特别重要的一件事情，而脊髓的成像质量受心跳和吞咽影响。因此，轴位成像推荐分辨率至少要在 $1mm^2$，单发回波平面成像（EPI）技术可能并不适合。扫描时最好是使用小 FOV 的方法，在相同的矩阵和扫描时间条件下可改善分辨率，但需避免卷积伪影（fold over）的问题。多发回波采集是另一可选择的获得更好分辨率、更低几何失真的方案。然而，假如没有得到校正的话，这些技术需要更长的采集时间并易于产生伪影。磁化传递的磷脂水加权张量成像技术在髓鞘微结构外还可早期观测磷脂浓度的变化。Q- 空间成像可以提供弥散成像在 ADC 和 FA 方面的敏感性。最后，还存在一些其他的方法，如不基于 k 空间笛卡尔读取的采集方案，称为螺旋桨（PROPELLER）技术，其在每次的弥散准备时，中央地带每次激励逐一旋转直到 k 空间被完全填充。螺旋桨（PROPELLER）技术的优势在于，每一部分都可正确翻译到 k 空间用于校正相位的变化。该技术现已经可在临床应用，并可作为单发回波平面成像的替代方案。

2. MS 的 DTI 数据分析 包括在脑和脊髓，在中枢神经系统脱髓鞘疾病进行 DTI 数据分析需要注意是，局部白质病灶和萎缩是影响到患者 DTI 数据分析的两个重要问题。首先，交叉纤维和病灶均可导致 FA 值下降。对于病灶所在的各向异性分数（FA）区进行 DTI 纤维束示踪，示踪策略的选择是一个值得注意的问题。概率性示踪法可有效提取组织损伤区的白质纤维束，是 MS 患者 DTI 纤维束示踪值得推荐的方法。而在单个被试数据应用纤维束图重建分析时，则需要非线性配置进行空间的标准化（补偿萎缩因素），校正被试之间形态和位置的差异。同样，对于基于体素的分析（VBA）更是依赖非线性配准的精确性。所以，提高配准变换的精确性可减少局部形态学变化导致的误差。而新的分析规则，如张量

的方向分布功能（ODF）可在较早期预测到将来病灶出现的位置。

3. DTI 结果的解释　MS 患者弥散异常对应的真实病理特点并未完全阐明。一些证据提示，MS 存在多种、伴随的病理异常，包括炎症、脱髓鞘和轴索丢失、沃勒变性，可影响到组织的扩散性和各向异性向不同的方向变化，因此对 DTI 结果的解释要慎重。

4. 弥散新技术、新方法及其在脱髓鞘疾病中的研究应用　弥散峰度成像（DKI）模型是由 Jensen 等人在 2005 年提出的，其初始的目标是为了定量弥散偏离高斯分布的程度。DKI 模型的公式为 $S_b/S_0 = \exp(-b \times D + 1/6 \times b^2 \times D^2 \times K)$。其中 D 为表观弥散系数，K 为弥散峰度（Kurtosis）系数，反映了弥散偏离高斯分布的程度，从而能反映组织结构的受限与组织成分混杂性的程度。K=0 时弥散为高斯分布，K 可以为任何值，但从多组分弥散模型的计算和经验上来看，K 通常为非负值。在中枢神经系统应用中，DKI 关注的是组织结构对弥散的受限程度，以及细胞内、外弥散的成分，因此其 b 值范围为 $0 \sim 3000 mm^2/s$。

弥散频谱成像（DSI）通过在经典的 SE 序列中施加扩散敏感梯度后增加空间采样的维度，在频率空间（k-space）记录 MR 信号的频率空间信息，同时在扩散空间（q-space）记录弥散梯度的信息，然后利用可视化技术提取扩散特征，可精确显示复杂交叉走行的纤维和精细的人脑三维脑白质结构，揭示出生物组织的微观结构。在 RRMS 患者中，病灶及灶周表现正常脑白质 KR 值较对侧白质明显降低，和白质的脱髓鞘改变伴轴索损伤、神经元丢失有关。和 MD 值比较，DR 值反映轴索垂直方向上的弥散情况，能够更好地发现 DTI 所不能发现的微观病理改变。

总之，相对于常规 MRI，DTI 可定量病灶内组织破坏程度并可检测在 NAWM、NAGM、脊髓和视神经中更多的异常。DTI 可改善对 MS 患者不同临床亚型的理解，改善功能损害（如运动和认知）机制的理解。DTI 数据的分析方法已经在应用，并证实其具有潜在的改善 MS 病理机制理解的作用。然而，最佳的获取和后处理策略仍需要探讨，以促进新的、更为精致的 DTI 技术将来用于脱髓鞘疾病的研究。

（周福庆）

参 考 文 献

[1] Lassmann H. Pathology and disease mechanisms in different stages of multiple sclerosis. J Neurol Sci，2013，333（1-2）：1-4.

[2] Liu Y，Mitchell PJ，Kilpatrick TJ，et al. Diffusion tensor imaging of acute inflammatory lesion evolution in multiple sclerosis. J Clin Neurosci，2012，19（12）：1689-1694.

[3] Filippi M，Preziosa P，Pagani E，et al. Microstructural magnetic resonance imaging of cortical lesions in multiple sclerosis. Mult Scler，2013，19（4）：418-426.

[4] Filippi M，Iannucci G，Cercignani M，et al. A quantitative study of water diffusion in multiple sclerosis lesions and normal-appearing white matter using echo-planar imaging. Arch Neurol，2000，57（7）：1017-1021.

[5] Poonawalla AH，Hasan KM，Gupta RK，et al. Diffusion-tensor MR imaging of cortical lesions in multiple sclerosis: initial findings. Radiology，2008，246（3）：880-886.

[6] Filippi M，Preziosa P，Pagani E，et al. Microstructural magnetic resonance imaging of cortical lesions in multiple sclerosis. Mult Scler，2013，19（4）：418-426.

[7] 周福庆，Zee CS，龚洪翰，等. 复发 - 缓解型多发性硬化患者表现正常胼胝体经 Hofer's 新方案分区的各向异性定量研究. 实用放射学杂志，2010，26（6）：790-794.

[8] Preziosa P，Rocca MA，Mesaros S，et al. Intrinsic damage to the major white matter tracts in patients with different clinical phenotypes of multiple sclerosis：a voxelwise diffusion-tensor MR study. Radiology，2011，260（2）：541-550.

[9] 刘亚欧，于春水，李坤成，等. 临床孤立综合征和复发缓解型多发性硬化患者表现正常脑白质及脑灰质的 MR 扩散张量直方图比较. 中华放射学杂志，2008，42（4）：341-345.

[10] Yu CS，Lin FC，Liu Y，et al. Histogram analysis of diffusion measures in clinically isolated syndromes and relapsing-remitting multiple sclerosi. Eur J Radiol，2008，68（2）：328-334.

[11] Roosendaal SD，Geurts JJ，Vrenken H，et al. Regional DTI differences in multiple sclerosis patients. NeuroImage，2009，44（4）：1397-1403.

[12] 周福庆，龚洪翰，Zee CS. 复发 - 缓解型多发性硬化投射纤维束定量 DT. 放射学实践，2010，25（11）：1194-1197.

[13] Zhou F，Zhuang Y，Wu L，et al. Increased thalamic intrinsic oscillation amplitude in relapsing-remitting multiple sclerosis associated with the slowed cognitive processing. Clin imaging，2014，38（5）：605-610.

[14] Mesaros S，Rocca MA，Pagani E，et al. Thalamic Damage Predicts the Evolution of Primary-Progressive Multiple Sclerosis at 5 Years. AJNR Am J Neuroradiol，2011，32（6）：1016-1020.

[15] Evangelou N，Konz D，Esiri MM，et al. Regional axonal loss in the corpus callosum correlates with cerebral white matter lesion volume and distribution in multiple sclerosis. Brain，2000，123（Pt 9）：1845-1849.

[16] Zhou F，Zee CS，Gong H，et al. Differential changes in deep and cortical gray matters of patients with multiple sclerosis：a quantitative magnetic resonance imaging study. J Comput Assist Tomogr，2010，34（3）：431-436.

[17] Smith SA，Williams ZR，Ratchford JN，et al. Diffusion tensor imaging of the optic nerve in multiple sclerosis：association with retinal damage and visual disability. AJNR Am J Neuroradiol，2011，32（9）：1662-1668.

[18] Kolbe S，Chapman C，Nguyen T，et al. Optic nerve diffusion changes and atrophy jointly predict visual dysfunction after optic neuritis. NeuroImage，2009，45（3）：679-686.

[19] Agosta F，Absinta M，Sormani MP，et al. In vivo assessment of cervical cord damage in MS patients：a longitudinal diffusion tensor MRI study. Brain，2007，130（Pt 8）：2211-2219.

[20] Bernitsas E，Bao F，Seraji-bozorgzad N，et al. Spinal cord atrophy in multiple sclerosis and relationship with disability across clinical phenotypes. Mult Scler Relat Disord，2015，4（1）：47-51.

[21] Dineen RA，Villisaar J，Hlinka J，et al. Disconnection as a mechanism for cognitive dysfunction in multiple sclerosis. Brain，2009，132（1）：239-249.

[22] Liu Y，Duan Y，He Y，et al. Whole brain white matter changes revealed by multiple diffusion metrics in multiple sclerosis：a TBSS study. Eur J Radiol，2012，81（10）：2826-2832.

[23] Kern KC，Sarcona J，Montag M，et al. Corpus callosal diffusivity predicts motor impairment in relapsing-remitting multiple sclerosis：a TBSS and tractography study. NeuroImage，2011，55（3）：1169-1177.

[24] Hubbard EA，Wetter NC，Sutton BP，et al. Diffusion tensor imaging of the corticospinal tract and walking performance in multiple sclerosis. J Neurol Sci，2016，363：225-231.

[25] Lin F，Yu C，Jiang T，et al. Diffusion tensor tractography-based group mapping of the pyramidal tract in

relapsing-remitting multiple sclerosis patients. AJNR Am J Neuroradiol，2007，28（2）：278-282.

[26] Mesaros S，Rocca MA，Kacar K，et al. Diffusion tensor MRI tractography and cognitive impairment in multiple sclerosis. Neurology，2012，78（13）：969-975.

[27] Reich DS，Smith SA，Gordon-Lipkin EM，et al. Damage to the optic radiation in multiple sclerosis is associated with retinal injury and visual disability. Arch Neurol，2009，66（8）：998-1006.

[28] Shu N，Liu Y，Li K，et al. Diffusion tensor tractography reveals disrupted topological efficiency in white matter structural networks in multiple sclerosis. Cereb Cortex，2011，21（11）：2565-2577.

[29] Li Y，Jewells V，Kim M，et al. Diffusion tensor imaging based network analysis detects alterations of neuroconnectivity in patients with clinically early relapsing-remitting multiple sclerosis. Hum Brain mapp，2013，34（12）：3376-3391.

[30] Caligiuri ME，Barone S，Cherubini A，et al. The relationship between regional microstructural abnormalities of the corpus callosum and physical and cognitive disability in relapsing-remitting multiple sclerosis. NeuroImage Clin，2015，7：28-33.

[31] Bonzano L，Tacchino A，Brichetto G，et al. Upper limb motor rehabilitation impacts white matter microstructure in multiple sclerosis. NeuroImage，2014，90：107-116.

[32] Zhou F，Zhuang Y，Wang L，et al. Disconnection of the hippocampus and amygdala associated with lesion load in relapsing-remitting multiple sclerosis：a structural and functional connectivity study. Neuropsychiatr Dis Treat，2015，11：1749-1765.

[33] Zhou F，Zhuang Y，Gong H，et al. Altered inter-subregion connectivity of the default mode network in relapsing remitting multiple sclerosis：a functional and structural connectivity study. PloS One，2014，9（7）：e101198.

[34] Hori M，Yoshida M，Yokoyama K，et al. Multiple sclerosis：Benefits of q-space imaging in evaluation of normal-appearing and periplaque white matter. Magn Reson Imaging，2014，32（6）：625-629.

第三节 磁敏感加权成像的基本原理和应用

一、MRI 测量脑内铁沉积的相关技术

MRI 是唯一能够在体、无创而敏感地定量检测脑铁含量的技术，在体、无创性对脑铁含量的定量测定一直是神经科学关注的热点之一。MRI 能探测到铁，源于铁及铁蛋白分别为顺磁性和超顺磁性物质，其特殊的结构特点可以显著改变局部磁场，造成局部磁场的不均匀，使邻近质子失相位，导致 T_2 的缩短以及相位改变。在脑内的微量金属中（如镁、锰、铜等），只有铁有足够的浓度改变磁共振信号。

测量铁的定量指标除了 T_2 弛豫时间外，还有横向弛豫率［transverse relaxation rate，R_2（R_2=1/T_2）］、有效横向弛豫率［effective transverse relaxation rate，R_2*（R_2*=1/T_2*）］、磁场不均匀性引起的弛豫率［relaxation rate due to field inhomogeneity，R'_2（R'_2=R_2*-R_2）］、磁场相关性（magnetic field correlation，MFC）技术、场强依赖性 R_2 增加（field dependent R_2 increase，FDRI）技术、磁敏感加权成像（susceptibility weighted imaging，SWI）等。由于 T_2 值受组织内水含量的影响非常大，若病变中水含量相对增加，水分子造成 T_2 值的增加可以抵消铁引起的 T_2 减

少，从而影响检测结果的准确性。R_2^* 方法特异性不高，因为除组织铁导致的信号减低外，其他可以引起局部磁场不均匀的因素也会造成信号减低，如在组织间、组织 - 空气界面等，由于组织本身磁化率的差异，产生局部磁场的不均匀性都会影响 T_2^* 或 R_2^* 的测量结果。R_2^* 的测量去除了水分子等非铁因素对横向弛豫率的影响，能特异性地反映铁沉积所致的局部磁场不均匀性，检测结果特异性强。场强依赖性 R_2 增值作为参数测量铁沉积，Pfefferbaum 等用 FDRI 方法进行多结构分析，对基底节区铁含量差异的检测较敏感，但必须在两个场强不同的 MRI 设备上进行两次采集，由于患者移动，对一些体积较小区域的铁测量影响较大。

Jensen 等提出的磁场相关性（magnetic field correlation，MFC）技术，主要采用单次激发 EPI 非对称性 SE 序列，可以获得良好的反映磁场不均匀性的图像对比，与 R_2、R_2^* 图像相比，MFC 对组织局部磁场不均匀性更具有特异性，但这是一种低分辨率技术，对于探测微小铁的成分是不够的。

二、磁敏感加权成像原理及扫描技术

磁敏感加权成像（susceptibility weighted imaging，SWI）是近年来新开发的磁共振对比增强成像 MRI 新技术，它最早由 Haacke 等于 1997 年发明并于 2002 年申请专利，最初称作"高分辨率血氧水平依赖静脉成像（high resolution blood oxygenation level dependent venographic imaging）"。SWI 技术以 T_2^* 加权梯度回波序列作为序列基础，根据不同组织间的磁敏感性差异提供对比增强机制，采用 3D 梯度回波扫描，完全速度补偿，射频脉冲扰相，薄层扫描，因此具有三维、高分辨率、高信噪比等特点。不同 MRI 设备公司，该种技术的名称不一样，西门子公司称为 SWI，而 GE 公司称为 3D 增强型 T_2^* 加权血管成像（enhanced T_2-star weighted angiography，ESWAN），飞利浦公司称为静脉血氧依赖性成像（venographic blood oxygenation level dependent imaging，Ven BOLD），不同公司的原理基本相同。

常见的磁敏感物质有顺磁性物质、逆磁性物质及铁磁性物质，SWI 对含铁血黄素、铁蛋白、脱氧血红蛋白等顺磁性物质非常敏感，因为顺磁性物质具有未成对的轨道电子，它们在外加磁场存在时，由于自身产生的磁场（M）与外加磁场（H）方向相同，具有正的磁化率（χ>0）。而逆磁性物质则没有成对的轨道电子，自身产生的磁场（M）与外加磁场（H）方向相反，具有负的磁化率（χ<0）。人体组织中绝大多数磁敏感改变与血液中铁的不同形式或出血等相关。血红蛋白的 4 个蛋白亚基（珠蛋白）分别包含一个由卟啉环包绕的铁离子（Fe^{2+}），当血红蛋白中的 Fe^{2+} 与氧结合时，无不成对电子，形成的氧合血红蛋白呈逆磁性。当氧与铁离子分离形成脱氧血红蛋白时，血红蛋白的构像改变阻碍周围的水分子接近铁离子，形成的脱氧血红蛋白有 4 个不成对电子，呈顺磁性。当脱氧血红蛋白中的 Fe^{2+} 进一步被氧化成 Fe^{3+}，形成高铁血红蛋白。正常情况下，在红细胞内这一过程被还原型辅酶所抑制，当这种机制失效（如出血）时，脱氧血红蛋白转变为高铁血红蛋白。高铁血红蛋白仅有很弱的磁敏感效应，稳定性差，易于解体，最终被巨噬细胞吞噬而引起组织内含铁血黄素沉积，含铁血黄素为高顺磁性物质。组织内另一种磁敏感的源物质是非血红素铁，它常以铁蛋白的形式存在，表现为逆磁性。组织内的钙化通常也呈逆磁性，虽然磁敏感效应比铁弱，但也能导致可测量到的敏感性的变化。无论是顺磁性还是逆磁性物质，均可使局部磁场发生改变而引起质子失相位，使质子自旋频率产生差别，如果施加一个足够长的 TE，自旋频率不同的质子间将形成明显的相位差别。这样，磁敏感度不同的组织在 SWI 相位图上都可以被识别出来。

SWI 高分辨率单回波成像参数：3D-SPGR 序列，TR/TE=38ms/25ms，Thickness=（1.5～2）/0mm，FOV=24cm×24cm，Matrix=512×384，Flip Angle=30°，NEX=0.75。ESWAN 扫描参数为：TR/TE=60ms/6ms（TE_i 5.8～54.4ms），Thickness=2mm，FOV=22cm×22cm，回波间隔 7ms，Matrix=448×320，Flip Angle=20°，NEX=0.75，Bandwidth=62.5kHz，采集时间约 7 分钟。既可采用单回波，也可采用多回波，而多回波梯度成像，较传统的单回波 T_2^* 序列有更高的磁敏感效应，达到了亚毫米的分辨率，通过增加带宽减少了化学位移伪影，明显提高了血液和组织的对比度，有利于脑内大小静脉的显示和铁沉积的分析。

SWI 扫描后数据进行后处理可获得相位图（phase image）和幅位图（magnitude image），具体图像处理包括几个步骤：①对原始相位图像进行低通滤波，引入低通滤波器后，由于静磁场的不均匀产生的相位将从原始的相位中减去，即得到与磁场均匀性无关的信号。②经过原始图像和低通滤波后图像的复数相除，便得到校正相位图（corrected phase image）。校正相位图用于创建相位掩模，进而抑制具有一定相位值的体素。③滤波后的校正相位图中，动脉和肌肉表现为小的正数值，而静脉由于磁敏感属性的不同表现很暗（负数值），将幅度图像中的每个像素与对应的相位加权值进行多次相乘，由静脉产生的信号将被大幅度抑制，从而将静脉从原始图像分离出来。

SWI 可定量测定脑组织中铁的含量，相关计算公式：① ψ（phase）$=-\gamma\Delta B\ TE$，式中 ψ 为相位值，γ 为旋磁率，ΔB 为不同组织间磁场强度的变化，TE 为回波时间；② $\Delta B=cV\Delta\chi B0$，式中 c 为铁的浓度，V 为体素大小，$\Delta\chi$ 为含铁组织的磁化率变化。根据公式定量测定铁的含量，特别是对含铁血黄素、铁蛋白、脱氧血红蛋白有非常高的敏感性。Haacke 等认为此方法较 R_2^* 敏感 8 倍，信噪比增加，并且适用于在不同的设备上进行铁测量比较。SWI 与 FDRI 相比，仅需在一个场强下采集图像进行铁沉积的定量分析。

SWI 技术在临床应用范围广，还可用于脑内小静脉以及深部静脉的显示，由于静脉血管表现为显著的低信号，而且层面厚度很薄，通过三维 Min MIP 显示完整的静脉血管形状（图 4-3-1）。静脉结构成像依赖于其内脱氧血红蛋白引起的磁场不均匀性导致 T_2^* 时间缩短和血管与周围组织的相位差加大两种效应。第一个效应是由于静脉血内脱氧血红蛋白的增

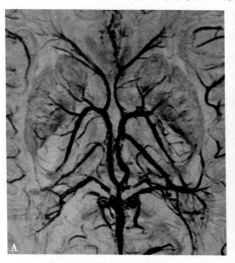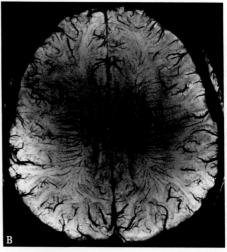

图 4-3-1　SWI 显示正常脑深部静脉

A. SWI 显示脑深部静脉；B. Min MIP 图显示脑深部静脉呈平行线状分布，向外侧延伸

加使其 T_2^* 时间缩短，从而使静脉血信号强度降低。第二种效应为静脉内容积磁化率引起血管内质子的频移，使静脉血与周围组织之间产生相位差，选择适当的 TE，可以使体素内静脉与周围组织相位差值正好为 π，即完全失相，失相将进一步削弱静脉的信号，增强图像的对比，从而减少部分容积效应的影响，可以清晰显示甚至小于一个体素的细小静脉。

三、SWI 在测量中枢脱髓鞘疾病脑内铁沉积中的应用

多发性硬化（multiple sclerosis，MS）是一种最常见的中枢神经系统广泛的脱髓鞘、轴索丢失和胶质增生以及神经变性疾病。尽管 MS 已经被人类认识了很多年，由于其病因和发病机制还不清楚，还未建立相应的诊断标准和生物学标记，目前医学上尚不能治愈 MS，MS 的高复发率和高致残率给患者和社会带来了极大的负担。在发达国家是造成中青年非外伤性致残的首要原因，被列为最重要的神经科疾病之一。以前认为我国属于 MS 的低发区，由于认识的提高和 MRI 的广泛应用，发现该病在我国并不少见。

（一）铁在 MS 病变中的重要性

铁是机体不可缺少的金属离子，它不仅是机体运输氧蛋白质的必需成分，而且是很多酶的辅助因子，它作为一种辅因子参与脑内多种重要的生理、生化过程，如氧气运输、电子转运、神经递质合成、髓鞘形成和少突胶质细胞生长等。如在脑组织中，脂肪成分约为灰质重量的 33%，白质重量的 55%，髓鞘重量的 70%，如此大的"脂肪工厂"需要足够的酶参与，而很多酶需要铁作为催化剂。脑内的铁分两种形式：血色素铁和非血色素铁。血色素铁是血红蛋白及一些酶的构成成分，非血色素铁包括金属蛋白（如转铁蛋白）、储存蛋白（铁蛋白、含铁血黄素）和铁离子等。铁在脑组织内的分布不均匀，在基底节及灰质均有铁的分布，而在白质、内囊及视放射中基本不含铁。

脑细胞内的铁代谢远没有其他器官（如肝脏和小肠）研究清楚。脑铁内环境可能是通过不同机制和各种细胞来维持的。转铁蛋白（transferrin，Tf）是体内铁的运输者，血清 Tf 主要是在肝脏中合成的，在血脑屏障（blood-brain barriers，BBB）、神经元和少突胶质细胞、脑室系统内均有 Tf 表达，并通过毛细血管内皮细胞上的转铁蛋白受体（transferrin，receptor，TfR）进行调节，在少突胶质细胞、小胶质细胞、星形胶质细胞和神经元也可能表达 TfR，TfR 是重要的调节因子。脑内铁的转运摄取也通过 Tf 和 TfR，某一过程发生病变都可能导致脑内铁的沉积，产生严重的神经学症状。在脑内，与铁蛋白结合在一起的铁是无害的，一旦铁蛋白被破坏，自由铁增多后将导致蛋白、DNA、脂肪和线粒体的功能受损，引起脂质过氧化，促使神经元变性、凋亡或坏死。组织学和动物实验已证实许多神经系统疾病患者脑内某些特定部位伴有铁的异常沉积，如 Parkinson 病（PD）、Alzheimer 病（AD）、MS、脑梗死等，但 MS 脑内铁沉积的具体机制并不清楚。

在中枢神经系统少突胶质细胞和髓鞘均含有丰富的铁，缺铁会造成髓鞘生成不良和髓鞘再生障碍。在实验性过敏性反应性脑脊髓炎（experimental allergic encephalomyelitis，EAE）动物模型和 MS 病理解剖组织中均显示巨噬细胞、小胶质细胞、脱髓鞘斑块、髓鞘白质和灰质均有铁异常沉积，而在缺铁的动物实验中，不能诱导 EAE 模型。研究发现，MS 斑块内存在出血和含铁血黄素沉积，后者多位于增厚的静脉壁内或在斑块边缘，MS 斑块周围的神经元、小胶质细胞和巨噬细胞有铁异常沉积。MS 患者 T_2WI 皮质、病灶以及基底节中散在的低信号为病理性的铁沉积，与 MS 患者的行走障碍、脑萎缩的相关性较常规 MRI 显

示的病灶更显著。

（二）SWI 在 MS 深部灰质铁沉积的研究

铁在 MS 的发病机制或进一步神经损害中的作用越来越受到关注，对铁含量的精确测量也提出了更高要求。MRI 是唯一能在体、无创而敏感地定量检测脑铁含量的技术。

MS 患者灰质区主要包括黑质、红核、丘脑、齿状核、豆状核、尾状核、皮质。许多研究已经表明 MS 深部灰质 T_2 低信号与患者身体残疾、运动损伤、认知障碍、脑萎缩有关，与多发性硬化综合功能评分（multiple sclerosis functional composite measure，MSFC）及神经心理测验也有较明显的关系，并且推测深部灰质铁沉积的总量可作为一种检测 MS 进展的新的生物学标记。也有文献报道 MS 患者基底节区铁的过量沉积代表了 MS 疾病的一种神经变性，并且观察到它与灰质萎缩有着密切关系。黄富洪等应用 SWI 技术对 RRMS 患者进行两年的随访，对比前后两次检查，除丘脑外，其余各核团的相位值均降低，表明脑深部灰质核团铁含量随病程增加而增加，以黑质的变化最为显著，提示黑质可能受累相对较重（图 4-3-2）。而丘脑的铁沉积无明显改变，可能与其解剖位置有关，丘脑有较多血管，磁敏感伪影及测量

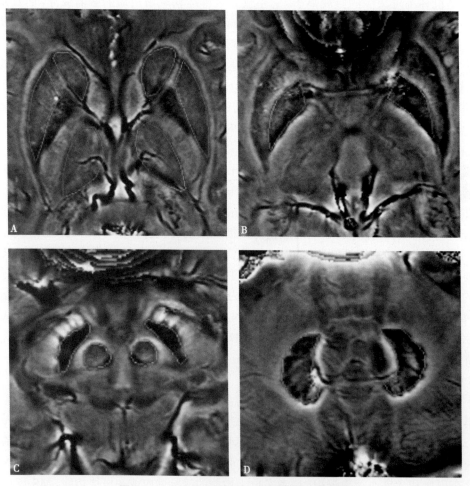

图 4-3-2　MS 各灰质核团相位图铁沉积的测量

A. 测量尾状核头部、丘脑、壳核 ROI；B. 测量苍白球 ROI；C. 测量红核和黑质的 ROI；
D. 测量小脑齿状核的 ROI

误差较大;另一方面,丘脑的铁含量相对比较稳定。研究结果还显示在复发次数≥2 次的患者中,除丘脑、苍白球外,其余脑深部灰质核团的铁沉积均有显著变化,其病理机制可能是复发时巨噬细胞、小胶质细胞参与的炎症反应加重,血脑屏障破坏,红细胞外渗和裂解致含铁血黄素沉积。随着年龄的增加,苍白球内有较多钙盐沉积,而钙是一种逆磁性物质,导致局部磁场发生改变,从而影响铁的测定,但该研究样本量较小,随访间隔时间较短,有待进一步深入研究。Hagemeier 等采用 SWI 测量 RRMS 患者和继发进展型 MS(SPMS)患者脑深部灰质核团的平均相位值和体积,发现 MS 患者铁沉积与病灶大小和数量明显相关,其脑深部灰质核团铁含量增加、体积缩小,认为其较病灶大小和数量及白质和灰质萎缩对患者致残的影响更大。

杜思霖等应用 SWI 技术横向及纵向研究了 RRMS 患者中央前回皮层区铁沉积和中央前回体积以及病程的相关性,随病程延长,患者中央前回的铁沉积随病程延长而增加,且与中央前回体积呈正相关,而前后两次测量中央前回体积无明显变化,推测原因可能是铁沉积速度更快,而中央前回体积变化相对较慢,铁沉积先于脑组织萎缩出现。两次 EDSS 评分差值与两次中央前回体积差值呈负相关,可能由于 EDSS 评分主要与患者运动功能残疾有关,而中央前回是支配对侧躯体运动的主要功能区。复发次数越多,中央前回铁沉积越多,可能与复发时炎症反应加重,严重破坏血脑屏障,红细胞外渗次数及部位增多,裂解的含铁血黄素沉积增加有关。中央前回灰质邻近脑膜,MS 复发时可并发脑膜炎症而加重中央前回灰质的铁沉积。

(三)SWI 技术在 MS 病灶与铁沉积及脑深部静脉的关系上的应用

应用 SWI 的幅度图或(和)相位图可以显示更多的 MS 病灶,而少部分病灶在常规 T$_2$WI 和 FLAIR 像未能显示,提示 SWI 较常规 MRI 扫描显示 MS 病灶更敏感(图 4-3-3 和图 4-3-4)。在相位图显示的病灶中,部分病灶表现为均匀低信号,部分病灶表现为环形低信号,部分病灶表现为不均匀或混杂低信号,提示 MS 病灶内不但有铁沉积,而且形态多样化。通过测量病灶的相位值计算病灶的铁含量,相位值越低,提示铁含量越高,但不同病灶内铁含量形成的差别和机制目前尚不清楚,需要进一步研究。

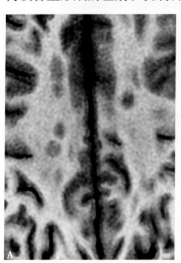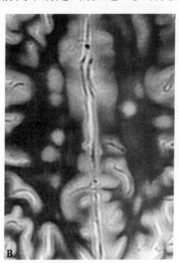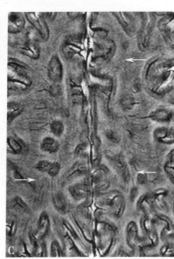

图 4-3-3 ESWAN 相位图比质子密度加权成像显示更多的 MS 病灶
A. 半卵圆中心区 T$_1$WI 图像;B. 质子密度加权成像(PD);C. EWAN 相位图,与 PDWI 比较能显示更多的 MS 病灶(箭头)

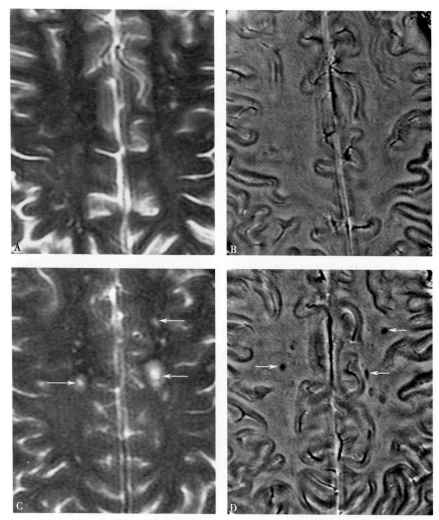

图 4-3-4　多发性硬化半卵圆区病灶随病程的增加出现新的病灶和铁沉积
A、B. 首次发作时 T_2WI 及 ESWAN 相位图像，小点状斑块，未见明显铁沉积；
C、D. 半年后随访，出现 T_2WI 显示更多的病灶及铁沉积（箭头）

　　应用 SWI 技术显示 MS 病灶内不仅有铁沉积，还与髓质静脉关系密切，病理上提示 MS 病灶沿着脑内静脉引流区域发展，相位图显示这些区域的病灶铁含量增加，深部髓静脉垂直穿过侧脑室体旁病灶，称为"穿通静脉（penetrating vein）"，含铁血黄素沉着在 MS 病灶"穿通静脉"周围。研究显示有 65.2% 的侧脑室体旁病灶有"穿通静脉"存在，包括急性病灶和慢性病灶。急性病灶内"穿通静脉"明显扩张（图 4-3-5），在病灶外侧缘显影清晰、浅淡或者中断，提示铁沉积可能导致炎症介质的分泌，进一步导致血管的扩张。慢性病灶内"穿通静脉"变细、变短甚至不显影，病程越长的患者越明显（图 4-3-6），推测其可能原因为慢性炎症和脱髓鞘之后铁使脑内产生大量自由基，导致组织发生了较严重破坏，而炎症反应不明显，血管内皮细胞增生和纤维沉积形成的血管壁透明样变性占主导作用，从而导致血管闭塞和缺氧。部分慢性病灶显示"穿通静脉"扩张和延长，提示该部分慢性病灶内可能还有炎症引起的血管扩张因素存在，但血脑屏障的破坏不明显，这种结果的发现进一步说明 MS 病灶是一种不断进展的疾病，如果随访此类病灶可能会发现病灶的再活动和（或）新病灶的形成。

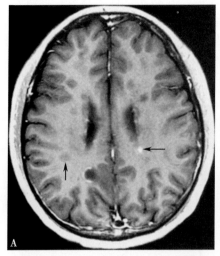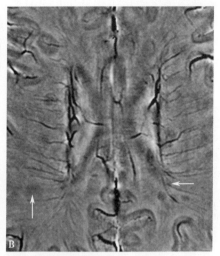

图 4-3-5　多发性硬化活动期，髓质静脉扩张
A. T$_1$WI 增强扫描示多发强化病灶（箭头）；B. ESWAN 相位图，部分髓质静脉扩张（箭头）

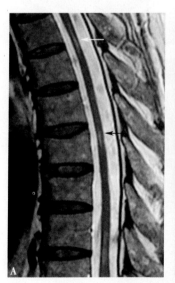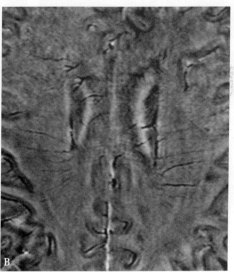

图 4-3-6　脊髓型多发性硬化，病程 8 年，髓质静脉明显减少
A. T$_2$WI 示脊髓内多发病灶（箭头）；B. ESWAN 相位图显示脑内髓质静脉明显减少

（四）SWI 在其他脱髓鞘疾病脑内铁沉积中的应用

MS 和视神经脊髓炎（neuromyelitis optica，NMO）是临床较常见的中枢神经系统脱髓鞘病变，二者临床症状及病程进展存在较多重叠，因此 NMO 一直被认为是 MS 的一个亚型，但近年研究结果提示二者是两种独立的疾病。目前越来越多的证据表明 NMO 是一种不同于 MS 的离子通道疾病。较多研究显示 MS 患者脑深部核团中存在过量铁沉积，而关于 NMO 脑铁沉积的研究报道较少。Chen 等采用高分辨率 3D-ESWAN 技术定量测量复发缓解型多发性硬化（relapsing-remitting MS，RRMS）患者和 NMO 患者脑深部核团铁含量，结果显示 RRMS 部分深部灰质的铁含量高于同龄的 NMO 患者和正常对照组，但是同年龄 NMO 患者脑深部核团铁沉积低于正常对照组，但差异均无统计学意义。该研究对象的病程较短，NMO 脑内铁沉积是否与正常对照组有差别还需要继续研究。同心圆硬化是 MS 的一个变异，较罕见，目前其病理生理机制尚不清楚。Zeng 等报道一例同心圆患者，增强后呈典型的葱皮样环状强化，ESWAN 显示强化区在相位图表现为低信号影，提示病灶有铁沉积（图 4-3-7）。

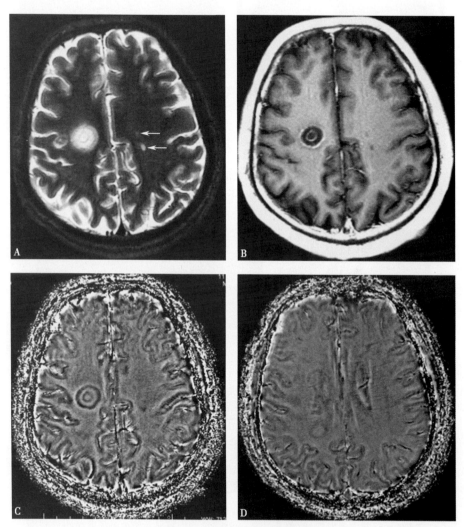

图 4-3-7 同心圆硬化铁沉积

A. T_2WI 示病灶呈多发同心圆样改变，对侧可见少许脱髓鞘斑块（箭头）；B. 增强扫描病灶呈环形强化；C. ESWAN 相位图可见环状铁沉积；D. ESWAN MIP 图示深部髓质静脉减少

四、MS 脑内铁沉积的发生机制研究

MS 患者脑内铁异常沉积的机制并不清楚，需要进一步研究。关于铁是怎样参与 MS 发病机制或临床过程的有两种可能的假设：一种理论认为，铁是一种神经毒素介质，通过自由

铁形式和氧化应激来参与 MS 的发病机制。许多病理学研究已经证实正常组织和疾病组织中的少突胶质细胞髓鞘磷脂的铁含量是比较丰富的，比较合理的解释就是铁与髓鞘形成的生物合成酶有关。而在脱髓鞘疾病中，铁使脑组织破坏的机制可能与有毒的自由基的产生导致的氧化应激有关。当少突胶质细胞内铁含量降低时，会导致髓鞘形成障碍。在炎性脱髓鞘时，由于少突胶质细胞和髓鞘损害，巨噬细胞和 T 细胞透过血脑屏障，巨噬细胞吞噬衰老的红细胞，过多的铁从血液进入脑组织而导致损伤。有研究者认为铁的沉积导致炎症介质的表达，促进巨噬细胞和 T 细胞黏着、迁移和渗入，从而产生炎症和脱髓鞘改变，提示铁沉积可能是炎症的使动因素。还有研究者认为 MS 铁异常沉积与某些膜转铁蛋白受体异常表达相关，后者高表达可致脑细胞摄取过多的铁，但是目前尚不明确为什么这些蛋白质表达失控。另一种理论认为，铁的沉积只是一种继发的改变，它随着灰质神经变性的改变而改变，因此认为，MS 中铁的沉积与疾病的神经变性程度有关。传统观点认为 MS 主要是一种炎性自身免疫性疾病，若能对这种异常的铁沉积机制及其相对变化进行定量测定，有助于理解 MS 疾病的发生机制。此外，组织学显示 MS 过多的铁也沉积在血管壁周围，那么铁的沉积和血管及巨噬细胞之间是否有一定的联系，目前还不清楚。

五、MS 脑内铁沉积与 EDSS 评分以及其他指标的相关性

EDSS 评分是国际上评价 MS 残疾状态最常用的指标，MS 病灶内铁沉积与 EDSS 评分呈显著负相关，提示铁沉积可能反映组织的破坏程度，可能是预测 MS 残疾状态的重要信号。研究结果还显示深部灰质核团和皮层灰质的低信号代表铁沉积，随着病程延长，MS 患者脑内病灶铁含量增加，推测是由于患者神经元和轴索损伤严重造成的，铁沉积与病程、疾病进展、预后有关，进一步提示 MS 脑内病灶铁水平可作为一种测量指标来衡量 MS 病情程度，可作为一种预测临床结果的生物学标记，并为 MS 的临床治疗及疗效评价提供有效途径。

总之，SWI 是利用不同组织内去氧血红蛋白和氧合血红蛋白磁敏感性的差异进行成像，是评估静脉血氧合血红蛋白代谢的一种非侵入性方法，SWI 既可无创地定量测量铁沉积又可显示髓质静脉，对脱髓鞘病灶的病理生理改变、疾病的严重程度的评估、发病机制的研究及其临床治疗的监测有一定的价值。

（曾　春　王静杰　李咏梅）

参 考 文 献

[1] Pfefferbauma A, Adalsteinsson E, Rohlfing T, et al. MRI estimates of brain iron concentration in normal aging: comparison of field dependent (FDRI) and phase (SWI) methods. Neuroimage, 2009, 47(2): 493-500.

[2] Jensen JH, Chandra R, Ramani A, et al. Magnetic field correlation imaging. Magn Reson Med, 2006, 55(6): 1350-1361.

[3] Haacke EM, Garbern J, Miao Y, et al. Iron stores and cerebral veins in MS studied by susceptibility weighted imaging. Int Angiol, 2010, 29(2): 149-157.

[4] Ge Y, Zohrabian VM, Osa EO, et al. Diminished visibility of cerebral venous vasculature in multiple sclerosis by susceptibility weighted imaging at 3.0 Tesla. J Magn Reson Imaging, 2009, 29(5): 1190-1194.

[5] Haacke EM，Makki M，Ge Y，et al. Characterizing iron deposition in multiple sclerosis lesions using susceptibility weighted imaging. J Magn Reson Imaging，2009，29（3）：537-544.

[6] LeVine SM，Chakrabarty A. The role of iron in the pathogenesis of experimental allergic encephalomyelitis and multiple sclerosis. Ann NY Acad Sci，2004，1012：252-266.

[7] Pelizzoni I，Macco R，Morini MF，et al. Iron handling in hippocampal neurons：activity-dependent iron entry and mitochondria-mediated neurotoxicity. Aging Cell，2011，10（1）：172-183.

[8] Jensen JH，Chandra R，Ramani A，et al. Magnetic field correlation imaging. Magn Reson Med，2006，55（6）：1350-1361.

[9] Zhu Wen-zhen，Zhong Wei-de，Wei Wang，et al. Quantitative MR phase-corrected imaging to investigate increased brain iron deposition of patients with Alzheimer disease. Radiology，2009，253（2）：497-503.

[10] Ge Y，Jensen JH，Lu H，et al. Quantitative assessment of iron accumulation in the deep gray matter of multiple sclerosis by magnetic field correlation imaging. AJNR，2007，28：1639-1644.

[11] 黄富洪，李咏梅，吕金发，等. 磁敏感加权成像纵向观察复发缓解型多发性硬化患者脑深部灰质核团铁沉积. 中国医学影像技术，2012，28（9）：150-154.

[12] Hagemeier J，Weinstock-Guttman B，Heininen-Brown M，et al. Gray matter SWI-filtered phase and atrophy are linked to disability in MS. Front Biosci（Elite Ed），2013，5：525-532.

[13] Du S，Sah SK，Zeng C，et al. Iron deposition in the gray matter in patients with relapse-remitting multiple sclerosis：A longitudinal study using three-dimensional（3D）-enhanced T_2*-weighted angiography（ESWAN）. Eur J Radiol，2015，84（7）：1325-32

[14] 杜思霖，李咏梅，曾春，等. 复发缓解型多发性硬化中央前回灰质铁沉积 ESWAN 定量研究. 临床放射学杂志，2014，33（4）：480-483.

[15] Chun Zeng，Xuan Chen，Yongmei Li，et al. Cerebral vein changes in relapsing-remitting multiple sclerosis demonstrated by three-dimensional enhanced T2*-weighted angiography at 3.0 T. Eur Radiol，2013，23（3）：869-878.

[16] Zivadinov R，Schirda C，Dwyer MG，et al. Chronic cerebrospinal venous insufficiency and iron deposition on susceptibility weighted imaging in patients with multiple sclerosis：a pilot case-control study. Int Angiol，2010，29：158-175.

[17] Williams R，Buchheit CL，Berman NE et al. Pathogenic implications of iron accumulation in multiple sclerosis. J Neurochem，2012，120（1）：7-25.

[18] Chen X，Zeng C，Luo T，et al. Iron deposition of the deep grey matter in patients with multiple sclerosis and neuromyelitis optica：A control quantitative study by 3D-enhanced susceptibility-weighted angiography（ESWAN）. Eur J Radiol，2012，81（4）：e633-e639.

[19] Zeng C，Xiong J，Li Y，et al. Enhanced T_2* weighted angiography imaging and 3D time-resolved imaging of contrast kinetics findings in Balo's concentric sclerosis. Neurology India，2014，62（3）：297-300.

第四节　脑功能成像的应用

脑功能成像（functional MRI，fMRI）已经在中枢神经系统脱髓鞘疾病的研究中广泛应用，包括多发性硬化（multiple sclerosis，MS）、视神经脊髓炎（neuro myelitis opica，NMO）等。本节主要就脑功能成像的基本原理和在中枢神经系统脱髓鞘疾病中的研究应用进行主要介绍。

一、fMRI 的基本原理及扫描注意事项

1. **fMRI 成像基本原理** 狭义的 fMRI 是指基于血氧水平依赖（blood oxygenation level dependent，BOLD）效应原理，即通过测量神经元活动对局部氧耗量和脑血流的影响程度不匹配导致的局部磁场性质变化的原理，而产生的一种新兴神经成像方式。在血液中，去氧血红蛋白属顺磁物质，可产生横向磁化弛豫时间（T_2）缩短效应。当神经元兴奋时，局部电活动诱发脑血流量增加的同时也增加组织耗氧量，但耗氧量增加幅度低于脑血流量，从而综合效应是引起局部血液氧含量增加，去氧血红蛋白含量减低，削弱 T_2 缩短效应（T_2 信号增高）。由于 fMRI 的非侵入性，没有辐射暴露问题与其较为广泛的应用，从 20 世纪 90 年代开始就在脑部功能定位领域占有一席之地。目前更多地运用于探讨脑或脊髓功能机制。

2. **fMRI 成像技术原理** 一般 MRI 成像序列图像信号强度取决于质子密度，而 fMRI 利用磁场不均匀性对衰减信号进行测量。但横向净磁场衰减快，所以需要在短时间内检测到信号，通常使用回波技术对衰减信号进行测量。自旋回波（spin echo）技术用于测量 T_2 信号，梯度回波（gradient echo）技术用于测量 T_2* 信号。目前，快速的 fMRI 成像技术主要包括快速小角度激发（fast low angle shot，FLASH）成像和快速回波平面成像（echo planar imaging，EPI）。前者通过减少重复扫描来提高时间分辨率，而 EPI 序列空间分辨率较低，需要梯度场快速转换，对硬件要求较高，而且梯度场转换产生的噪声也较大。此外，EPI 基础上发展的新技术 Spirals 与传统 EPI 的区别在于其数据采集从数据空间中心开始，然后以旋转方式逐渐向外扩展，其优点是无需行傅里叶转换。在综合考虑空间和时间分辨率时，EPI 是当前 fMRI 研究的主选方法。

3. **fMRI 成像扫描需注意的问题**

（1）噪声对 fMRI 的影响：包括射频噪声、心跳和呼吸周期引起的头部节律性运动等可能对 BOLD 产生影响。

（2）图像几何失真和伪影：EPI 技术的几何失真是一个特别严重的问题，因为在相位编码方向上各点的频率很低。选择成像参数来尽量减小这种失真，否则会引起严重的功能图像与解剖图像的错位。自旋回波和梯度回波相结合可能有助于解决此问题。

（3）场强的选择：完全氧合的血与脱氧的血磁感应强度差异非常小（约 0.02×10^{-6} C.G.S. 单位），所以 BOLD 信号变化也很小。在 2T 磁场强度下，急性缺氧且血氧饱和度降至 20% 时图像信号强度变化也低于 15%。而场强 1.5T 时，脑活动研究的信号变化只有 2%～4%。一般而言，T_2* 弛豫时间的变化率随场强的增加而增强，场强高时图像信噪比也随之成正比例增加。所以推荐 fMRI 在 1.5～4T 的场强下进行。

（4）fMRI 环境的物理局限性可能会限制刺激的表达和受试者的反应。

4. **fMRI 分析技术** 应用于人脑功能的 fMRI 研究，主要方法分为两种：一种是组块设计和事件相关设计的任务态功能性磁共振（task-fMRI），即利用各种刺激诱导局部脑组织 BOLD 信号发生变化，间接反映神经元的活动；另一种为最常用的方法是静息态 fMRI（resting-state fMRI），即在没有明确的输入或输出因素状态下，大脑内部发生 BOLD 信号的自发调节。静息态指的是受试者闭眼、放松、静止不动，并避免任何有结构的思维活动的状态。与基于任务的 fMRI 比较，它的临床应用简单，可操作性好，无需实验设计及被试训练等。

任务态 fMRI 的数据处理主要包括模型驱动方法和数据驱动模型,前者主要包括相关分析、统计参数映射、时间序列分析方法(如 AR 模型、短时傅立叶变换和小波方法)以及谱分析方法,后者主要包括 t 检验法、方差分析、聚类方法、主成分分析和独立成分分析等。

由于不受任务设计的限制(task-free),静息态 fMRI 非常适合用来研究脑功能。静息态 fMRI 具有其自身独特的优点:①成本较 PET、SPECT 低,依靠内源性物质变化进行成像,无创、无示踪剂和电离辐射损害;② EPI 图像采集速度快,有很好的时间分辨率;③空间分辨率佳;④可对同一个体的某个脑功能活动进行重复研究,提供更准确的功能图像信息;⑤静息态 fMRI 的临床应用简单,与基于任务的 fMRI 比较,无需实验设计及被试训练等,可操作性好。

目前各种静息态 fMRI 计算方法分别从功能分化(低频振幅、频谱幂率拟合度、分数维或 Hurst 指数和 Lyapunov 指数)和功能整合(功能连接和有向连接)两个角度来分析大脑的复杂信号,并在 3 个不同的系统层次上考察人脑功能组织的特点:局部区域、功能子系统和脑功能连接组。其数据的分析软件主要有 SPM、AFNI 和 Brain Voyager 等,更多的分析工具包括 RESTplus、DPABI、GRETNA 等。

二、fMRI 在中枢神经系统脱髓鞘疾病的应用

(一) fMRI 在 MS 的研究应用

MS 是一种以中枢神经系统时空多发白质脱髓鞘病灶为其主要特征的自身免疫性疾病。病理和 MRI 研究已证实 MS 患者存在病灶之外广泛的白质损伤,包括表现正常的白质和灰质亦可存在微观病理改变。fMRI 研究为更好地理解 MS 患者临床 - 影像不相符以及 MRI 病灶 - 残疾程度不相符的现象提供了重要信息,体现在 MS 患者存在应对结构损害的有限脑功能重构或重塑。功能特化反映的是同一功能模式内功能高度相关脑区神经元的处理实施。网络社群(network communities)指功能特化群体或称为网络模块,体现为密集的内源性连接和功能强耦合。常见的功能特化在 fMRI 上体现为特异性功能网络:感觉 - 运动网络、视觉网络和认知网络等。

1. fMRI 检测 MS 患者感觉运动网络的功能损害与重塑 运动功能损害是 MS 患者最常见的临床症状之一。结构磁共振成像和病理学的研究均已证实 MS 患者的运动通路或运动皮质被累及。然而,在 MS 患者早期甚至临床孤立综合征(clinically isolated syndrome,CIS)时期,均可出现感觉运动网络(sensorimotor network,SMN)在应对简单或复杂任务时代偿性的激活:激活面积增加和(或)额外脑区受累,这些改变甚至出现在患者没有显著运动损害时。但良性 MS 和儿童 MS 患者的任务激活模式下更接近于正常对照(图 4-4-1),且和运动功能、结构损害程度具有较好的相关性。纵向研究也表明,接近正常激活模式的患者较对侧广泛代偿性激活患者功能更易于恢复。

静息态功能连接(resting-state functional connectivity,rsFC)研究发现,复发缓解型 MS(RRMS)患者存在 SMN 连接模式的改变(图 4-4-2):①左侧和右侧的初级运动区功能连接下降,但网络内效应连接增加,且和跨胼胝体运动白质纤维完整性具有相关性;②皮质运动区和基底节更广的功能连接提示在运动执行时,皮层 - 基底节 - 丘脑 - 皮层环路神经处理效率降低;③欧洲多中心研究表明,左侧感觉运动皮层和右侧中央前回、右侧额中回和双侧中央后回功能连接显著增加与改善运动控制有关;④运动区损害导致神经元活动抑制不足,对连接模式的影响远大于适应性的额外脑区激活。

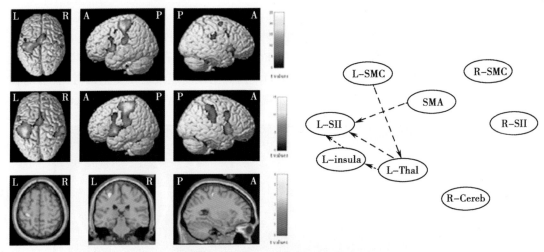

图 4-4-1 MS 患者任务激活模式

健康被试（左上）和儿童 MS 患者（左中）未受损手执行简单运动任务的皮质激活图；左下为组间比较（儿童 MS 初级感觉运动皮质激活更显著）。右侧为功能簇间显著改变的效应连接示意图。Cereb：小脑；insula：岛叶；SMC：感觉运动皮层；SMA：辅助运动区；SII：次级体感觉区皮质；Thal：丘脑

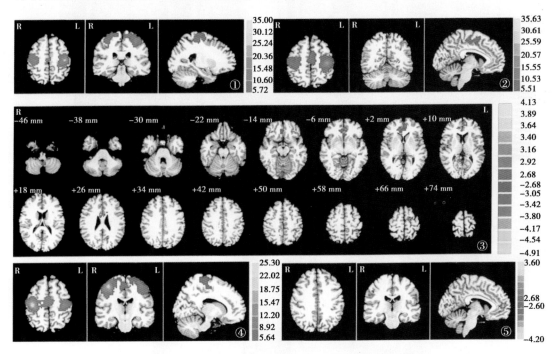

图 4-4-2 RRMS 患者初级运动皮层（M1）连接模式分析

①、②分别是对照组和 RRMS 组左侧 M1 构建的运动网络连接图；③ RRMS 患者与对照组 MS 左侧 M1 功能连接全脑范围比较的差异图；④对照组右侧 M1 功能连接图；⑤ RRMS 患者与对照组 MS 右侧 M1 功能连接全脑范围比较的差异图

小结：①MS 患者存在 SMN 内激活或功能连接的异常，并与脑结构损害程度相关；②SMN 存在和运动功能维持相关的有限功能可塑，可促进 MS 患者急性发作后的恢复，这种功能适应性的储备甚至可能决定 MS 的临床进程。

2. fMRI 检测 MS 患者视觉网络的功能损害与重塑　MS 患者常伴有视觉功能下降。然而，在应对视觉任务时，与视觉受损同侧的外侧膝状体核及视皮层激活仍显著增加。在功能连接模式上，患者双侧纹周视觉皮层的 rsFC 显著下降；且存在视神经炎较无视神经炎 MS 患者的连接模式改变并不尽一致（图 4-4-3）。当视觉恢复或接近恢复正常时，任务对视皮质激活程度减小且激活阈值会提高。这些发现提示 MS 患者视觉网络（vision network，VIS）

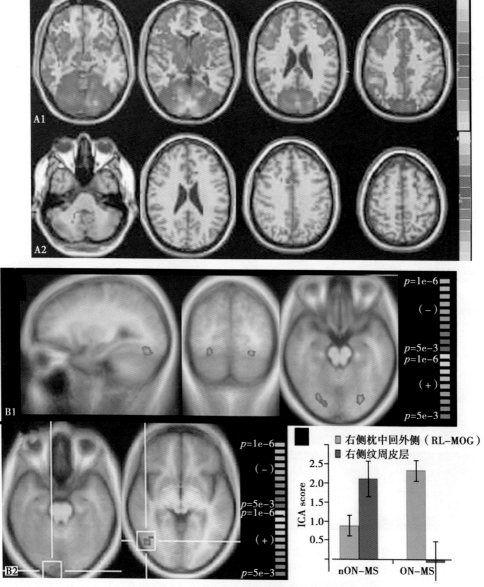

图 4-4-3　MS 患者视觉网络功能成像研究
（分别使用基于种子点功能连接和独立成分分析）

A1：RRMS 初级视觉皮层（V1）与全脑的功能连接（$P<0.01$，AlphaSim 校正，体素 >18）；A2：RRMS 患者较对照组在全脑范围功能连接显著降低（蓝色）和增加（红色）的区域；B1：RRMS 视觉静息脑网络较对照组功能活动减低；B2：无视神经炎和有视神经炎患者视觉静息脑网络功能活动差异脑区（右侧枕中回外侧活动下降，纹周区活动增加）

存在适应或者非适应的功能重塑过程，被认为是"神经处理资源的再分配，或有助于结构损害后临床功能的维持"。而 MS 患者视觉网络功能重塑和视觉恢复之间的关系并不十分明确。

3. fMRI 检测 MS 患者认知相关的脑网络功能损害与重塑　大概 40%～60% 的 MS 患者存在认知功能的改变，主要影响到处理速度、工作记忆、新知识的学习和回溯。在 CIS、RRMS 和其他 MS 亚型中均证实存在认知相关的脑活动模式的改变。首先，Prskash 等发现 MS 患者前额叶等脑区存在与选择、注意、任务执行能力下降相关的激活增加，而工作记忆任务的激活模式并无不同。其次，Morgen 等认为，在增加任务难度时 MS 患者激活减低，是因为认知功能的储备下降；高储备患者的静息时默认网络（default mode network，DMN）较为活跃，但执行工作记忆任务时其前额叶激活却较少。这种认知相关的激活模式变化与患者的结构损害相关。

Rocca 等对进展型 MS 的 DMN 功能连接模式进行了评估，其中原发进展型 MS（PPMS）和继发进展型 MS（SPMS）前扣带回（ACC）的活动功能显著下降，在显著认知功能下降的患者中 ACC 活动下降更为明显。此外，DMN 的前部连接下降与认知功能、胼胝体及扣带束结构损害程度相关，这表明 DMN 的前部成分功能异常是认知功能损害的重要病理基础（图 4-4-4A）。而在 RRMS，DMN 呈分布式改变，中线区（前/后扣带回）连接下降而周边区连接增加，提示复杂的重塑模式（图 4-4-4B）。ACC 具有高执行功能，RRMS 患者 ACC 和左

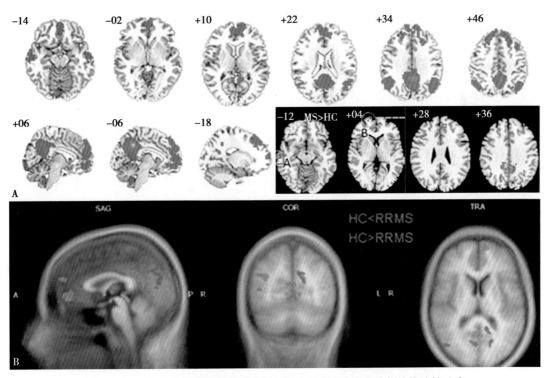

图 4-4-4　MS 患者与认知相关的默认网络（DMN）功能连接与结构连接改变

A. 以后扣带回为种子点功能连接构建 RRMS 患者的 DMN 及其功能连接改变（红色代表连接增高、蓝色代表连接下降）；B. 独立成分分析揭示具有认知功能异常的 RRMS 患者 DMN 内功能活动呈分布式改变。图 A 为 DMN 横断位和矢状位；图 A 左下部分中为 MS 和健康对照组（HC）比较结果图，红色代表连接增高、蓝色代表连接下降区域。图 B 红色代表 MS 患者 DMN 内连接增高、蓝色代表连接下降的区域

侧角回、左侧后扣带回、右侧中央后回功能连接增加和执行功能具有相关性；然而，也有研究发现认知执行功能下降，MS 患者 DMN 区域 rsFC 反而是增加的，这可能与脑区的活动伪适应机制有关。除疾病亚型、病灶负荷因素外，MS 研究中观察到的认知相关网络功能连接的改变可能反映患者的一些其他特征，如基因背景和认知储备。此外，患者 DMN 的 rsFC 增加和认知功能康复相关，提示功能连接可用于 MS 患者认知康复治疗的监测。

4. fMRI 检测 MS 患者局部脑区的功能损害与重塑　MS 的一些其他结构功能损害与重塑也得到证实：①丘脑和数个脑区（包括双侧海马结构、右侧额中回和海马旁回）间 rsFC 下降，而丘脑内或丘脑间 rsFC 增加，且独立于 T_2LV、丘脑体积或者存在的丘脑病灶，丘脑内源性神经振荡幅度和认知处理速度的减缓具有相关性；②小脑存在局部处理功能下降（局部一致性下降），可能与皮质 - 脑桥 - 小脑的功能破坏和脊髓 - 小脑输入异常有关；③半球间的功能一致性和胼胝体形态及结构完整性相关，等等。

综上所述，MS 功能特化网络或区域存在与结构损害相关的功能损害和重塑的改变：①在不同临床类型的 MS 患者（甚至在 CIS 阶段）中均可存在功能损害和重塑的改变，可涉及运动、视觉、认知相关的脑网络，尽管改变在个体间存在一定差异性；②脑组织的损害程度（结构和代谢成像）和脑激活的改变程度具有相关性，而激活或功能连接在强度和范围上的增加往往被认为是适应性的代偿激活或者功能的重构；③部分研究认为脑的激活或功能连接模式可以用于预测临床预后和监测疾病进展。

（二）fMRI 在 NMO 研究的应用

和 MS 脑重塑主要来自丘脑功能的增高不同的是，NMO 全脑低频振幅（ALFF）的改变主要集中在视觉、运动和认知网络中，结合 NMO 认知障碍的研究报道认为，NMO 患者认知改变的基础可能主要源于 DMN 局部一致性的降低。和 MS 患者功能连接降低、增高并存不同的是，NMO 功能连接以增高为主，涉及运动网络的中央前后回及旁小叶、视觉网络的枕叶皮层和杏仁体核之间的连接，以及尾状核、海马旁回的连接等。

NMO 患者静息态 DMN、额顶网络（frontoparietal network，FPN）均存在功能连接异常，提示患者的脊髓及视神经病变不只引起患者相应的临床症状，局部结构损伤所致的功能改变也不仅仅局限于病变对应的区域，脑功能网络是一个复杂的互相关联的网络，存在损伤与代偿的复杂过程。

（周福庆）

参 考 文 献

[1] Shehzad Z，Kelly AM，Reiss PT，et al. The resting brain: unconstrained yet reliable. Cereb Cortex，2009，19（10）：2209-2229.

[2] Biswal BB. Resting state fMRI: a personal history. NeuroImage，2012，62（2）：938-944.

[3] Biswal BB，Mennes M，Zuo XN，et al. Toward discovery science of human brain function. Proc Natl Acad Sci U S A，2010，107（10）：4734-4739.

[4] Wang JH，Zuo XN，Gohel S，et al. Graph theoretical analysis of functional brain networks: test-retest evaluation on short-and long-term resting-state functional MRI data. PloS One，2011，6（7）：e21976.

[5] Filippi M，Rocca MA，Barkhof F，et al. Association between pathological and MRI findings in multiple sclerosis. Lancet Neurol，2012，11：349-360.

[6] 段云云，李坤成，刘亚欧，等. 复发 - 缓解型多发性硬化患者丘脑扩散张量成像研究. 中国现代神经疾病杂志，2012，12：143-146.

[7] Filippi M，Agosta F，Spinelli EG，et al. Imaging resting state brain function in multiple sclerosis. J Neurol，2013，260：1709-1713.

[8] Zhou F，Zee CS. Advancement of functional MR imaging in multiple sclerosis. Chin J Magn Reson Imag，2011，2：252-259.

[9] Pantano P，Iannetti GD，Caramia F，et al. Cortical motor reorganization after a single clinical attack of multiple sclerosis. Brain，2002，125：1607-1615.

[10] Colorado RA，Shukla K，Zhou Y，et al. Multi-task functional MRI in multiple sclerosis patients without clinical disability. NeuroImage，2012，59：573-581.

[11] Pantano P，Mainero C，Lenzi D，et al. A longitudinal fMRI study on motor activity in patients with multiple sclerosis. Brain，2005，128：2146-2153.

[12] Rocca MA，Absinta M，Moiola L，et al. Functional and structural connectivity of the motor network in pediatric and adult-onset relapsing-remitting multiple sclerosis. Radiology，2010，254：541-550.

[13] 王杏，周福庆，曾献军，等. 复发缓解型多发性硬化患者静息态脑运动网络功能连接的 MRI 研究. 中华放射学杂志，2014，48：627-630.

[14] Kern KC，Sarcona J，Montag M，et al. Corpus callosal diffusivity predicts motor impairment in relapsing-remitting multiple sclerosis：a TBSS and tractography study. Neuroimage，2011，55：1169-1177.

[15] Korsholm K，Madsen KH，Frederiksen JL，et al. Recovery from optic neuritis：an ROI-based analysis of LGN and visual cortical areas. Brain，2007，130：1244-1253.

[16] Gallo A，Esposito F，Sacco R，et al. Visual resting-state network in relapsing-remitting MS with and without previous optic neuritis. Neurology，2012，79：1458-1465.

[17] Toosy AT，Hickman SJ，Miszkiel KA，et al. Adaptive cortical plasticity in higher visual areas after acute optic neuritis. Ann Neurol，2005，57：622-633.

[18] 张悦，龚洪翰，周福庆，等. 复发 - 缓解型多发性硬化患者初级视觉皮层功能连接的静息态 fMRI 研究. 实用放射学杂志，2013，29：1723-1726.

[19] Rocca MA，Amato MP，De Stefano N，et al. Clinical and imaging assessment of cognitive dysfunction in multiple sclerosis. Lancet Neurol，2015，14：70250-70259.

[20] Benedict RH，Morrow S，Rodgers J，et al. Characterizing cognitive function during relapse in multiple sclerosis. Mult Scler，2014，20：1745-1752.

[21] Sumowski JF，Wylie GR，DeLuca J，et al. Intellectual enrichment is linked to cerebral efficiency in multiple sclerosis：functional magnetic resonance imaging evidence for cognitive reserve. Brain，2010，133：362-374.

[22] Zhou F，Zhuang Y，Gong H，et al. Altered inter-subregion connectivity of the default mode network in relapsing remitting multiple sclerosis：a functional and structural connectivity study. PLoS One，2014，9：e101198.

[23] Hawellek DJ，Hipp JF，Lewis CM，et al. Increased functional connectivity indicates the severity of cognitive impairment in multiple sclerosis. Proc Nati Acad Sci U S A，2011，108：19066-19071.

[24] Sumowski JF，Leavitt VM. Cognitive reserve in multiple sclerosis. Multi Scler，2013，19（9）：1122-1127.

[25] Parisi L，Rocca MA，Valsasina P，et al. Cognitive rehabilitation correlates with the functional connectivity of the anterior cingulate cortex in patients with multiple sclerosis. Brain imaging and behavior，2014，8：387-393.

[26] 周福庆，龚洪翰，庄莹，等. 基于功能连接的复发缓解型多发性硬化患者默认网络静息态功能磁共振成像. 中华神经科杂志，2013，46（9）：586-591.

[27] Liu Y，Liang P，Duan Y，et al. Altered thalamic functional connectivity in multiple sclerosis. Eur J Radiol，2015，84（4）：703-708.

[28] Zhou F，Zhuang Y，Wu L，et al. Increased thalamic intrinsic oscillation amplitude in relapsing remitting multiple sclerosis associated with the slowed cognitive processing. Clin Imaging，2014，5：605-610.

[29] Zito G，Luders E，Tomasevic L，et al. Inter-hemispheric functional connectivity changes with corpus callosum morphology in multiple sclerosis. Neuroscience，2014，266：47-55.

[30] Liu Y，Liang P，Duan Y，et al. Abnormal baseline brain activity in patients with neuromyelitis optica: a resting-state fMRI study. Eur J Radiol，2011，80（2）：407-411.

[31] Liang P，Liu Y，Jia X，et al. Regional homogeneity changes in patients with neuromyelitis optica revealed by resting-state functional MRI. Clin Neurophysiol，2011，122（1）：121.

[32] 韩永良，李咏梅，罗琦，等. 视神经脊髓炎患者默认网络及额顶网络功能连接的研究. 磁共振成像，2017，8（2）：105-109.

第五节　脑灌注成像的应用

　　病理学研究发现 MS 病灶处血脑屏障通透性增高，血管周围炎性淋巴细胞浸润；NMO 病灶处也发现以血管为中心的炎性反应，提示中枢神经系统脱髓鞘疾病脑内微血管的异常。脑灌注成像可以反映脑组织生理学功能的改变，提供定量的血流动力学参数。脑灌注成像的方法包括放射性核素成像、CT 灌注成像和 MRI 灌注成像三大类，MRI 灌注成像以其快速、准确、无创、可重复性高等特点，逐渐应用于中枢神经系统各类疾病中。

一、MRI 脑灌注成像的方法及优缺点比较

　　1．动态磁敏感对比增强灌注成像　动态磁敏感对比增强灌注成像（dynamic susceptibility contrast-enhanced perfusion weighted imaing，DSC-PWI）是将顺磁性对比剂注入体内，利用磁敏感引起的信号改变来反映组织的灌注情况。当顺磁性内源对比剂通过局部血管时，会干扰局部磁场的均匀性，使血管内、血管壁及血管周围组织 T_2 时间或 T_2^* 时间缩短，造成组织信号在 T_2WI 或 T_2^*WI 上出现一过性降低（磁化率效应），信号降低程度与局部对比剂浓度成正比，根据对比剂首次流经组织时引起磁共振信号强度的变化计算出组织 T_2^* 弛豫率变化，即可得到组织对比剂浓度曲线，计算出脑血容量（cerebral blood volume，CBV）、脑血流量（cerebral blood flow，CBF）和平均通过时间（mean transit time，MTT）等参数。因此通过测量局部脑区域的信号改变就可以得到血流动力学参数来描述局部微循环信息的作用。

　　DSC 灌注成像能够进行多层面成像，但需使用含钆对比剂，其反映的信号变化不直接等同于对比剂浓度变化，因此上述参数不能在不同个体甚至同一个体的不同检查间进行直

接比较，一般采用半定量的分析方法。DSC 灌注成像的血流动力学参数准确性易受血脑屏障破坏、对比剂剂量及注射流率等因素的影响，并且容易产生顺磁性伪影，致使颅底成像质量较差，受磁场不均一性影响较大。

2. 动脉自旋标记法　动脉自旋标记（arterial spin labeling, ASL）的工作原理是利用选择性反转恢复脉冲在成像平面近端标记动脉中的水质子，待其流入成像平面后与未标记的水质子进行交换，改变局部组织的磁化率来反映血流灌注情况，从而产生对比图像，获得半定量评估的灌注参数脑血流量 CBF。根据磁标记过程的不同，ASL 序列主要分为传统的连续性动脉自旋标记（continuous arterial spin labeling, CASL）、脉冲式动脉自旋标记（pulsed arterial spin labeling, PASL）及准连续动脉自旋标记（pseudo-continuous ASL, pCASL）等技术。

CASL 是利用连续快速反转射频脉冲对即将流进图像采集区的动脉血进行标记，其优点主要有信噪比高、成像范围大、标记平面可根据要求随意调节且可测量多层灌注影像。由于 CASL 需要长时间的脉冲来维持磁场方向与磁化方向的夹角保持稳定，而临床目前广泛使用的 MRI 设备不能满足产生长脉冲的硬件要求，故临床应用较少。

PASL 是利用较短脉冲（10ms）对即将流进采集区域的动脉水质子高效标记。其设备要求相对较低、操作简单，在临床上应用广泛，但因其脉冲短，对脉冲传输时间敏感性高、信噪比低、灌注均匀性较差且伪影较大而限制了成像范围。

pCASL 通过连串的射频脉冲模拟连续的反转脉冲，综合了 CASL 与 PASL 的优点，通过切换梯度场和多个短脉冲组合实现 CASL 的长脉冲效果，不需要专用线圈，常规 MRI 设备即可使用，而且短脉冲能够减少受检者的能量吸收率，同时还可以减轻磁化转移效应。

ASL 分辨率不够，易漏掉小的病灶；血流通过时间延长，会造成灌注估计过高与弥散不匹配，且对某些低灌注区域不敏感。与 DSC-PWI 相比，ASL 获得的灌注参数仅有 CBF，且由于运动伪影，通过时间的不确定（尤其存在侧支循环及血管走行异常时）、磁化传递效应、静脉污染、脑脊液的污染以及可能同时伴发的 BOLD 效应等问题会影响 ASL 灌注测量结果的准确性。

3. 三维动脉自旋标记法　三维动脉自旋标记法采用基于快速自旋回波（FSE）的螺旋 K（spiral K）空间采集技术，MRI 成像系统将 spiral K 空间原始数据转换，最后重建出高保真度的影像。与传统 2D-ASL 比较，3D-ASL 采集时间更短，能有效克服磁敏感伪影，减轻运动伪影，大大提高了图像信噪比和标记效率，灌注图像更均匀。而更高的空间分辨率和覆盖范围，使其克服了传统 ASL 技术的限制，对靠近颅顶的顶叶、额叶及靠近颅底的小脑、小脑蚓的部分区域信号更稳定，能够实现全脑三维成像（图 4-5-1）。

二、MRI 灌注成像在中枢神经系统脱髓鞘疾病的应用

1. 中枢神经系统脱髓鞘疾病的脑灌注异常　早期脑灌注研究主要是用放射性元素 ^{133}Xe 标记的 PET、SPECT 检查，发现 MS 全脑的灌注减低，但早期的灌注研究空间分辨率非常低。直到近十年，MRI 技术的发展使得灌注的定量更加精细，DSC-MRI 发现 MS 不同类型的病灶灌注有差异，急性期对比增强的病灶处 CBV、CBF 增高（图 4-5-2），慢性病灶比对侧 NAWM 灌注减低（图 4-5-3），T₁ 低信号病灶的 CBV 比 NAWM 和 T₁ 等信号病灶低；RRMS 白质病灶处与 NAWM 相比较，CBF 减低，CBV 无差异或减低，MTT 无差异或增高。但也有研究未发现增强病灶和非增强病灶的灌注差异。DSC-MRI 还发现 RRMS、PPMS 和

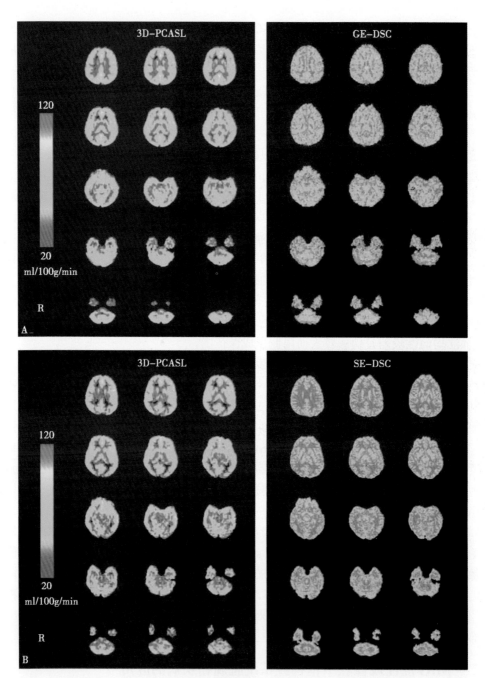

图 4-5-1

A. 3D-pCASL 获得的全脑 CBF 图和 GE-DSC 得出的 CBF 图;B. 3D-pCASL 获得的全脑 CBF 图和 SE-DSC 得出的 CBF 图

(引自 Wong AM,et al. J Magn Reson Imaging 2014)

CIS 患者表现正常脑白质(normal appearing white matter,NAWM)的 CBF 都比正常人减低。RRMS 和 CIS 深部灰质也发现灌注减低,并且 RRMS 比 CIS 脑灌注更低,提示脑的低灌注可能是不同类型 MS 早期、全脑的病理改变。

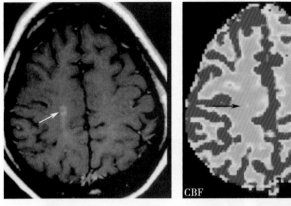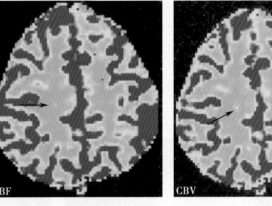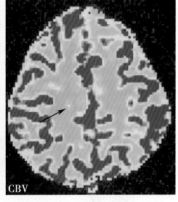

CBF
CBV

图 4-5-2　MS 患者 DSC-MRI

MS 患者右侧半卵圆中心强化病灶，在 CBF 和 CBV 图上与对侧 NAWM 比较显示为高灌注（黑色箭头）

（引自 Ge Y, et al. Am J Neuroradiol 2005）

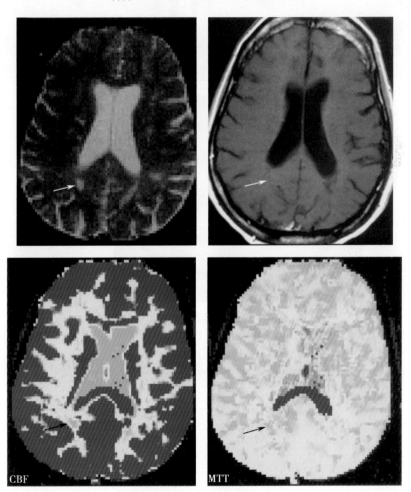

CBF
MTT

图 4-5-3　MS 患者 DSC-MRI

MS 患者右侧侧脑室旁非强化病灶，在 CBF 图上与对侧 NAWM 比较显示为低灌注，而 MTT 较对侧 NAWM 增高（黑色箭头）

（引自 Ge Y, et al. Am J Neuroradiol 2005）

　　应用 ASL 研究 MS 脑灌注的报道也指出，MS 在最早期阶段出现脑白质 CBF 明显下降，在不同亚型的 MS 脑灌注比较中，PPMS 比 RRMS 脑白质的 CBF 更低，RRMS 患者还出现了硬膜的低灌注。Rashid 等应用 CASL 技术报道了 MS 患者灰质（丘脑和尾状核）的灌注减低，但同时发现脑白质的灌注增高，文章解释由于该研究没有把白质病灶和 NAWM 分开讨论，所以白质的高灌注可能由于急性病灶区的高灌注掩盖了周围 NAWM 的低灌注（图 4-5-4）。Ota 等同样应用 CASL 发现 MS 患者两侧丘脑和右额叶脑区灌注减低。

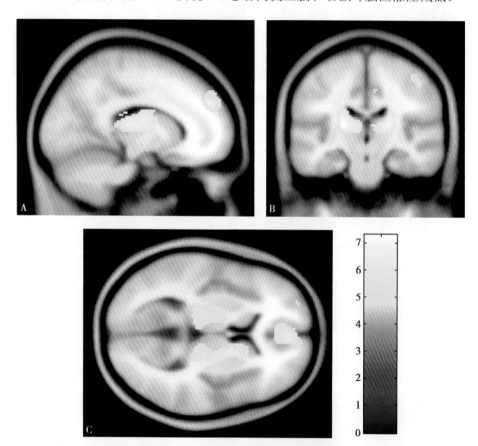

图 4-5-4　PPMS 患者灌注减低的脑区

应用基于体素的方法分析 CASL 数据，得出 PPMS 患者两侧丘脑、尾状核及多个皮层区域较正常人灌注减低（黄色标注）

（引自 Rashid W, et al. J Neurol Neurosurg Psychiatry 2004）

　　纵向研究显示 MS 患者在常规 T_1、T_2 像上出现了可见病灶之前的数周局部区域已经发生高灌注（CBF 和 CBV 增高），灌注异常的出现甚至早于弥散异常，T_1 低信号病灶出现之后，局部灌注持续减低几周。动物实验也证实了这一观点，将灌注和弥散成像与组织病理学相对照，发现可见病灶出现之前，局部高灌注的区域有血管扩张。

　　2. 脑灌注异常与临床的相关性　脑灌注异常与临床的相关性研究较少，早期 MS 患者纵向研究显示，病灶处基线 MTT 越低的 MS 患者组，随访 1 年疾病严重程度越重，疾病活动性越强。而患者 CBF、CBV 与疾病活动性和严重程度不相关，文章作者解释病情重的 MS 患者比病情轻的患者组白质病灶 nMTT 更低，即灌注减低的程度小，可能提示两组之间血管和血管周围反应的模式不同。

SPECT 灌注的研究应用基于体素的相关分析发现复发性 NMO 患者视神经炎发作的次数（直接反映视力下降严重程度）与后丘束白质及颞上/中回灰质体积减小相关，还与包括初级视觉皮层在内的枕叶皮层灌注减低相关。

3. 脑灌注异常可能的机制　病理研究证实 MS 病灶处血脑屏障通透性增高，血管周围淋巴细胞浸润，但对 MS 脱髓鞘的发生机制一直有争议，普遍的观点认为急慢性期病灶区血管周围 T 细胞浸润和小胶质细胞激活并存，同时也有散在的脑实质 T 细胞浸润。Lassmann 等报道了炎性病灶内局部水肿导致的微循环障碍、血管壁的炎性反应导致微血管血栓或 T 细胞内皮损伤都是脱髓鞘可能的机制，同时病灶处微血管密度也会增加，这些都会影响灌注参数。但 MS 灌注异常究竟是疾病的因还是果，是目前讨论的焦点。

既往研究认为脑萎缩是神经退行性疾病的重要标志，MS 患者多伴随脑萎缩，白质的萎缩与其低灌注有一定的相关性，较高程度的白质损伤与脑皮层脑血流量减低呈正相关性。因此，在 MS 的白质和灰质中普遍出现低灌注的原因可能是由于轴索的减少以及胶质细胞能量代谢的减少。但有研究分析了病程小于 5 年的早期 RRMS 患者灰质体积、灌注与代谢异常的相关性，发现患者广泛皮层灰质脑区和深部灰质灌注减低，与神经元代谢障碍一致，且灰质灌注的减低与记忆功能损伤相关，而该组患者全脑和局部灰质体积与对照组无明显差异，提示灰质灌注异常可能早于灰质萎缩出现。

既然 MS 脑灰质灌注异常的发生早于弥散异常，也早于灰质萎缩的出现，那么仅用轴索减少、脑萎缩来解释灰质灌注异常很难令人信服。Saindane 等研究了灌注成像和弥散张量成像的相关性，发现 RRMS 患者表现正常的胼胝体区 CBF 减低与平均弥散率呈显著正相关，但与分数各项异性不相关，说明缺血是 MS 最早期的表现，而不是继发于轴索变性的低灌注。磁共振波谱研究也证实 MS 患者脑灌注减低的程度大于轴索损伤所能导致的低灌注程度。因此未来还需要大样本和长期纵向的随访来验证 MS 早期灌注减低的功能性和预后意义。

免疫病理学研究发现 NMO 病灶处存在特有的以血管为中心的反应。SPECT 灌注研究发现复发性 NMO 局部脑区的灌注改变与视神经炎发作的次数相关，这些脑区主要位于白质，但相应白质的体积变化与视神经炎发作的次数并不相关，提示 NMO 脑微循环的改变可能也是疾病早期的特点。NMO 包括初级视觉皮层在内的枕叶皮层灌注减低，且 ON 发作次数增加与局部灰质体积变化不相关，说明灌注减低可能是继发于白质体积变化的。白质体积变化主要反映与枕叶皮层有直接连接的纤维束（例如后丘束或视辐射），说明灌注减低可能是连接纤维的变性引起的失联络现象。

三、MRI 灌注成像的展望

MRI 灌注成像最主要的难点在于缺乏标准化的数据采集和定量分析流程，近年来出现了多种改良技术，如 3D-ASL、流速选择性 ASL、血管编码 ASL 等，不但提高了成像质量，而且拓宽了 ASL 的应用范围。研究表明 3DASL 评价脑微血管灌注功能与传统的 DSC-MRI 无明显差异，作为无创检查，更适合临床应用于疗效评价和判断有无转移，尤其对肾衰患者更适用。

但 3D-ASL 作为一种组织灌注成像的全新技术，理论基础还需进一步完善，成像的精确性有待进一步提高。今后的发展方向除了自身理论及技术的完善，同时也需要和其他技术联合，如 3D-ASL 结合平衡式稳态自由进动（balance-steady state free precession，B-SSFP）显示血管更加清晰，另外 3D-ASL 结合 BOLD 技术测量 CBF 更加精确。

（段云云　刘亚欧）

参 考 文 献

[1] Weiner HL. Multiple sclerosis is an inflammatory T-cell-mediated autoimmune disease. Arch Neurol，2004，61：1613-1615.

[2] Frohman EM，Racke MK，Raine CS. Multiple sclerosis--the plaque and its pathogenesis. N Engl J Med，2006，354：942-955.

[3] Barnett MH，Prineas JW. Relapsing and remitting multiple sclerosis：pathology of the newly forming lesion. Ann Neurol，2004，55：458-468.

[4] Metz I，Lucchinetti CF，Openshaw H，et al. Autologous haematopoietic stem cell transplantation fails to stop demyelination and neurodegeneration in multiple sclerosis. Brain，2007，130：1254-1262.

[5] D'Haeseleer M，Cambron M，Vanopdenbosch L，et al. Vascular aspects of multiple sclerosis. Lancet Neurol，2011，10：657-666.

[6] Vincent T，Saikali P，Cayrol R，et al. Functional consequences of neuromyelitis optica-IgG astrocyte interactions on blood-brain barrier permeability and granulocyte recruitment. J Immunol，2008，181：5730-5737.

[7] Law M，Saindane AM，Ge Y，et al. Microvascular abnormality in relapsing-remitting multiple sclerosis：perfusion MR imaging findings in normal-appearing white matter. Radiology，2004，231：645-652.

[8] Adhya S，Johnson G，Herbert J，et al. Pattern of hemodynamic impairment in multiple sclerosis：dynamic susceptibility contrast perfusion MR imaging at 3.0T. NeuroImage，2006，33：1029-1035.

[9] Petzold GC，Murthy VN. Role of astrocytes in neurovascular coupling. Neuron，2011，71：782-797.

[10] Wong AM，Yan FX，Liu HL. Comparison of three-dimensional pseudo-continuous arterial spin labeling perfusion imaging with gradient-echo and spin-echo dynamic susceptibility contrast MRI. J Magn Reson Imaging，2014，39：427-433.

[11] Debernard L，Melzer TR，Van Stockum S，et al. Reduced grey matter perfusion without volume loss in early relapsing-remitting multiple sclerosis. J Neurol Neurosurg Psychiatry，2014，85：544-551.

[12] Ge Y，Law M，Johnson G，et al. Dynamic suscepti-bility contrast perfusion MR imaging of multiple sclerosis lesions：characterizing hemodynamic impairment and inflammatory activity. AJNR Am J Neuroradiol，2005，26：1539-1547.

[13] Lucchinetti CF，Mandler RN，McGavern D，et al. A role for humoral mechanisms in the pathogenesis of Devic's neuromyelitis optica. Brain，2002，125：1450-1461.

[14] Roemer SF，Parisi JE，Lennon VA，et al. Pattern-specific loss of aquaporin-4 immunoreactivity distinguishes neuromyelitis optica from multiple sclerosis. Brain，2007，130：1194-1205.

[15] Misu T，Fujihara K，Kakita A，et al. Loss of aquaporin 4 in lesions of neuromyelitis optica：distinction from multiple sclerosis. Brain，2007，130：1224-1234.

[16] Rashid W，Parkes LM，Ingle GT，et al. Abnormalities of cerebral perfusion in multiple sclerosis. J Neurol

Neurosurg Psychiatry，2004，75（9）：1288-1293.

[17] Cambron M，D'Haeseleer M，Laureys G，et al. White-matter astrocytes，axonal energy metabolism，and axonal degeneration in multiple sclerosis. J Cereb Blood Flow Metab，2012，32：413-424.

[18] Steen C，D'Haeseleer M，Hoogduin JM，et al. Cerebral white matter blood flow and energy metabolism in multiple sclerosis. Mult Scler，2013，19：1282-1289.

[19] Marshall O，Lu H，Brisset JC，et al. Impaired cerebrovascular reactivity in multiple sclerosis. JAMA Neurol，2014，71：1275-1281.

[20] D'Haeseleer M，Beelen R，Fierens Y，et al. Cerebral hypoperfusion in multiple sclerosis is reversible and mediated by endothelin-1. Proc Natl Acad Sci USA，2013，110：5654-5658.

[21] Ota M，Sato N，Nakata Y，et al. Abnormalities of cerebral blood flow in multiple sclerosis：a pseudocontinuous arterial spin labeling MRI study. Magn Reson Imaging，2013，31：990-995.

[22] Narayana PA，Zhou Y，Hasan KM，et al. Hypoperfusion and T_1-hypointense lesions in white matter in multiple sclerosis. Mult Scler，2014，20：365-373.

[23] Francis PL，Jakubovic R，O'Connor P，et al. Robust perfusion deficits in cognitively impaired patients with secondary-progressive multiple sclerosis. AJNR Am J Neuroradiol，2013，34：62-67

[24] Ingrisch M，Sourbron S，Herberich S，et al. Dynamic Contrast-Enhanced Magnetic Resonance Imaging Suggests Normal Perfusion in Normal-Appearing White Matter in Multiple Sclerosis. Invest Radiol，2017，52：135-141.

[25] Wuerfel J，Bellmann-Strobl J，Brunecker P，et al. Changes in cerebral perfusion precede plaque formation in multiple sclerosis：a longitudinal perfusion MRI study. Brain，2004，127：111-119.

[26] D'haeseleer M，Hostenbach S，Peeters I，et al. Cerebral hypoperfusion：a new pathophysiologic concept in multiple sclerosis? J Cereb Blood Flow Metab，2015，35（9）：1406-1410.

[27] Sowa P，Nygaard GO，Bjørnerud A，et al. Magnetic resonance imaging perfusion is associated with disease severity and activity in multiple sclerosis. Neuroradiology，2017，59（7）：655-664.

[28] Sánchez-Catasús CA，Cabrera-Gomez J，Almaguer Melián W，et al. Brain Tissue Volumes and Perfusion Change with the Number of Optic Neuritis Attacks in Relapsing Neuromyelitis Optica：A Voxel-Based Correlation Study. PLoS One，2013，8（6）：e66271.

第六节　脑波谱成像的应用

磁共振波谱（MR spectroscopy，MRS）是目前唯一用于在体观察组织代谢变化、生化改变和特定化合物定量分析的非创伤性技术，其成像的原理是由于化学位移和耦合现象，使不同化合物中的相同原子核产生及释放的频率不同，构成了波谱的细微差别。临床应用最广泛的是氢质子波谱（^{1}H-MRS），包括二维定域波谱和三维全脑波谱，前者根据感兴趣区分为多体素和单体素波谱。MRS 常用的成像方法有点分辨率波谱（point resolved spectroscopy，PRESS）和激励回波采集模式（stimulated echo acquisition mode，STEAM）。PRESS 具有较高的信噪比，且时效性好，可以选择长、短回波时间，对运动不敏感，是临床应用最普遍的成像方法。

参与神经系统疾病病理变化的主要代谢物包括：N- 乙酰天门冬氨酸（N-acetylaspartate，

NAA)（2.02～2.05ppm），是神经元和轴索生存能力与密度的标志物，为反映神经元和轴索丢失的最佳指标；胆碱复合物（choline，Cho）（3.20ppm），参与细胞膜的合成及降解，反映细胞膜的髓鞘脱失和胶质增生；肌酸/磷酸肌酸（creatine/phosphocreatine，Cr）（3.03ppm），是脑细胞能量的标志，在正常脑组织中峰值高度相对稳定；乳酸（lactate，Lac）（1.33ppm），是葡萄糖无氧酵解的终产物，特有的表现为双峰波谱，Lac 的增加是炎性细胞代谢的结果；脂质（lipid，Lip）（0.90～11 30ppm），提示坏死与髓鞘脱失；肌醇（myo-inositol，mI）（3.56ppm），为神经胶质增生的标志物。对代谢产物进行定量分析的参数包括峰高（代表共振信号强度）、峰宽（代表共振频率）和峰下面积（与代谢产物含量成正比）。

由于脑内代谢物有其固有的 T_1 和 T_2 弛豫时间，因此选择的回波时间（echo time，TE）不同，显示代谢物也不同。应用长、短 TE 共同确定的代谢物有 NAA、Cr、Cho、Lac；另一些代谢物只有短 TE 才能确定，如 Lip、mI、谷氨酰胺和谷氨酸（glutamate and glutamine，Glx）。长 TE 得到的波谱基线更平稳，波峰质量更高，而短 TE 能检测到更多代谢物，需要根据研究的目的合理选用。有的代谢物如 Lac 在短 TE 时显示为正向的双峰，长 TE 时反转变为倒置的双峰。

MRS 是常规 MRI 的重要补充，能发现常规 MRI 无法评估的代谢异常，进而推测疾病可能的病理生理变化，对临床了解疾病进程、评价疾病严重程度、判断预后和评价治疗效果等方面有很大作用，目前广泛应用于中枢神经系统脱髓鞘疾病中。

一、MRS 在多发性硬化中的应用

1. 脑内病灶代谢异常　多发性硬化（multiple sclerosis，MS）病理变化包括炎症、髓鞘脱失和再生，轴索损伤以及胶质细胞增生等。MS 病灶的 MRS 演变具有一定规律性，急性期病灶表现为 NAA 降低（反映神经元损伤导致的轴索丢失或变性）、Cr 降低（与细胞代谢功能障碍有关）、Cho 升高（反映髓鞘崩解和膜磷脂释放）、Lac 升高（提示炎性细胞无氧代谢）、mI 升高（与胶质增生有关）和 Lip 升高（与细胞膜释放脂质有关）（图 4-6-1）。急性期后数天至数周 Lac 呈进行性减少，Cr 在发病数天内即可恢复至正常，Cho、Lac 和 Lip 在数月后才逐渐恢复至正常，而 NAA 可持续在较低水平或部分恢复。

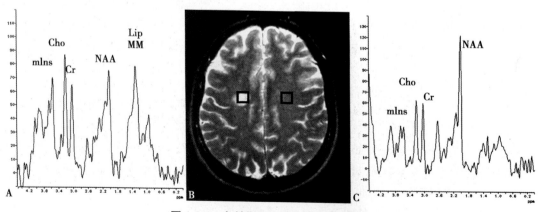

图 4-6-1　急性期 MS 病灶的 MRS 表现

图 A 为右侧半卵圆中心急性期病灶波谱，图 B 显示 MRS 定位图，图 C 为左侧相应位置的 NAWM 波谱。MS 病灶处 NAA 较对侧 NAWM 减低，Cho 和 mI 较对侧 NAWM 增高，病灶处还伴有脂质峰增高

慢性 MS 病灶 NAA 减低，尤其在 T_1 低信号病灶（即"黑洞"），RRMS、PPMS、SPMS 的脑内慢性病灶 NAA 比正常人白质区减低，BMS 病灶的 NAA 与正常人无显著差异。MS 慢性病灶处可同时伴有 Cr 和 Cho 增高，提示病灶处发生了胶质增生，以及髓鞘的丢失和再生。

研究表明 MS 病灶的 NAA 与临床残疾程度相关，说明轴索破坏是导致 MS 患者身体残疾的最重要原因。测量 NAA 含量可以对轴索的破坏程度进行定量分析，不同类型 MS 患者 NAA 的下降程度不同，通常 SPMS>RRMS> 对照组。

在髓鞘受损时，Cho 增高反映细胞膜磷脂的释放。与 NAA 相比较，Cho 对于急性脱髓鞘更具意义，特别是斑块形成的早期，Cho 会明显增高，它也是病变进入活动期的标志，进入缓解期后，Cho 呈逐渐恢复的过程，在几周或数月内达正常状态。

2. MS 的表现正常脑白质（NAWM）代谢异常　MS 患者的部分临床症状不能完全由常规 MRI 显示的病灶来解释，因此对于 NAWM 隐匿性损害的研究逐渐受到人们的重视。研究发现 MS 的代谢异常更广泛，不单局限在病灶区域，NAWM 处 NAA 减低（图 4-6-2），提示轴索 / 神经元的缺失或损伤，这可能与横跨大病灶的轴索变性和 NAWM 的局灶性异常有关。据报道，SPMS 患者 NAWM 的 NAA 水平明显低于 RRMS，RRMS 患者 NAWM 中 NAA 浓度也出现减少，这种减少与患者的残疾程度相关。PPMS 和 RRMS 的 NAWM 中 NAA 都

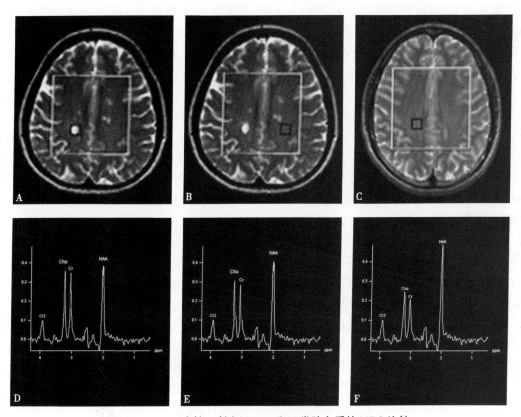

图 4-6-2　MS 病灶、对侧 NAWM 和正常脑白质的 MRS 比较

29 岁女性 MS 患者，A、B、C 分别为病灶、对侧 NAWM 和正常志愿者脑白质相应区域的采样容积；D、E、F 为在上述感兴趣区获取的 MRS 图。MS 病灶 NAA<NAWM< 正常脑白质，MS 病灶 Cho>NAWM> 正常脑白质

减低,无显著差异。PPMS 的 NAWM 中 Cr 和 RRMS 比正常人增高,支持 PPMS 进行性残疾可能与胶质增生和轴索丢失相关的这一说法,而 RRMS 的残疾可能继发于急性炎症病灶的增加和轴索丢失。SPMS 和 RRMS 的 NAWM 中 NAA/Cr、NAA/Cho 与 EDSS 评分呈负相关,说明 NAWM 的 NAA 水平可用于监测 MS 的疗效评价和预后判断。

伴随着急性期病变区域 Cho 增高,NAWM 的 Cho 峰也有较为明显的增高,这些 Cho 增高的区域在随访中很多都发展为常规 MRI 上可见的新鲜病变,很多研究表明 NAWM 中 Cho 增高的区域与急性斑块的形成相关。

有研究表明,RRMS 患者急性期 NAWM 的乳酸 Lac 峰增加,提示急性期的炎性反应非常广泛,缓解期随着炎性反应的减轻,Lac 也逐渐恢复正常。在 MS 早期和临床孤立综合征(clinically isolated syndromes,CIS)病人中,NAWM 的肌醇增加,提示慢性神经元损伤和胶质细胞增生导致的不可逆性组织缺失。MS 的 NAWM 也可以出现 Lip 的增加,且持续时间较长达数周到数月,它是脱髓鞘改变的结果,提示着急性脱髓鞘的炎性过程,有文献报道 CIS 病人的脑室周围脑白质中可发现 Lip 增高,提示脑室周围炎症。

在纵向 MRS 研究中,RRMS 疾病早期 NAWM 的神经元 / 轴索损伤是部分可逆的。基线 MRS 上显示的 Cho 和 Lips 增加的 NAWM 部位,提示将来该处进展为可见病灶。此外,NAWM 处发生的 mI、Cr 和 Cho 的增高可以推测细胞数增加(胶质增生,炎症)。应用 MRS 对于发生于 NAWM 的新发病变检测较为敏感,因此在 MS 的复查过程中,MRS 的表现总是先于常规 MRI 的表现,利用 MRS 和 MRI 结合复查 MS 病人有助于评估和观察病变的活动性。MS 患者的 NAWM、表现正常脑灰质(NAGM)和 T_2 可见病灶处还可以发生谷氨酸(Glu)的减低,提示急性氧化反应。

为了搞清 MS 的代谢异常最早在什么时期出现,不少学者对 CIS 进行了 MRS 研究。研究显示 CIS 患者出现全脑的 NAA 浓度降低,随访后进展为 MS 的 CIS 患者,其病灶和 NAWM 的 mI 浓度明显升高,病灶的 NAA 水平下降,Cho 水平升高,而表现正常脑灰质的 NAA 水平亦下降;而未进展为 MS 的 CIS 患者组与正常对照组比较,上述各项指标均无显著性差异。因此提出对于临床上的 CIS 患者一定要行 MRS 检查,且需要把它作为常规检查,待常规 MRI 发现病变以后且与 MRS 结果相比较有助于尽快确定 MS 病变的存在。

3. MS 灰质代谢异常　　MS 的灰质萎缩是很显而易见的,但灰质病灶很难显示,应用 DIR、PSIR 等序列也仅可以显示部分灰质病灶。MRS 对于显示灰质的隐匿性损伤非常有帮助,但技术难度较大,因为受邻近脑脊液和白质部分容积效应的影响,加上很多研究采用边缘抑制带宽来减少颅骨对波谱基线的干扰,也使得获取脑表面灰质的波谱变得困难,因此有关脑灰质的 MRS 研究相对较少。

Sharma 等的 MRS 研究结合 DIR 图像(脑脊液和白质信号被抑制),发现 MS 患者纵裂旁的表现正常脑灰质(NAGM)没有主要代谢物的异常,说明没有神经元丢失。另外一项研究用短 TE 的 MRS 研究,报道了皮层灰质的 NAA 和 mI 减低,发现皮层灰质的 NAA 减低是轻微而广泛的(图 4-6-3),并发现 MS 功能评分(MSFC)和皮层灰质的 Cr 和 Glx 含量相关。研究提出早期 NAA 减低反映神经元损伤 / 功能障碍,而非神经元丢失。与 RRMS 和正常人相比,SPMS 的 NAGM 灰质 NAA、Cr 和 NAA/CR 明显减低。在病程早期,NAGM 的 NAA 峰值可表现正常或轻度减低,在病程进展阶段 NAA 峰值显著减低。

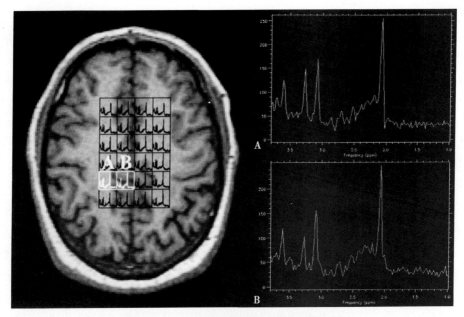

图 4-6-3 MS 表现正常脑组织的波谱改变

多体素 MRS 显示 MS 的 NAWM（图 A）tNAA 减低，肌醇增高；相邻的皮层 NAGM（图 B）
tNAA 减低，Glx 减低

CIS 患者出现强化病灶时，灰质 NAA 相对减低，Cho 增加；无强化病灶时和正常人代谢水平无差异。说明疾病早期灰质的代谢异常可能继发于活动性炎性病灶，并非一开始就出现神经元的损伤。

MS 也可以影响深部灰质结构，丘脑的平均 NAA 减低 11%，丘脑平均标准化体积比正常人减低 25%，且丘脑 NAA 减低与丘脑体积减小明显相关，提示 MS 丘脑发生了神经元变性。

4. 全脑 3D-MRS 在 MS 的应用　无论是多体素还是单体素采集，都属于定域 MRS，其局限性在于：只能对脑的局部组织进行测量，不能反映全脑整体代谢改变；纵向随访观察时，感兴趣区的定位会出现偏差，很难保证两次检查部位的一致性；为获得足够信噪比，采样时间较长；回波时间较长。全脑 NAA 基于自由感应衰减信号，采用非 T_1 加权的头部全激发波谱序列来实现。因为 NAA 是神经细胞特有的代谢产物，其信号仅来源于脑组织，所以无需定域采集信号就能得到全脑 NAA 谱图，解决了传统定域波谱 ROI 定位不准和信噪比低等问题，可以全面反映脑内神经元及轴索的状态。

有报道认为，对 RRMS 患者行全脑 NAA 动态分析，可以评价疾病的严重性，在发病早期预测病程，有助于选择治疗方法。全脑 NAA 检测可评价脑 NAA 的下降幅度，MS 起病早期 NAA 即开始下降，以后随病程延长而持续下降，提示神经元的进行性丢失。全脑 3D-MRS 研究发现 RRMS 患者 NAWM 全脑 NAA 低于正常人 9%，Cr 和 Cho 高于正常人 22%～32%。Cho 的增加区分 MS 患者和正常人的特异性为 100%，敏感性高于 90%。在另外一项有关 RRMS 研究中，全脑 NAA 作为一项功能指标与脑结构萎缩进行比较，得出全脑 NAA 是比病灶体积和脑萎缩更敏感的反映疾病进展的指标，该研究与之前的组织病理学及定域 MRS 结果一致，提示早期 MS 有广泛的轴索异常。

研究发现 PPMS 患者全脑 NAA 水平和标准化的脑体积明显比正常人减低,而且全脑 NAA 与脑体积不相关,说明 MRS 和脑萎缩的评价为 PPMS 患者脑损伤提供了补充信息。PPMS 的神经元或轴索损伤至少部分是独立于 MRI 可见病灶存在的。

Filippi 等评价了 CIS 阶段的早期轴索异常,发现 CIS 患者的 WBNAA 较正常人减低,但基线 MRI 有强化病灶和无强化病灶的患者 WBNAA 无显著差异,基线 MRI 脑内有不同时相病灶的患者与脑内只有一个时相病灶的患者相比较,全脑 NAA 也无显著差异。

5. MRS 与临床指标的关系　MRS 显示的 T_2 病灶和表现正常脑组织代谢异常与临床的残疾程度有一定的相关性。NAA 与临床 EDSS 评分明显相关,说明轴索损伤是残障的最重要机制。临床残疾程度进行性加重的 RRMS 患者、SPMS 患者和病程较长的患者都显示严重的 NAA 减低。但相比残障重的患者(EDSS≥5 分),轻度残障患者(EDSS<5 分)的 NAA/Cr 与 EDSS 有更强的相关性。同样,病程相对短的患者(病程 <5 年)NAA/Cr 与残疾程度量表呈明显相关,而病程长的患者无此相关性。RRMS 患者 NAA 与 EDSS 相关,而 SPMS 无此相关性。以上结果说明轴索损伤是疾病早期预测临床残障的初始性决定因素。

mI 和 Glx 也是与临床残疾相关的代谢物。有研究发现早期 RRMS 患者,与 MSFC 相关的代谢物包括皮层 NAGM 的 Cr 和 Glx、NAWM 的 mI,而 NAA 与 MSFC 无明显相关性。EDSS 评分只与皮层 NAGM 的 Glx 相关。而其他一些不同区域的 NAGM、NAWM 和全脑 MRS 研究未发现 NAA 及其他代谢物与临床残障相关。

研究还发现 MS 患者 NAA 与疲乏和认知障碍有关。有疲乏症状的患者豆状核 NAA/Cr 明显减低,说明基底节等特定区域的损伤可能导致 MS 常见的疲乏症状。MRS 是检测 MS 认知障碍的敏感指标,检测 NABT 的 NAA 异常能区分 MS 是否有认知障碍。

有学者发现脑桥右侧蓝斑区的 NAA 减低与患者选择性注意力缺陷相关。近期 Pfueller 等发现,既往有视神经炎病史的患者,视网膜神经纤维层厚度与视皮层 NAA 相关,而与 NAWM 的 NAA 无明显相关。说明在特定传导通路上的功能损伤超过了对全脑水平的神经元变性的影响。MRS 在特定脑区或传导通路的代谢异常与特定的认知障碍相关。

二、MRS 在视神经脊髓炎中的应用

视神经脊髓炎(neuromyelitis optica,NMO)是主要累及视神经和脊髓的中枢神经系统脱髓鞘病变,约 60% 的 NMO 患者脑内有病灶,但其病理生理机制与 MS 不同。NMO 脑内主要病理变化可能是血管源性水肿和急性炎性反应。

有关 NMO 的 MRS 研究比较少,有文章报道了 5 例水通道蛋白(AQP4)阳性的 NMO 患者脑内病灶的代谢异常,发现病灶处 Cho/Cr 增高,NAA/Cr 减低,并出现了乳酸峰,提示病灶处发生的急性炎症反应。

而近期几项有关 NMO 患者表现正常脑组织的 MRS 研究都得到了一致的结果:无论 NMO 患者脑内是否有病灶,在 NAWM 和 NAGM 区都未发现明显的代谢异常,深部灰质丘脑等区域也未发现代谢异常。而 MS 即便在疾病最早期也能检测到 NAA、Cho、mI 等代谢产物浓度改变(图 4-6-4)。这一发现说明 NMO 脑内没有发生广泛的轴索损伤,这是区别于 MS 的一个重要特征,有助于两种疾病的鉴别和不同病理生理机制的探索。

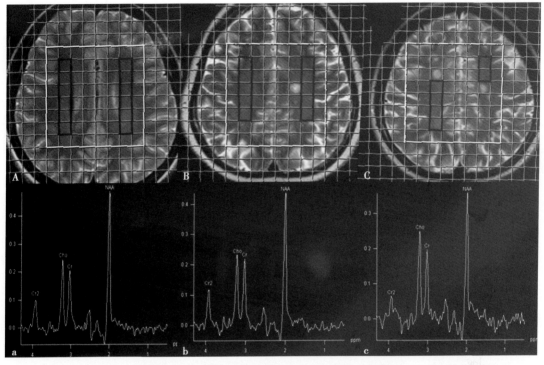

图 4-6-4 MS 和 NMO 表现正常脑白质的代谢差异

图 A～C 分别为健康志愿者、NMO 患者和 MS 患者的 NAWM 区域，a～c 为相应的 MRS 谱线，MS 与 NMO 比较，脑内代谢差异主要表现为 NAWM 的 NAA 减低

三、MRS 在瘤样炎性脱髓鞘病诊断中的应用

中枢神经系统瘤样炎性脱髓鞘病，又称为肿瘤样脱髓鞘病变（tumefactive demyelinating lesions，TDLs），或称为肿瘤样多发性硬化，它可以与 MS 合并发生，也有人认为它是介于 MS 和急性播散性脑脊髓炎之间的中间变异，其病理机制尚未十分清楚。影像学显示为脑实质内孤立性或多发性占位病变且最大径常 >2cm，常规 MRI 显示病灶的水肿带会随病程的推移而减轻或消失，这点征象与肿瘤表现有明显区别；开环状强化是此病典型的特征性表现；3D 梯度回波序列显示垂直脑室表面线样低信号（小静脉），而在肿瘤病灶内未见显示异常的线样结构。即使有这些特征性改变，常规 MRI 上瘤样脱髓鞘还是很难与肿瘤性病变鉴别，所以临床常误诊为恶性肿瘤而导致不必要的手术。本病的确切诊断依靠脑病理组织学检查，病灶主要分布于大脑半球，病理检查显示病灶区脱髓鞘变性，但轴索可大量保存，可见大量的单核巨噬细胞及大量淋巴细胞在血管周围浸润。

研究表明常规 MRI 与 MRS 相结合有助于 TDLs 的准确诊断。短回波 MRS 发现谷氨酸和谷氨酰胺峰（β，γ-Glx）明显升高，而肿瘤性病变没有此峰。同时假瘤样病灶也出现了非特异性的代谢特点，如 Cho 峰、Lac 峰、Lip 峰升高以及 NAA 峰的降低（图 4-6-5），这些在肿瘤性病变中也有类似表现。但在 TDLs 急性期后随访 Lip 和 Lac 却发现两者均明显减低，乳酸常积聚在坏死组织和无氧代谢脑组织内，Lac 峰升高，提示在急性炎症中有巨噬细胞的活动；Lip 增加提示急性脱髓鞘，因髓鞘和细胞膜破坏，脂质释出引起游离脂肪升高。

在 TDLs 的所有兴趣区，平均 Cho/Cr、NAA/Cr 比率与对侧 NAWM 比较没有统计学差别，只是在 TDLs 中心的坏死或囊变部分，其 NAA/Cr 比率要低于其他非坏死区域，因为在 TDLs 中较大量的凝固性坏死并不多见，这与高级胶质瘤中心坏死不一样，而 Lac 和 Lip 的随访显得尤为重要，急性期过后，Lac 的恢复较快，Lip 的恢复可能慢一些，这点也与肿瘤有很大的区别。

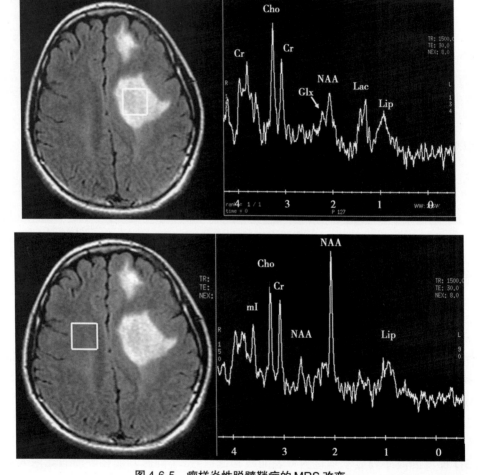

图 4-6-5　瘤样炎性脱髓鞘病的 MRS 改变
单体素短回波 MRS 显示左侧半卵圆中心病灶与对侧相应的脑白质区比较，谷氨酸和谷氨酰胺峰（Glx）升高，Cho 峰、Lac 峰、Lip 峰升高，而 NAA 峰降低

四、MRS 在急性播散性脑脊髓炎中的应用

急性播散性脑脊髓炎（acute disseminated encephalomyelitis，ADEM）是一种严重的、免疫介导的炎性脱髓鞘病变，通常发生在病毒、细菌感染或疫苗接种后，主要累及脑白质和脊髓。ADEM 没有特异性的实验室标记物，诊断靠临床和影像，通常单相病程，但也有复发或多相病程见诸报道，与 MS 鉴别困难。

MRS 有助于鉴别 ADEM 和其他常规 MRI 表现类似的疾病，如肿瘤、急性 MS 病灶和其他感染性病变，但是已有 MRS 研究都是小样本的，尚缺乏大样本的研究。急性期 ADEM 病灶显示 NAA/Cr 减低，Cho/Cr 增高，伴有 Lip 峰增高，与 MS 急性病灶的表现很相似。Lac 也可以出现，并在数天内恢复正常。另外一项研究发现 ADEM 病灶处 NAA 减低在缓解期依然存在。

对 8 例 ADEM 患者急性和亚急性期研究显示，急性期病灶处 Cho/Cr 较急性期增高，较 NAWM 处增高；而亚急性期病灶处 NAA/Cho 较急性期减低，较 NAWM 也减低。

对 7 例 ADEM 纵向研究显示 Cho/Cr 急性期增高，慢性期部分恢复。急性期 Lip 增高和 mIns/Cr 减低，慢性期 Lip 减低，mIns/Cr 回升到正常。因此，mIns/Cr 减低可能有助于鉴别 ADEM 和其他脱髓鞘疾病。

总之，MRS 与常规 MRI 相结合能检测组织的生化代谢改变，进而推测病理变化，由于生化代谢改变常常早于结构改变，MRS 检测到的病理变化甚至早于病灶出现。MRS 对 MS 的疾病进展、了解疾病的病理生理机制、评价疾病严重程度、判断预后和评价治疗效果等方面有很大作用。

（段云云）

参 考 文 献

[1] De Stefano N，Filippi M. MR spectroscopy in multiple sclerosis. J Neuroimaging，2007，17（Suppl 1）：31S-35S.

[2] He J，Inglese M，Li BS，et al. Relapsing-remitting multiple sclerosis：metabolic abnormality in nonenhancing lesions and normal-appearing white matter at MR imaging：initial experience. Radiology，2005，234（1）：211-217.

[3] 陈璇，李咏梅，欧阳羽，等. 不同回波时间氢质子磁共振波谱多体素技术检出多发性硬化病灶和看似正常脑白质. 中国医学影像技术，2011，27（1）：32-36.

[4] Srinivasan R，Sailasuta N，Hurd R，et al. Evidence of elevated glutamate in multiple sclerosis using magnetic resonance spectroscopy at 3T. Brain，2005，128（Pt 5）：1016-1025.

[5] Chard DT，Griffin CM，McLean MA，et al. Brain metabolite changes in cortical grey and normal appearing white matter in clinically early relapsing-remitting multiple sclerosis. Brain，2002，125（Pt 10）：2342-2352.

[6] Wattjes MP，Harzheim M，Lutterbey GG，et al. Axonal damage but no increased glial cell activity in the normal-appearing white matter of patients with clinically isolated syndromes suggestive of multiple sclerosis using high-field magnetic resonance spectroscopy. AJNR Am J Neuroradiol，2007，28（8）：1517-1522.

[7] 段云云，李坤成，于春水，等. 多发性硬化的磁共振波谱研究. 中国医学影像技术，2006，22（1）：67-69.

[8] Rovira A1，Alonso J. 1H magnetic resonance spectroscopy in multiple sclerosis and related disorders. Neuroimaging Clin N Am，2013，23（3）：459-474.

[9] 陈璇，李咏梅，罗天友，等. 磁共振波谱成像观察多发性硬化与视神经脊髓炎患者丘脑代谢产物. 中国介入影像与治疗学，2011，8（5）：380-383.

[10] Birnbaum G，Leist TP，Lublin FD. Commentary I：Pathophysiologic construct for neuronal degeneration/regeneration in multiple sclerosis. Neurology，2007，68（22 Suppl 3）：S2-S4.

[11] Rovaris M，Gallo A，Falini A，et al. Axonal injury and overall tissue loss are not related in primary progressive multiple sclerosis. Arch Neurol，2005，62（6）：898-902.

[12] Raz E，Cercignani M，Sbardella E，et al. Clinically isolated syndrome suggestive of multiple sclerosis：

voxelwise regional investigation of white and gray matter. Radiology，2010，254（1）：227-234.

[13] Rocca MA，Preziosa P，Mesaros S，et al. Clinically isolated syndrome suggestive of multiple sclerosis：dynamic patterns of gray and white matter changes-a 2-year MR imaging study. Radiology，2016，278：841-853.

[14] Blasel S，Pfeilschifter W，Jansen V，et al. Metabolism and regional cerebral blood volume in autoimmune inflammatory demyelinating lesions mimicking malignant gliomas. J Neurol，2011，258：113-122.

[15] Malhotra HS，Jain KK，Agarwal A，et al. Characterization of tumefactive demyelinating lesions using MR imaging and in-vivo proton MR spectroscopy. Mult Scler，2009，15：193-203.

[16] Rigotti DJ，Inglese M，Kirov II，et al. Two-year serial whole-brain N-acetyl-L-aspartate in patients with relapsing-remitting multiple sclerosis. Neurology，2012，78（18）：1383-1389.

[17] Kirov II，Tal A，Babb JS，et al. Serial proton MR spectroscopy of gray and white matter in relapsing-remitting MS. Neurology，2013，80（1）：39-46.

[18] Gass A，Richards TL. Serial proton magnetic resonance spectroscopy of normal-appearing gray and white matter in MS. Neurology，2013，80（1）：17-18.

[19] 李咏梅，谢鹏，罗天友，等. 常规 MRI 和 1H-MRS 成像对假瘤型脱髓鞘病的诊断价值. 临床放射学杂志，2008，27（9）：1176-1180.

[20] Sastre-Garriga J，Ingle GT，Chard DT，et al. Metabolite changes in normal-appearing gray and white matter are linked with disability in early primary progressive multiple sclerosis. Arch Neurol，2005，62：569-73.

[21] Pfueller CF，Brandt AU，Schubert F，et al. Metabolic changes in the visual cortex are linked to retinal nerve fiber layer thinning in multiple sclerosis. PLoS One，2011，6：e18019.

[22] Aboul-Enein F，Krssa´k M，Hoftberger R，et al. Reduced NAA-levels in the NAWM of patients with MS is a feature of progression. A study with quantitative magnetic resonance spectroscopy at 3 tesla. PLoS One，2010，5：e11625.

[23] Choi I，Lee S，Denney DR，et al. Lower levels of glutathione in the brains of secondary progressive multiple sclerosis patients measured by 1H magnetic resonance chemical shift imaging at 3T. Mult Scler，2011，17：289-296.

[24] Rigotti DJ，Gonen O，Grossman RI，et al. Global N-acetylaspartate declines even in benign multiple sclerosis. AJNR Am J Neuroradiol，2011，32：204-209.

[25] Khan O，Seraji-Bozorgzad N，Bao F，et al. The Relationship Between Brain MR Spectroscopy and Disability in Multiple Sclerosis：20-Year Data from the U.S. Glatiramer Acetate Extension Study. J Neuroimaging，2017，27（1）：97-106.

[26] Aboul-Enein F，Krssa´k M，Hoftberger R，et al. Diffuse white matter damage is absent in neuromyelitis optica. AJNR Am J Neuroradiol，2010，31：76-79.

[27] de Seze J，Blanc F，Kremer S，et al. Magnetic resonance spectroscopy evaluation in patients with neuromyelitis optica. J Neurol Neurosurg Psychiatry，2010，81：409-411.

[28] 肖丽，邱伟，陆正齐，等. 视神经脊髓炎及多发性硬化患者脑部氢质子磁共振波谱分析. 中国神经免疫学和神经病学杂志，2015，22（6）：385-388.

[29] Tenembaum S，Chitnis T，Ness J，et al. Acute disseminated encephalomyelitis. Neurology，2007，68：S23-S36.

[30] Ben Sira L，Miller E，Artzi M，et al. 1H-MRS for the diagnosis of acute disseminated ncephalomyelitis：insight into the acute-disease stage. Pediatr Radiol，2010，40：106-113.

第七节　脑灰质的改变及皮层病灶的显示

以往的观点认为，多发性硬化（multiple sclerosis，MS）是主要累及脑白质的疾病，但是，仅有白质的病变不能很好地解释患者系列的临床症状，比如认知障碍。近几年来，由于磁共振技术的发展，MS 患者的灰质损伤不断地被发现和证实，也帮助我们更多地了解了 MS 患者多种多样的临床表现。通过高场强和一些新的序列，发现了一些常规 MRI 阴性的病变，尤其是可证实更多皮层病灶的存在。但是，即便是有了新技术和高场强的存在，MS 患者的皮层病变还是很难被发现（仅有 30%～50% 的病理组织学的病灶可以在 7T 的 MRI 上显示出来）。除此之外，还需要有更多的研究去探索皮层病灶、皮层萎缩和白质病变在疾病发展中的确切意义，以及这些病变与临床症状之间的关系。

自从 Charcot 在 19 世纪首次发表"sclerose en plaques"以来，MS 一致被认为是纯粹累及脑白质的疾病，病变主要由脱髓鞘后的局部炎症导致。然而，早期也已经有报道称 MS 病变累及灰白质交界以及大脑的皮层，并且提出可能的病理生理机制，但由于当时组织病理学技术的限制，MS 的皮层病变被大量地忽视了。

在 20 世纪后期，学者们发现仅有白质损伤无法解释 MS 患者的一些临床症状，比如认知障碍、癫痫发作。一些 MRI 新的技术发展使得 MS 的灰质病变得到了更多认识，有研究认为，灰质病变的病理可以是多方面的，同时涉及了神经脱髓鞘（病变）和神经轴索的丢失，并且发现大约有 70%～80% 的 MS 患者存在皮层病变。由于 MS 的皮层病变在近几年才得到越来越多的认识，也是近几年来的热点话题，因此在这一节重点为大家介绍。参考国内外最新研究，我们将从皮层病变的病理学改变、MRI 改变以及皮层病变与临床之间的关系进行讲解。

一、灰质病变

1. 皮层病灶　根据病理学皮层的受累情况可以将其划分为四种不同的病变类型。Ⅰ型病变累及深层灰质以及相邻的白质（又称"混合病变"）。其他几型都是仅累及皮层的病灶：Ⅱ型病变非常小，局限在皮层内；Ⅲ型病灶占绝大多数，从软脑膜一致累及皮层，因此又称"软脑膜下病变"；当病变贯穿整个皮层（而皮层下白质没有受累）时为Ⅳ型。虽然皮层的脱髓鞘累及范围较广，但有研究证实，额、颞叶比顶、枕叶更容易受累。

尸检中发现，脱髓鞘病变的特征是缺乏细胞浸润，并且有完整的血脑屏障。尽管相对于一些神经退行性疾病而言（比如阿尔茨海默病），MS 患者皮层病灶并没有那么明显的神经元损失（萎缩），据报道，神经元密度减少了 18%～23%，同时有胶质细胞和突触的减少。在慢性 MS 患者中，皮层的变性与皮层病灶很大程度上并没有相关性。

虽然很多学者认为皮层病灶的本质并不是炎性，还是有少数研究发现了炎性改变的证据，在一些临床暴发的病例中，皮层和脑膜的炎症（T 细胞和巨噬细胞浸润）都与皮层的脱髓鞘有关。有研究在尸检中发现皮层病变边缘活化的小胶质细胞以及脑膜的炎症，脑膜的炎症与退变或表现正常的皮层神经元的损失有关，与皮层病变并没有直接关系。

2. 深部灰质病灶　在深部灰质（比如丘脑）、海马、小脑及脊髓中，同样存在炎性和脱髓鞘的改变，但这些部位的炎性改变比白质病变要轻一些。

3. 灰质萎缩　早在 20 世纪就有学者发现了灰质的萎缩，相对灰质病变而言，通过正常场强下的常规 MRI 序列发现灰质的萎缩要容易很多。早期学者们通过测量脑实质体积、胼胝体的大小以及脑室的体积发现脑萎缩的存在。但是这些方法没有办法分开计算脑白质和脑灰质分别的萎缩程度。大约在 2000 年以后,我们可以通过一些后处理方法将脑白质和脑灰质的体积分开测量。而且,还可以测算局部灰质的体积。通过这些方法,学者们发现 MS 患者灰质结构中有广泛的神经元损失(比如神经退行性变),这些改变同时存在于病变的灰质和显示正常的灰质中。应用先进的 MRI 技术,比如磁化传递成像(MTI)、扩散张量成像(DTI)以及磁共振波谱成像(MRS),可以反映更多的脱髓鞘以外的神经元改变,比如轴突的损失、神经胶质的增多,以及其他一些病理改变。很多研究已经证实 MS 患者丘脑的萎缩,并且这种萎缩与 T_2 上脑内病灶容积相关联,当然,也有一些研究认为灰质萎缩和白质病变是相互独立的过程。灰质萎缩可能的原因我们大致归纳为:① MRI 上无法显示的灰质病变;②局灶性的脱髓鞘和炎症反应;③继发于白质病变的沃勒变性;④脊髓的进行性损伤上行传导至脑内。

二、MRI 对皮层病变的检测

MRI 对脱髓鞘患者的脑白质病变很敏感,但是,对于皮层病变却不那么敏感。曾有研究将患者死后 MRI 图像和其病理结果进行对照,发现仅有 37% 的皮层病变可以在 MRI 图像上显示出来。造成 MRI 对皮层病灶检出率低的原因有很多。首先,脑灰质本身就含有较少的髓鞘,即便丢失一些髓鞘也并不能形成很明显的对比。其次,皮层病变通常很小,没有足够的空间分辨率很难显示出来。再次,周围脑脊液的部分容积效应很容易与病变混淆,难以区分。

1. 观察皮层病变的磁共振新序列 一直以来,学者和医生们都在试图找到一种方法,可以提高对皮层病变的敏感性。比如,通过静脉注射造影剂使得病变强化,又比如说液体衰减反转恢复序列(FLAIR)扫描。虽然说通过这些方法,可以发现大约 60% 的皮层(下)病变,大部分病变还是被遗漏了,尤其是那些局限在皮层内的病灶。

自从磁共振双翻转恢复(double-inversion recovery,DIR)脉冲序列发明以来,皮层病变的检出率得到了非常大的提高。DIR 序列使用两个脉冲,第一个脉冲抑制脑脊液的信号,第二个脉冲抑制大脑白质的信号,因此可以更好地显示大脑灰质。近年来,3D-DIR 序列有所完善和发展,与三维采集技术相结合,使图像的空间分辨力和对比分辨力均得到显著提高,成为国内外检出中枢神经系统疾病灰质病灶的新方法(图 4-7-1,图 4-7-2)。

2. 高场强 / 超高场强 MRI 高场强的磁共振扫描可以提高皮层病变的检出率,这可能与更高的场强提高了图像的信噪比、空间分辨率和图像对比度有关。我们通常把场强介于 3T 和 7T 之间称为高场强,超过 7T 称为超高场强。对于上面所介绍过的 DIR 序列而言,3T 比 1.5T 能检出更多的皮层病灶。如果能将 DIR 序列与 PSIR(相位敏感反转恢复)序列以及 3D-MPRAGE(三维磁化强度预备梯度回波)序列相结合,可以准确地定位皮层病变。对于常规的磁共振序列(比如 FLAIR 和 T_2WI)而言,7T 对皮层病变的敏感性也要高于 3T。但是,高场强下深部灰质结构的改变还未得到明确的结论。可惜的是,由于种种限制,比如说扫描时间太长以及高场强 MRI 还未应用于临床,导致我们很难更深入了解不同种类的皮层病变。很多研究告诉我们,我们现在所认识到的 MS 患者的皮层病变只是"冰山一角",我们还需要走很长的路去揭开隐藏在皮层病变中的秘密。

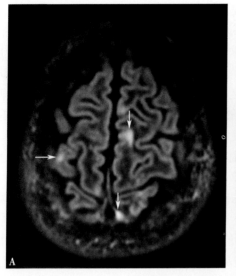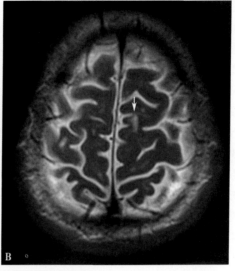

图 4-7-1 MS 皮层内及皮层下病灶

A. 3D-DIR 序列轴位图像清晰显示皮层内及皮层下病变（箭头）；B. T₂W-TSE 序列轴位图像显示皮层内病灶欠佳（箭头），且对病灶定位不如 3D-DIR 准确

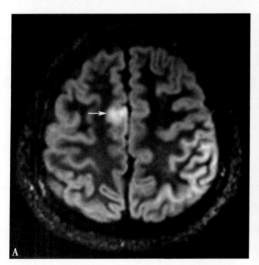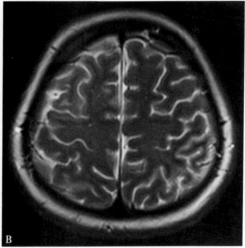

图 4-7-2 MS 皮层内病灶

A. 3D-DIR 序列轴位图像清晰显示皮层内病灶（箭头）；B. T₂W-TSE 序列轴位图像，与 3D-DIR 相对应层面未见皮层内病灶

三、皮层改变和临床症状的相关性

1. 患者残疾程度与皮层病灶间的关系　对于患者残疾程度的评价国际上有非常多的体系。常用的有扩展残疾状态量表（EDSS）、多发性硬化功能复合评价（MSFC），在 MSFC 中通过节奏的听觉串行测试（PASAT）对患者的认知进行评价，包括对信息处理速度和工作记忆。此外，还可以结合 25 步时间测试（timed 25-foot walk test，T25FW）、手动功能测试（9-hole peg test，9HPT）。

在患者症状进展时，神经系统体征定位可以找到与之相关联的病变，这些病变通常位于脑白质中。但是，上述评分的结果到底与灰质还是白质相关尚不明确。一些研究发现，白质病变与认知评分的相关度并不高，但皮层病变却与病情的严重程度及预后高度相关。此外，病情较轻的患者相对临床症状严重的患者而言，皮层的病变较少，而且在疾病的发展中也较少累及皮层。

2. 认知障碍与皮层病灶具有高度相关性　研究证明，约有 70% 的 MS 患者存在认知障碍。主要受影响的是视觉和语言的记忆以及运算速度。运算速度的减低可能与白质病变也有一定关系，但是，认知障碍主要还是与皮层的病变相关，皮层病灶的意义远远超过白质病灶。皮层病变对认知功能的影响也在一定程度上解释了 MS 患者的临床症状。

3. 癫痫发作与皮层病灶的关系　除了身体的残疾和认知的障碍，0.5%～8.3% 的 MS 患者可出现癫痫的发作，大约比一般人群发病率高三倍。新的 MRI 技术（比如 DIR 序列）使得对皮层病变的敏感度大大提高，研究发现在 MS 患者中，有癫痫症状的患者比没有癫痫症状的患者有更多的皮层病变。

4. 灰质萎缩的临床意义　提到 MS 灰质的改变，不得不强调一下灰质的萎缩。MS 的一系列临床症状不仅与皮层的病灶有关，还与灰质的萎缩有着一定的关系。研究证明，患者的残疾程度主要与额叶、颞叶和顶叶的皮层变薄以及丘脑的萎缩有关。小脑灰质的萎缩与小脑症状及手的功能有密切的关系。并且，全脑灰质的萎缩和丘脑的萎缩，可以预测疾病的进展，甚至是未来 20 年的残疾程度。此外，同皮层病变相似，皮层的萎缩还与认知障碍高度相关。但是，我们尚不能明确皮层病变和皮层萎缩在疾病的发病和进展中是如何协同作用的。

综上所述，灰质的改变对于 MS 患者的临床症状、治疗及预后都有着举足轻重的作用。由于以往的医学技术限制，大量的皮层病灶被我们忽视，随着病理和影像学技术的发展，我们正在一层一层地揭开皮层改变的面纱。值得确信的是，MS 患者灰质病变和灰质萎缩的存在，以及灰质改变具有不容小视的临床意义。

（任卓琼　刘亚欧）

参 考 文 献

[1] Calabrese M, Filippi M, Rovaris M, et al. Evidence for relative cortical sparing in benign multiple sclerosis: a longitudinal magnetic resonance imaging study. Mult Scler, 2009, 15(1): 36-41.

[2] Calabrese M, Agosta F, Rinaldi F, et al. Cortical lesions and atrophy associated with cognitive impairment in relapsing-remitting multiple sclerosis. Arch Neurol, 2009, 66(9): 1144-1150.

[3] Calabrese M, Rocca MA, Atzori M, et al. Cortical lesions in primary progressive multiple sclerosis: a 2-year longitudinal MR study. Neurology, 2009, 72(15): 1330-1336.

[4] Nelson F, Datta S, Garcia N, et al. Intracortical lesions by 3T magnetic resonance imaging and correlation with cognitive impairment in multiple sclerosis. Mult Scler, 2011, 17(9): 1122-1129.

[5] Albert M, Antel J, Bruck W, et al. Extensive cortical remyelination in patients with chronic multiple sclerosis. Brain Pathol, 2007, 17(2): 129-138.

[6] Wegner C, Esiri MM, Chance S A, et al. Neocortical neuronal, synaptic, and glial loss in multiple sclerosis. Neurology, 2006, 67(6): 960-967.

[7] Klaver R, Popescu V, Voorn P, et al. Neuronal and axonal loss in normal-appearing gray matter and subpial lesions in multiple sclerosis. J Neuropathol Exp Neurol, 2015, 74(5): 453-458.

[8] Kooi EJ, Strijbis EM, van der Valk P, et al. Heterogeneity of cortical lesions in multiple sclerosis: clinical

and pathologic implications. Neurology，2012，79（13）：1369-1376.

[9] Magliozzi R，Howell OW，Reeves C，et al. A Gradient of neuronal loss and meningeal inflammation in multiple sclerosis. Ann Neurol，2010，68（4）：477-493.

[10] Magliozzi R，Howell O，Vora A，et al. Meningeal B-cell follicles in secondary progressive multiple sclerosis associate with early onset of disease and severe cortical pathology. Brain，2007，130（Pt 4）：1089-1104.

[11] Dutta R，Chang A，Doud MK，et al. Demyelination causes synaptic alterations in hippocampi from multiple sclerosis patients. Ann Neurol，2011，69（3）：445-454.

[12] Gilmore CP，Donaldson I，Bö L，et al. Regional variations in the extent and pattern of grey matter demyelination in multiple sclerosis：a comparison between the cerebral cortex，cerebellar cortex，deep grey matter nuclei and the spinal cord. J Neurol Neurosurg Psychiatry，2009，80（2）：182-187.

[13] Papadopoulos D，Dukes S，Patel R，et al. Substantial archaeocortical atrophy and neuronal loss in multiple sclerosis. Brain Pathol，2009，19（2）：238-253.

[14] Kooi EJ，Geurts JJ，van Horssen J，et al. Meningeal inflammation is not associated with cortical demyelination in chronic multiple sclerosis. J Neuropathol Exp Neurol，2009，68（9）：1021-1028.

[15] Duan Y，Liu Y，Liang P，et al. Comparison of grey matter atrophy between patients with neuromyelitis optica and multiple sclerosis：a voxel-based morphometry study. Eur J Radiol，2012，81（2）：e110-e114.

[16] Kutzelnigg A，Lucchinetti CF，Stadelmann C，et al. Cortical demyelination and diffuse white matter injury in multiple sclerosis. Brain，2005，128（Pt 11）：2705-2712.

[17] Seewann A，Kooi EJ，Roosendaal SD，et al. Postmortem verification of MS cortical lesion detection with 3D DIR. Neurology，2012，78（5）：302-308.

[18] Turetschek K，Wunderbaldinger P，Bankier AA，et al. Double inversion recovery imaging of the brain：initial experience and comparison with fluid attenuated inversion recovery imaging. Magn Reson Imaging，1998，16（2）：127-135.

[19] 任卓琼，刘亚欧，段云云，等. 磁共振三维双翻转恢复序列在早期多发性硬化中的初步应用. 中国医学影像技术，2012，28（10）：1805-1808.

[20] 任卓琼，安静，刘亚欧，等. 磁共振三维双反转恢复脉冲序列在中枢神经系统的应用. 中国医学影像技术，2011，27（9）：1934-1937.

[21] Geurts JJ，Pouwels PJ，Uitdehaag BM，et al. Intracortical lesions in multiple sclerosis：improved detection with 3D double inversion-recovery MR imaging. Radiology，2005，236（1）：254-260.

[22] Nelson F，Poonawalla A，Hou P，et al. 3D MPRAGE improves classification of cortical lesions in multiple sclerosis. Mult Scler，2008，14（9）：1214-1219.

[23] Meyer-Moock S，Feng YS，Maeurer M，et al. Systematic literature review and validity evaluation of the Expanded Disability Status Scale（EDSS）and the Multiple Sclerosis Functional Composite（MSFC）in patients with multiple sclerosis. BMC Neurol，2014，14：58.

[24] Sormani MP，Bonzano L，Roccatagliata L，et al. Surrogate endpoints for EDSS worsening in multiple sclerosis. A meta-analytic approach. Neurology，2010，75（4）：302-309.

[25] Calabrese M，Filippi M，Rovaris M，et al. Evidence for relative cortical sparing in benign multiple sclerosis：a longitudinal magnetic resonance imaging study. Mult Scler，2009，15（1）：36-41.

[26] Coebergh JA，Roosendaal SD，Polman CH，et al. Acute severe memory impairment as a presenting

symptom of multiple sclerosis: a clinical case study with 3D double inversion recovery MR imaging. Mult Scler，2010，16（12）：1521-1524.

[27] Calabrese M，Rinaldi F，Mattisi I，et al. The predictive value of gray matter atrophy in clinically isolated syndromes. Neurology，2011，77（3）：257-263.

第八节　脑网络分析在中枢神经系统脱髓鞘疾病的应用

磁共振成像技术的出现和发展，针对 MS 进行了大量研究，但大部分研究主要针对局部脑区、局部连接和局部网络，但是 MS 病人不仅仅在单个脑区或者脑区间的单个连接上的结构或功能具有异常，而且在大规模连接网络的整合上也表现出拓扑组织的异常（如不同的脑功能系统内或系统间的异常整合）。近年来，研究者们提出利用网络模型和基于图论的定量分析从系统的角度来研究大脑的结构和功能，国际上将人脑大规模连接网络的构建及其拓扑描述称为"人脑连接组学"（human brain connectomics）。人脑连接组学改变了长久以来研究大脑的方式，即不再将大脑视为数量巨大的离散解剖单元，而是由彼此纵横交叉、相互连接的神经元构成的复杂统一体。这种观念上的变革将为深入窥探大脑内部的神经活动规律，以及揭示多种神经精神疾病的发病机制等重大科学问题提供全新的视角。下面主要基于不同模态的脑成像技术（结构、扩散和静息态功能磁共振成像以及脑电 MEG/EEG）来分别综述 MS 的人脑连接组学的研究。

一、基于结构磁共振成像的人脑结构网络

2009 年，He 等人首次基于结构磁共振图像（sMRI），通过计算脑区间皮层厚度的相关性构建了 MS 患者基于组水平的脑结构网络。他们通过对 330 名 MS 患者根据其脑内白质损伤总体积进行分组，分别构建基于组水平的二值化的皮层厚度相关网络，进一步利用图论的定量分析，主要发现 MS 患者的脑结构网络具有典型的"小世界"属性（不同阈值下的脑网络全局和局部效率介于规则网和随机网之间），但是脑网络效率随着其白质损伤程度显著降低，节点效率的下降主要集中在脑岛、中央前回、前额叶和颞叶等联络皮层的脑区，此外，进一步的研究发现白质损伤主要影响了额叶、颞叶和顶叶的一些脑区之间皮层厚度的相关性（如双侧脑岛、双侧额中回、右侧楔前叶和脑岛、左侧颞上回和颞中回等）。该研究首次从人脑连接组的角度研究了 MS 患者的脑白质损伤与其脑网络拓扑结构异常改变的关系，提示了 MS 是一种失连接的疾病。

二、基于扩散磁共振成像的人脑结构网络

2011 年，Shu 等人首次通过扩散磁共振成像（DTI）研究了基于个体水平的 MS 的脑白质结构网络。脑结构和功能网络构建的流程图见图 4-8-1。通过对 39 名复发缓解型 MS（RRMS）患者和 39 名健康被试者进行扩散磁共振成像扫描，利用确定性纤维跟踪技术来重建不同脑区之间的白质结构连接，进一步构建宏观水平下的二值和加权（纤维数目和 FA 加权）的脑白质结构网络。通过对个体脑网络进行基于图论的定量分析和组间比较发现，同健康被试者相比，MS 患者的脑白质结构网络具有典型的"小世界"属性（同随机网相比具有较高的全局效率和近似的局部效率）和相似的核心脑区 hub 节点的分布，但是 MS 组的全局效率和局部效率显著降低，降低的脑区主要集中在感觉运动、视觉、默认网络和语言系

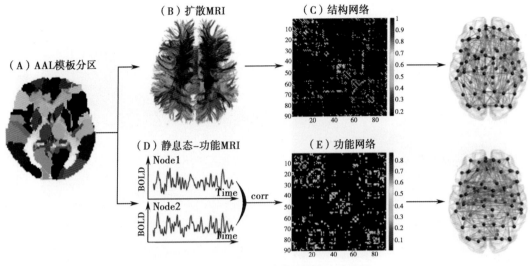

（A）AAL模板分区　（B）扩散MRI　（C）结构网络

（D）静息态–功能MRI　（E）功能网络

图 4-8-1　DTI 网络和功能网络建立流程图

统（图 4-8-2，图 4-8-3），而且网络全局和局部效率的降低与患者的残疾程度（EDSS 评分）、病程和白质损伤体积均显著相关。此后，为了避免白质损伤对脑网络拓扑的影响，Li 等人分析了脑网络的信息传输性（communicability）和平均路径长度的异常改变，通过对 29 例早期 RRMS 患者构建三种不同加权类型的脑白质结构网络（纤维数目，FA 和 MD 加权），主要发现 MS 脑网络的全局信息传输性显著下降，主要集中在额叶、海马 / 海马旁回以及一些运动和视觉相关脑区。而且，左侧额上回、颞上回和中央后回的信息传输性指标的下降与 25-foot Walk test 评分具有显著相关性。此外，还发现 MS 患者的一些脑区和脑区间的连接（主要在左侧尾状核和壳核）的信息传输性升高，提示了该疾病可能的代偿机制。Liu 等人研究了另外一种神经免疫疾病 - 视神经脊髓炎（NMO）的脑白质结构网络的拓扑改变，虽然 NMO 患者脑内并无显著的白质病灶，但是其脑白质网络拓扑属性也发生了显著变化，主要表现为同随机网归一化后的小世界参数的改变（标准化最短路径长度、标准化集群系数和小世界性升高），进一步基于脑区的分析发现节点效率降低主要集中在默认网络、感觉运动和视觉系统，同时还发现效率升高的脑区主要在额上回、额中回的眶部和梭状回（图 4-8-4）。50%～60% 的 MS 患者常伴有抑郁症状，Nigro 等人通过比较 20 例具有重症抑郁的 RRMS 患者（MDD-MS）和 22 名无抑郁症状 RRMS 患者的脑白质结构网络，主要发现与健康对照和无抑郁的 RRMS 患者相比，MDD-MS 的右侧海马和右侧杏仁核这两脑区的最短路径长度升高，但与临床抑郁程度并无显著的相关性。此外，MS 患者按其临床症状和病情进展可分为不同亚型，主要包含临床孤立综合征（CIS）、复发缓解型 MS（RRMS）、原发进展型 MS（PPMS）和继发进展型 MS（SPMS）。Kocevar 的研究将基于脑白质网络的图论分析与机器学习相结合，对 MS 的不同亚型进行分类。他们研究了 12 名 CIS、24 名 RRMS、24 名 SPMS、17 名 PPMS 和 26 名健康对照（HC）的脑白质结构网络的一系列全局性的拓扑指标，发现同健康对照相比，MS 患者脑网络的同配性（assortativity）、传递性（transitivity）和最短路径长度都升高，全局效率降低，然后将这些图论指标作为特征，通过支持向量机（SVM）的方法可得到较高的临床亚型间的分类正确率：HC 与 CIS，91.8%；CIS 与 RRMS，91.8%；RRMS 与 PPMS，75.6%；CIS-RRMS-SPMS 三组之间达到 70.6%。

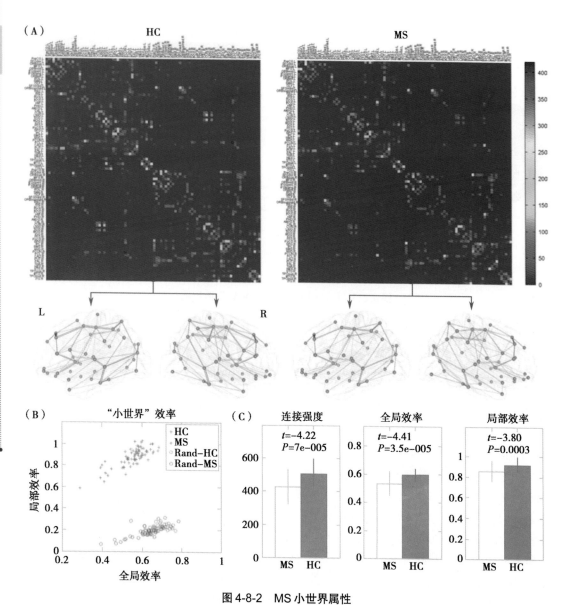

图 4-8-2 MS 小世界属性

同健康被试相比,MS 患者的脑白质结构网络具有典型的"小世界"属性(同随机网相比具有较高的全局效率和近似的局部效率)

综上所述,基于 DTI 的脑网络研究主要发现 MS 患者的脑结构网络的效率降低,影响的不仅仅是感觉运动相关的脑区,也涉及一些高级联络皮层的脑区,其网络拓扑改变模式与患者的临床症状和不同亚型都有一定的相关性,有望用于该疾病的早期辅助诊断和鉴别诊断。

三、基于静息态功能磁共振成像的人脑功能网络

Richiardi 等人利用静息态下脑功能连接网络对 MS 进行分类判别,特异性和敏感性分别达到 86% 和 82%,最有效的判别特征集中在皮层下核团和颞叶的功能连接的改变。Schoolheim 等人的研究发现 MS 患者脑功能网络的改变与性别有关,同健康对照相比,男性 MS 患者中表现出广泛脑功能连接的减弱和标准化最短路径长度的降低,并且与其视空间记

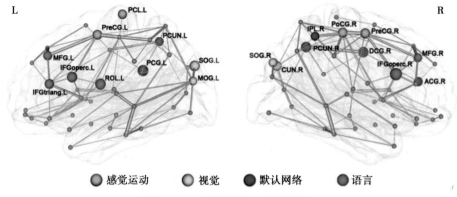

图 4-8-3　MS 网络效率减低的脑区

MS 组全局效率和局部效率较健康被试组显著降低,降低的脑区主要集中在感觉、运动、视觉、默认网络和语言系统

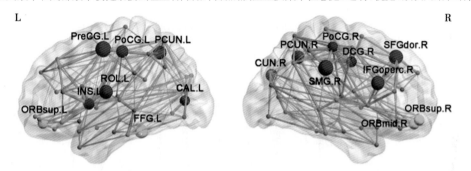

图 4-8-4　NMO 和健康志愿者之间存在局部效率改变的脑区

NMO 节点效率降低主要集中在默认网络、感觉运动和视觉系统,效率升高的脑区主要在额上回、额中回的眶部和梭状回(蓝色:效率减低的节点;绿色:效率增高的节点)

忆能力的下降相关,而在女性 MS 患者中并没有发现显著的认知损伤和脑功能网络的改变。此后,他们进一步利用特征向量中心性刻画(eigenvector centrality mapping, ECM)的方法在全脑体素水平研究了 MS 患者脑功能网络的 hub 中心性(hubness)的改变,主要发现 ECM 下降的脑区主要集中在腹侧视觉通路和感觉运动区,而 ECM 升高的脑区集中在丘脑和后扣带区域,并且腹侧通路 ECM 的下降与患者认知能力改变显著相关,感觉运动区 ECM 降低与患者的 EDSS 评分显著相关,该研究从脑区 hubness 的角度提示了 MS 脑功能网络的重组。Gamboa 等人首次从模块化的角度研究了 MS 行为任务的表现与静息态脑功能网络重组之间的关系,主要发现 MS 脑功能网络的模块性升高,提示了功能模块间的信息整合性降低,而且模块性与患者进行双重任务(dual task)的正确率具有显著负相关,其进一步利用 SVM 分类器将模块性作为特征可达到 75% 的分类正确率。Rocca 等人基于一组较大样本的 rs-fMRI 数据集(246 名 MS 患者),从全局和脑区水平全面研究了 MS 脑功能网络拓扑属性的改变,主要发现认知损伤的 MS 患者的脑网络的连接度、全局效率和等级性下降,最短路径长度和同配性(assortativity)显著升高,核心 hub 脑区的分布有所改变,节点连接强度的下降主要集中在双侧尾状核和右侧小脑,而对于认知正常的 MS 患者并无显著的改变,但对于不同亚型的 MS 脑网络拓扑之间并没有发现显著差异。另一项基于 rs-fMRI 的工作研究了 MS 患者脑功能网络的纵向改变,同健康被试相比,MS 患者在基线水平的脑网络的全局和局部效率更高,两年后的追踪研究发现 MS 患者脑网络的全局效率、局部效率和连接度随着病程进展逐

渐降低，并且与残疾程度（EDSS）的改变相关。此外，基线水平残疾程度不同的患者表现出不同的纵向变化模式：轻度残疾患者随着病程进展脑功能连接升高，而重度残疾患者的脑功能连接逐渐降低，说明了脑功能连接在 MS 疾病早期表现出代偿性升高，随着病程进展，达到顶峰值以后脑功能连接开始逐渐降低，并且与患者的残疾程度相关。Liu 等考察了 CIS 和 MS 患者的脑功能网络拓扑属性的改变模式，虽然三组人的脑功能网络都表现出典型的"小世界"属性，但是 MS 患者的全局和局部网络效率比正常组显著降低，主要集中在左侧额叶岛盖、脑岛和双侧颞极，CIS 的脑网络指标介于正常和 MS 组之间（图 4-8-5）。此外，患者表现出广泛的脑功能连接的下降，其下降程度与病程相关，并且对于 MS 和 CIS 表现出较好的分类效果（MS: AUC = 0.825; CIS: AUC = 0.789）。综上所述，基于 rs-FMRI 的脑功能网络研究主要发现 MS 脑网络的连接度和全局效率降低，模块性升高，核心脑区分布发生重组，其改变模式与患者性别，认知行为异常和病程相关，并随着病情进展会发生动态改变。

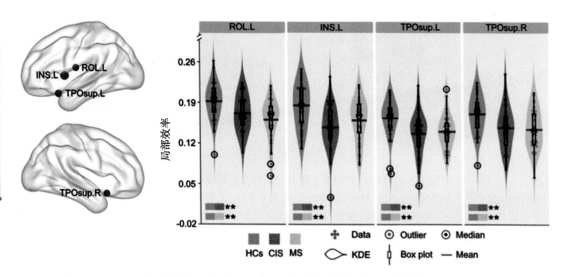

图 4-8-5　CIS 和 MS 的脑功能网络拓扑属性改变模式

CIS 和 MS 患者脑功能网络节点减低主要集中在颞叶（INS.L: 左侧岛叶; ROL.L: 左侧额叶岛盖; TPOsup.L: 右侧颞上回）

四、基于 MEG/EEG 的人脑功能网络

2013 年 Schoolheim 等人基于 MEG 的研究显示，与健康被试相比，MS 患者在 θ、低 α 和 β 波段的功能连接增强，高 α 波段的功能连接减弱；另外，低 α 波段的脑功能网络的拓扑结构更加规则，且归一化集群系数的变化与认知损伤有关；值得注意的是，这些影响对男性比对女性更加显著。另一项 MEG 研究通过对脑功能网络进行最小生成树分析（MST），揭示了 MS 脑网络核心骨架的改变，主要发现 MS 患者在 θ 波段的功能网络的整合性更强（也即功能连接更加紧密），而在 α 和 β 波段上更加分化；高 α 波段脑网络的等级性的改变与认知损伤有关，而 β 波段默认网络的连接强度降低与认知损伤和运动缺陷有关。Van Schependom 等人利用 EEG 技术采用多种连接度量指标研究了 MS 患者脑功能网络与认知损伤的关系，通过将 308 名 MS 患者分成认知损伤和认知正常组，主要发现，相比于认知正常组，认知损伤患者的集群系数和标准化最短路径长度降低，标准化集群系数和小世界性升高，然而这些结果

依赖于特定的波段和连接度量方法，说明使用合适的指标来评价 EEG 的功能连接非常重要。

五、基于多模态脑成像的人脑结构——功能网络联合研究

目前已有几项研究将多模态影像技术相结合来研究不同模态下 MS 患者脑网络变化模式的异同。Tewarie 等人结合 sMRI 和 MEG 技术研究了 MS 患者的皮层厚度相关网络和脑功能网络之间的关系，主要发现 MS 患者的脑结构网络和 θ 波段的脑功能网络更加规则化，标准化最短路径长度和标准化集群系数显著升高，而在 α_2 波段功能网络的标准化集群系数显著降低，表现为更加随机化的拓扑结构，MST 的拓扑结构只在 α_2 波段异常改变，进一步的研究发现患者的皮层厚度与 θ 波段的功能连接具有相关性。此外，他们进一步研究了丘脑萎缩与基于 rs-fMRI 和 MEG 的脑功能网络之间的关系，同正常对照相比，MS 患者丘脑体积显著减少，丘脑 - 皮层的功能连接增强，fMRI 网络无显著改变，但是 MEG 网络更加随机化，标准化集群系数降低。MST 分析揭示了 MEG 网络表现出较低的全局整合性，并与丘脑萎缩和丘脑 - 皮层功能连接增强相关，而且也与临床和认知评分相关。Romascano 等人结合 DSI 和 rs-fMRI 技术，探索早期 RRMS 患者小脑的白质结构网络和功能网络的改变模式，他们采用多种指标（GFA，T_1/T_2，MTR）来定量描述脑白质结构的连接，主要发现患者的局部结构连接发生异常改变（T_1 升高，GFA 降低），并且与其运动、记忆和注意功能损伤相关，然而并没有发现小脑白质网络和功能网络的异常改变。Shu 等人将 DTI 和 rs-fMRI 技术相结合，采用图论的定量分析从全脑网络到局部脑区不同水平来研究 MS 和 CIS 患者的脑结构和功能网络的拓扑改变，并探讨脑结构和功能改变之间的关系。主要发现在疾病早期阶段，CIS 患者表现为脑结构网络的异常改变（全局和局部效率降低，最短路径升高），而脑功能网络却无显著改变（图 4-8-6）。随着病程进展，MS 患者的脑结构和脑功能网络都发生显著变化，而且其结构和功能连接的变化程度在局部子网络（感觉运动系统）上具有一定的

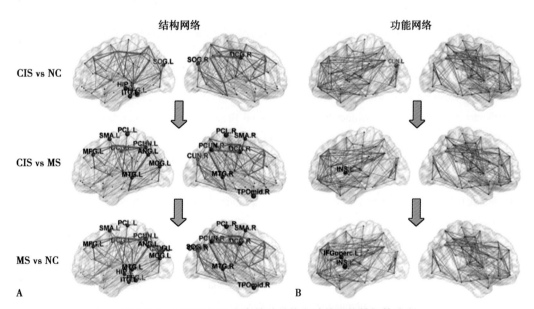

图 4-8-6　MS 和 CIS 患者的脑结构和功能网络的拓扑改变

MS、CIS 和 NC 三组结构（A）和功能网络（B）节点效率显著差异的脑区，显示 CIS 患者的脑结构网络出现异常改变（全局和局部效率降低，最短路径升高），而脑功能网络却无显著改变

相关性。此外，脑结构网络的异常改变与 MS 患者的残疾程度（EDSS）和认知下降（PASAT）具有显著的相关性。Muthuraman 等人将 sMRI 和 DTI 相结合研究 CIS 和 MS 患者的脑灰质网络和白质网络的拓扑改变，并结合 SVM 算法用于两组患者之间的分类，主要发现对于这两种结构网络，MS 和 CIS 的模块性和集群系数都比正常组升高，而且 MS 高于 CIS。此外，基于脑灰质网络的集群系数对 MS 和 CIS 的分类正确率最高（97%），远高于白质网络属性。

由此可见，MS 在结构和功能整合的异常方面能够用现代数学图论中的网络模型来定量描述，并且这些异常的脑网络连接模式可能提供了一种新的观点来解释疾病的病理生理机制，进而用于 MS 的早期诊断和病情检测。

（舒　妮）

参 考 文 献

[1] Faivre A，Robinet E，Guye M，et al. Depletion of brain functional connectivity enhancement leads to disability progression in multiple sclerosis：A longitudinal resting-state fMRI study. Mult Scler，2016，22：1695-1708.

[2] Gamboa OL，Tagliazucchi E，von Wegner F，et al. Working memory performance of early MS patients correlates inversely with modularity increases in resting state functional connectivity networks. NeuroImage，2014，94：385-395.

[3] He Y，Dagher A，Chen Z，et al. Impaired small-world efficiency in structural cortical networks in multiple sclerosis associated with white matter lesion load. Brain，2009，132：3366-3379.

[4] Kocevar G，Stamile C，Hannoun S，et al. Graph Theory-Based Brain Connectivity for Automatic Classification of Multiple Sclerosis Clinical Courses. Front Neurosci，2016，10：478.

[5] Li Y，Jewells V，Kim M，et al. Diffusion tensor imaging based network analysis detects alterations of neuroconnectivity in patients with clinically early relapsing-remitting multiple sclerosis. Hum Brain Mapp，2013，34（12）：3376-3391.

[6] Liu Y，Duan Y，He Y，et al. Altered topological organization of white matter structural networks in patients with neuromyelitis optica. PLoS One，2012，7：e48846.

[7] Liu Y，Wang H，Duan Y，et al. Functional brain network alterations in clinically Isolated syndrome and multiple sclerosis：A graph-based connectome study. Radiology，2017，282（2）：534-541.

[8] Muthuraman M，Fleischer V，Kolber P，et al. Structural Brain Network Characteristics Can Differentiate CIS from Early RRMS. Front Neurosci，2016，10：14.

[9] Nigro S，Passamonti L，Riccelli R，et al. Structural 'connectomic' alterations in the limbic system of multiple sclerosis patients with major depression.Mult Scler，2015，21：1003-1012.

[10] Richiardi J，Gschwind M，Simioni S，et al. Classifying minimally disabled multiple sclerosis patients from resting state functional connectivity. NeuroImage，2012，62：2021-2033.

[11] Rocca MA，Valsasina P，Meani A，et al. Impaired functional integration in multiple sclerosis：a graph theory study. Brain Struct Funct，2016，221：115-131.

[12] Romascano D，Meskaldji DE，Bonnier G，et al. Multicontrast connectometry：a new tool to assess cerebellum alterations in early relapsing-remitting multiple sclerosis. Hum Brain Mapp，2015，36：1609-1619.

[13] Schoonheim MM，Geurts J，Wiebenga OT，et al. Changes in functional network centrality underlie cognitive dysfunction and physical disability in multiple sclerosis. Mult Scler，2013，20：1058-1065.

[14] Schoonheim MM, Geurts JJ, Landi D, et al. Functional connectivity changes in multiple sclerosis patients: a graph analytical study of MEG resting state data. Hum Brain Mapp, 2013, 34: 52-61.

[15] Schoonheim MM, Hulst HE, Landi D, et al. Gender-related differences in functional connectivity in multiple sclerosis. Mult Scler, 2012, 18: 164-173.

[16] Shu N, Duan Y, Xia M, et al. Disrupted topological organization of structural and functional brain connectomes in clinically isolated syndrome and multiple sclerosis. Sci Rep, 2016, 6: 29383.

[17] Shu N, Liu Y, Li K, et al. Diffusion tensor tractography reveals disrupted topological efficiency in white matter structural networks in multiple sclerosis. Cereb Cortex, 2011, 21: 2565-2577.

[18] Tewarie P, Hillebrand A, Schoonheim MM, et al. Functional brain network analysis using minimum spanning trees in Multiple Sclerosis: an MEG source-space study. NeuroImage, 2014, 88: 308-318.

[19] Tewarie P, Schoonheim MM, Schouten DI, et al. Functional brain networks: linking thalamic atrophy to clinical disability in multiple sclerosis, a multimodal fMRI and MEG study. Hum Brain Mapp, 2015, 36: 603-618.

[20] Tewarie P, Schoonheim MM, Stam CJ, et al. Cognitive and clinical dysfunction, altered MEG resting-state networks and thalamic atrophy in multiple sclerosis. PLoS One, 2013, 8: e69318.

[21] Tewarie P, Steenwijk MD, Tijms BM, et al. Disruption of structural and functional networks in long-standing multiple sclerosis. Hum Brain Mapp, 2014, 35: 5946-5961.

[22] Van Schependom J, Gielen J, Laton J, et al. Graph theoretical analysis indicates cognitive impairment in MS stems from neural disconnection. Neuroimage Clin, 2014, 4: 403-410.

第九节　脊髓 MRI 新技术的应用

在中枢神经系统脱髓鞘疾病中，脊髓病灶多与脑内病灶并发，是导致患者躯体残疾的主要原因，而磁共振成像（magnetic resonance imaging, MRI）是检测脊髓病灶最敏感的方法，MRI 能动态显示病灶随时间的演变情况，显示脊髓病灶的部位、数目、大小和分布，为临床诊断及鉴别诊断提供客观依据。同时 MRI 检查对脊髓病灶的治疗及随访也是必不可少的，在其自然病程评价方面也有重要意义。但是常规 MRI 检查还有较大局限性，例如：难以量化、显示结果与患者临床评分的相关性较差等。随着 MRI 新技术的飞速发展，脊髓病变得可以量化，并能发现脊髓内隐匿性的异常改变，进而反映脊髓功能损害。

近年来 MRI 新成像序列不断问世，而且既往在脑内得到较普遍使用的各种成像技术也开始用于脊髓，并成为重要的研究方向，例如扩散加权成像（diffusion weighted imaging, DWI）、扩散张量成像（diffusion tensor imaging, DTI）、扩散峰度成像（diffusion kurtosis imaging, DKI）、磁共振波谱（magnetic resonance spectroscopy, MRS）、磁化传递成像（Magnetization transfer imaging, MTI）等，不仅可显示脊髓病灶，还能发现常规 MRI 不能显示的隐匿性异常，并进行量化评价。血氧水平依赖成像（blood oxygen level dependent imaging, BOLD）、脑功能磁共振成像（fuctional MRI, fMRI）能反映脊髓功能损害及其代偿改变。

一、脊髓萎缩评价

脊髓萎缩是中枢神经系统脱髓鞘疾病常见的一个临床表现，是疾病进展的一个重要征象。脊髓白质病变对患者的运动和感觉损害有影响，灰质病变及萎缩的功能效应尚不明确。脊髓神经元及髓鞘的脱失造成脊髓灰质萎缩。既往 MS 常规脊髓 MRI 的研究，可以从轴位及矢状位的图像上检测出脊髓面积的减小，相位敏感反转恢复成像（phase-sensitive inversion recovery, PSIR）已经用于检测脊髓脱髓鞘病灶性质及评估脊髓总面积（total cord areas, TCAs）。基于 PSIR 技术，可以检测出脊髓灰质萎缩、白质病灶。有文献报道，在复发缓解型 MS（relapsing-remitting multiple sclerosis, RRMS）中，颈髓灰质可先于白质萎缩，并且萎缩程度小于继发进展型 MS，灰质萎缩与患者的残疾程度呈明显正向相关。

国内学者将 MS 和 NMO 患者的脑及脊髓结构 MRI 进行了对比研究，发现在 NMO 患者中，脊髓萎缩程度大于脑萎缩程度，脊髓萎缩程度与残疾进展相关，而 MS 患者中，脑萎缩程度大于脊髓萎缩程度，脑内病灶及脑萎缩程度与残疾进展相关。研究得出平均上段颈髓面积（mean upper cervical cord area, MUCCA）是评价临床残疾程度的重要 MRI 标志参数，尤其是在 NMO 患者中（图 4-9-1）。

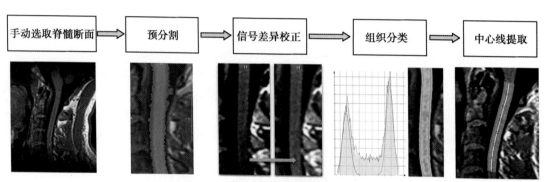

图 4-9-1　脊髓面积测量的图像处理方法

二、扩散成像

1. 扩散加权成像（diffusion weighted imaging, DWI）　DWI 已广泛应用于脑内各种病变的诊断，例如脑血管病、阿尔茨海默病及脑肿瘤等，但却甚少用于脊髓病变，其主要原因是：①脊髓的横断面积小，需要所用 DWI 脉冲序列具备较高分辨率和信噪比；②脊髓周围的骨结构及脂肪组织会产生磁敏感和化学位移的伪影；③脊髓受脑脊液波动，以及呼吸、心跳等运动的干扰，产生运动伪影。随着单次激发快速自旋回波脉冲序列的应用，采用小视野、脉冲触发和心电门控等技术，有效降低了运动及磁敏感伪影，使 DWI 能应用于脊髓病变。

DWI 的表观扩散系数（apparent diffusion coefficient, ADC）能反映组织中水分子扩散的状态，脱髓鞘病灶的轴索及髓鞘损伤、炎症和胶质增生等。由于神经组织结构发生异常，从而改变了其 ADC 值。Clark 等首先将 DWI 成功用于 MS 脊髓病灶评价，其研究结果表明：MS 患者脊髓病灶的 ADC 值显著高于正常对照组，Marcel 等的研究结果也与之一致。但是最近有学者首次报道了一例脊髓病灶 ADC 值减低的复发缓解型 MS 患者，脊髓内可见两个新的强化病灶，但是该病灶在 MS 急性期时，其 ADC 值减低，作者认为此种改变与 T_2WI 显示的周围血管源性水肿相吻合。

2. 扩散张量成像（diffusion tensor imaging, DTI）　DTI 是在 DWI 基础上发展起来的成像技术，可以在活体内成功地提供脊髓微观结构完整性的信息，可同时获得组织内水分子扩散的幅度和方向信息。DTI 常用参数包括平均扩散率（mean diffusivity, MD）、分数各向异性（fraction anisotropy，FA）、径向扩散系数（radial diffusivity，RD）等。脊髓具有各向异性特征，DTI 技术可以进行白质定位，区分脊髓灰白质，评估脊髓结构的损伤。脱髓鞘脊髓病灶由于髓鞘脱失、轴索缺失等病理变化使水分子在神经纤维垂直方向上的扩散受限程度减轻，从而使 FA 值下降（图 4-9-2）。Ohgiya 等对 21 例 MS 患者和 21 例健康对照进行 DTI 成像，以评价 MS 患者颈髓的白质改变，采用感兴趣区法选取不同节段前索、侧索和后索进行测量，结果表明：MS 患者的 FA 值较正常人明显减低，而 ADC 值则显著高于正常对照组。DTI 不仅可检测出脊髓病灶的扩散异常，还可发现常规 MRI 表现正常神经组织的微观异常改变。Hesseltine 等对 24 例复发缓解型 MS 患者进行了 DTI 检查，在常规 MR 表现正常的 $C_{2\sim3}$ 水平脊髓选取感兴趣区，结果发现患者的 FA 值显著降低，与正常对照比较，差异具有统计学意义。作者报道根据 DTI 的 FA 和 MD 值改变，诊断 MS 的敏感度和特异度分别达到 87.0% 和 91.7%。Cruz 等对 41 例 RRMS 患者进行常规 MRI 和 DTI 扫描，选取脊髓病灶和病灶周围表现正常部位为感兴趣区，结果显示脊髓病灶和周围表现正常区的 FA 值均减低，但是病灶的减低程度更为严重。

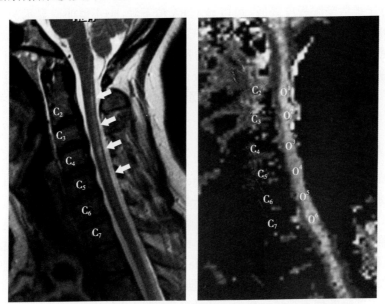

图 4-9-2　NMO 患者脊髓矢状位 T_2WI 图及 DTI 的 FA 图
T_2WI 高信号病灶区域的 FA 值可以在矢状位 FA 图上进行测量

　　Benedetti 等对 10 例 NMO 患者进行 DTI 研究，选取完整的颈髓为感兴趣区，结果显示 NMO 患者较正常对照者的颈髓 MD 值升高，FA 值减低。Rivero 发现 NMO 患者病灶区及非病灶区的 FA 值均减低，仅病灶区的 MD 值升高。Qian 等仅选取 NMO 患者颈髓白质为感兴趣区，发现颈 1～6 水平常规 MRI 上表现正常颈髓（normal-appearing spinal cord，NASC）侧索和后索的 MD 值升高，FA 值降低，提示 DTI 弥散参数可以作为评估 NASC 的潜在指标。国内学者研究结果亦显示，与正常对照者相比，NMO 患者前索、侧索及后索 NASC 的 FA 值降低，左侧侧索、后索及灰质的 MD 值升高，表明 FA 及 MD 值可以显示 NMO 患者 NASC 的隐匿性微观损伤。

　　3. 扩散峰度成像（diffusion kurtosis imaging，DKI）　DKI 是一种能够在活体内非侵袭

性探测组织微观信息的 MRI 成像技术，以非高斯运动模型为基础，采用 B 值的表面扩散和表面峰度，用双指数模式描述水分子扩散情况。DKI 的峰度 K 为无量纲的参数值，主要用来衡量变量的分布在均值中心附近的离散程度，其偏离行为由组织的复杂性所决定，能够真实地反映水分子扩散的不均质性，从而弥补 DTI 在无法反映各向同性的水分子扩散情况方面的不足。

平均峰度（mean kurtosis，MK）反映分子扩散受限程度，能更加敏感地探测组织微观结构的改变。研究表明 MK 值的敏感度及特异度均高于 FA，因此 MK 能敏感地反映神经组织的病理变化。

DKI 可在非高斯模式下观察水分子扩散，能敏感地反映脊髓损伤后轴突退变、脱髓鞘以及再髓鞘化过程中水分子各向异性的改变，用于检测脊髓内交叉和发散神经纤维的扩散时均优于 DTI 技术；且在显示灰质不均质性方面亦有较强优势，获得 DKI 参数的同时，还能得到 DTI 相关参数，如 FA、MD 等，从而能够进行多参数对比，更准确地反映微观结构变化。

DTI 用于脱髓鞘脊髓病灶检查时，由于脱髓鞘、轴索缺失等病理变化在垂直于神经纤维方向上的水分子扩散受限程度降低，可以显示 FA 值下降，但不能明确显示灰质区的微观病理改变，而 DKI 不仅对白质敏感，也能反映灰质区的病理变化。Raz 等研究认为 DKI 能够更全面地描述脊髓内白质和灰质的正常结构及病变特征，对脱髓鞘患者的研究结果显示，对于灰质的检查，病变区 FA 值和 MK 值均较正常区减低，但 MK 值的降低更加敏感，由于灰质的损伤程度对患者的病情进展及转归起重要作用，DKI 参数在脱髓鞘患者中成为影像学指标，将有助于预测病情的进展及转归。

三、磁共振波谱

磁共振波谱（magnetic resonance spectroscopy，MRS）是利用磁共振基本成像原理及化学位移和自旋耦合现象，测定人体代谢、化合物分布和浓度的一种检测技术。目前能用于进行 MRS 的原子核有 ^1H、^{31}P、^{13}C、^{19}F、^{23}Na、^{39}K 等，其中 ^1H 在活体内含量最高，并且存在于一些具有临床意义的化合物之中，故以 ^1H-MRS 最为常用。^1H-MRS 主要检测的代谢物主要有 N-乙酰天门冬氨酸（N-acety laspartate，NAA）、肌酸（creatine，Cr）和胆碱（choline，Cho）、乳酸（lactate，Lac）、脂质（lipid，Lip）和肌醇（myoinositol，mI）。NAA 被认为是神经元的标志物，其浓度降低代表神经元减少或活性降低（图 4-9-3）。

有研究显示：MS 脊髓病灶急性期主要表现为 NAA 峰降低，Cho、Lac、Lip 和 mI 峰增高，恢复期则表现为 NAA 峰逐渐升高，患者的恢复程度与 NAA 峰的升高程度呈正比，Cho、Lac、Lip 和 mI 等峰值在数天至数月期间恢复正常。

四、磁化传递成像

磁化传递成像（Magnetization transfer imaging，MTI）是一种选择性的组织信号抑制技术，人体组织中的水分子处于自由水和结合水两种不同的状态。在成像脉冲前施加预饱和脉冲，结合水被激发而饱和，通过结合水的质子与自由水中的质子的交换，自由水池中存在部分被饱和的质子，当真正成像脉冲施加时，被饱和的自由水不能产生信号，导致组织信号减低，其信号特点可用磁化传递率（magnetization transfer ratio，MTR）描述。当组织病变时，细胞膜的大分子结构被破坏，这些大分子内质子活动性增强，与周围活动性质子的相互作用加强，磁

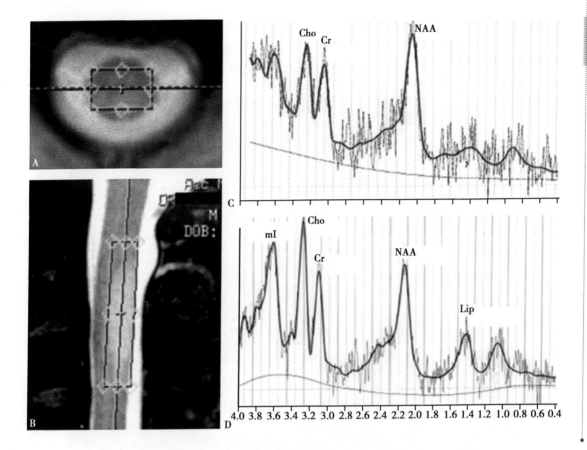

图 4-9-3　复发缓解型多发性硬化患者颈髓 MRS 图

波谱图显示：NAA/Cr 和 NAA/Cho 比值降低，mI/Cr 和 Cho/Cr 比值升高，并可见脂质峰

化传递率下降。MTI 对细胞肿胀、组织破坏（如神经脱髓鞘）等病变特别敏感。MTR 是一项定量指标，信号高度降低提示脱髓鞘、巨噬细胞浸润、轴突丢失；信号升高提示髓鞘再生。

MTI 已被应用于 ADEM、多发性硬化、视神经脊髓炎的脑内病灶研究，关于脊髓病灶的研究鲜有。

五、功能磁共振成像在脊髓 MS 中的应用

fMRI 通常在受试者完成特定任务时，应用平面回波（echo-planar imaging，EPI）等超快速成像脉冲序列获取脑图像，以分析与任务相关的脑区激活。fMRI 检查基于 BOLD 效应：当神经元执行某种功能时，即引起功能区局部耗氧量增加，然后使血流量增加，进而改变氧合血红蛋白与脱氧血红蛋白的比率。由于氧合血红蛋白是抗磁性物质，对质子弛豫没有影响，而脱氧血红蛋白属顺磁物质，可产生缩短 T_2 的效应。因此，当神经元兴奋时激活区脑血流量的显著增加，使局部血液的氧合血红蛋白含量增加、脱氧血红蛋白含量减低，削弱了后者缩短 T_2 效应的作用，导致在 T_2 加权像上的信号强度增高。总之，根据 T_2 加权像信号强度增高，能确定局部功能区的神经元激活。

伴随 fMRI 技术在脑功能检查的广泛应用，脊髓 fMRI 研究也逐渐展开。Kong 团队在脊髓静息态（resting state networks，RSNs）功能 MRI 中应用 ICA（independent component analysis)方法,将脊髓清晰分成背侧和腹侧两部分,反映脊髓的功能性神经解剖,同时表明了背侧和腹侧分别进行感觉和运动处理。而且,这些功能在空间范围上受到严格的限制,可能与脊髓节段性的功能相关,证实了脊髓内部存在的静息状态波动(图 4-9-4)。

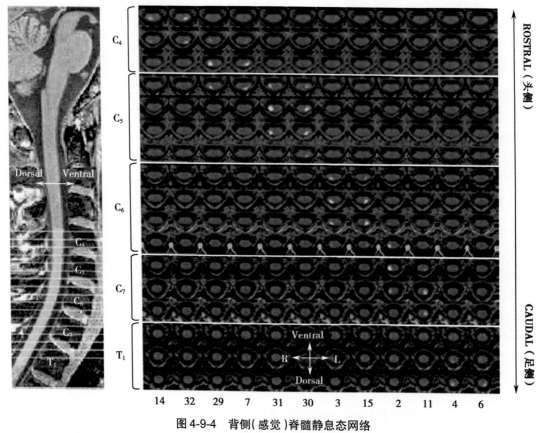

图 4-9-4 背侧(感觉)脊髓静息态网络

应用独立成分分析(ICA)的方法所获取的脊髓感觉网络,左图为颈 4 至胸 1(C₄~T₁)节段的矢状位 T₁WI 图(Dorsal 背侧, Ventral 腹侧);右图为每个脊髓节段的轴位图(ROSTRAL 头侧,CAUDAL 足侧)

Agosta 等对 25 例 MS 患者和 12 名正常志愿者进行右手触觉刺激的脊髓 fMRI 检查,分别独立选取颈 5~8 脊髓的左右前角和左右后角为任务相关的激活区。结果表明,MS 的脊髓激活区比正常对照组大,主要位于脊髓 C₅ 节段的右侧前角,C₆ 的右侧前角和后角,以及 C₆ 和 C₇ 的脊髓中央部,认为这是与患者偏侧功能减低相关的脊髓同侧后角的过度激活,提示脊髓神经元之间的传导延迟。该研究组采用相同实验设计进一步对原发进展型 MS (primary-progressive MS, PPMS)患者进行了脊髓 fMRI 研究,选取 23 例 PPMS 患者和 18 例正常人为实验对象,结果 PPMS 患者组的脊髓激活显著强于正常对照组,主要表现在患者 C₆~C₇ 右侧脊髓前角、C₇~T₁ 左侧脊髓前角。PPMS 患者触觉刺激引起的脊髓过度激活,可能由脊髓神经元损伤所致,而这会加速不可逆性损伤。Valsasina 等扩大样本量,并对 RRMS、SPMS 患者组和正常对照进行比较研究,结果表明 RRMS 和 SPMS 患者组的脊髓 fMRI 激活均强于正常对照组,差异有统计学意义,但是 RRMS 与 SPMS 的组间差异无显著性意义。与轻度残疾患者相比较,严重残疾患者的脊髓过度激活更为明显,提示 MS 患者的脊髓功能异常可能反映其病情的严重程度。

常规 MRI 是检测 MS 脊髓病灶的重要手段，但在显示 MS 病理特征以及定量评价病灶等方面具有明显局限性。DWI 和 DTI 能定量评价组织内部水分子的运动特征，根据 MD 和 FA 值能判断脊髓白质结构的破坏程度，MRS 从代谢角度显示病灶的生化成分，fMRI 能显示脊髓功能的异常改变。联合应用常规 MRI、DWI、DTI、MRS 和 fMRI 等多种 MRI 技术，不仅能显示 MS 病灶、明确病灶的形态和部位，而且有助于深入理解 MS 的病理生理改变，揭示其发生机制。

（黄　靖　刘亚欧）

参 考 文 献

[1] Gonen O, Catalaa I, Babb JS, et al. Total brain N-acetylasparate: a new measure of disease load in MS. Neurology, 2000, 54(1): 15-19.

[2] Stankiewicz JM, Neema M, Alsop DC, et al. Spinal cord lesions and clinical status in multiple sclerosis: a 1.5T and 3T MRI study. J Neurol Sci, 2009, 279(1-2): 99-105.

[3] Polman CH, Reingold SC, Edan G, et al. Diagnostic criteria for multiple sclerosis: 2005 revisions to the "McDonald Criteria". Ann Neurol, 2005, 58(6): 840-846.

[4] Zivadinov R, Hussein S, Stosic M, et al. Glatiramer acetate recovers microscopic tissue damage in patients with multiple sclerosis. A case-control diffusion imaging study. Pathophysiology, 2011, 18(1): 61-68.

[5] Schlaeger R, Papinutto N, Zhu AH, et al. Association Between Thoracic Spinal Cord Gray Matter Atrophy and Disability in Multiple Sclerosis. JAMA Neurol, 2015, 72(8): 897-904.

[6] Liu Y, Duan Y, Huang J, et al. Different patterns of longitudinal brain and spinal cord changes and their associations with disability progression in NMO and MS. Eur Radiol, 2018, 28(1): 96-103.

[7] Liu Y, Wang J, Daams M, et al. Differential patterns of spinal cord and brain atrophy in NMO and MS. Neurology, 2015, 84(14): 1465-1472.

[8] Marcel C, Kremer S, Jeantroux J, et al. Diffusion-weighted imaging in noncompressive myelopathies: a 33-patient prospective study. J Neurol, 2010, 257(9): 1438-1445.

[9] Melhem ER. Technical challenges in MR imaging of the cervical spine and cord. Magn Reson Imaging Clin N Am, 2000, 8(3): 435-452.

[10] Clark CA, Werring DJ, Miller DH. Diffusion imaging of the spinal cord in vivo: estimation of the principal diffusivities and application to multiple sclerosis. Magn Reson Med, 2000, 43(1): 133-138.

[11] Balashov KE, Aung LL, Dhib-Jalbut S, et al. Acute multiple sclerosis lesion: conversion of restricted diffusion due to vasogenic edema. J Neuroimaging, 2011, 21(2): 202-204.

[12] Ohgiya Y, Oka M, Hiwatashi A, et al. Diffusion tensor MR imaging of the cervical spinal cord in patients with multiple sclerosis. Eur Radiol, 2007, 17(10): 2499-2504.

[13] Filippi M, Cercignani M, Inglese M, et al. Diffusion tensor magnetic resonance imaging in multiple sclerosis. Neurology, 2001, 56(3): 304-311.

[14] Guo AC, MacFall JR, Provenzale JM. Multiple sclerosis: diffusion tensor MR imaging for evaluation of normal-appearing white matter. Radiology, 2002, 222(3): 729-736.

[15] Hesseltine SM, Law M, Babb J, et al. Diffusion tensor imaging in multiple sclerosis: assessment of regional

differences in the axial plane within normal-appearing cervical spinal cord. AJNR Am J Neuroradiol, 2006, 27(6): 1189-1193.

[16] Cruz LC Jr, Domingues RC, Gasparetto EL. Diffusion tensor imaging of the cervical spinal cord of patients with relapsing-remising multiple sclerosis: a study of 41 cases. Arq Neuropsiquiatr, 2009, 67(2): 391-395.

[17] Benedetti B, Valsasina P, Judica E, et al. Grading cervical cord damage in neuromyelitis optica and MS by diffusion tensor MRI. Neurology, 2006, 67(1): 161-163.

[18] Rivero RL, Oliveira EM, Bichuetti DB, et al. Diffusion tensor imaging of the cervical spinal cord of patients with Neuromyelitis Optica. Magn Reson Imaging, 2014, 32(5): 457-463.

[19] Qian W, Chan Q, Mak H, et al. Quantitative assessment of the cervical spinal cord damage in neuromyelitis optica using diffusion tensor imaging at 3 Tesla. J Magn Reson Imaging, 2011, 33(6): 1312-1320.

[20] 黄靖, 刘亚欧, 段云云, 等. 视神经脊髓炎和多发性硬化患者颈髓扩散张量成像研究. 中国现代神经疾病杂志, 2014, 10(14): 861-866.

[21] Bhakoo KK, Pearce D. In vitro expression of N-acetylaspartate by oligodendrocytes: implications for proton magnetic resonance spectroscopy signal in vivo. J Neurochem, 2000, 4(1): 254-262.

[22] Blamire AM, Cader S, Lee M, et al. Axonal damage in the spinal cord of multiple sclerosis patients detected by magnetic resonance spectroscopy. Magn Reson Med, 2007, 58(5): 880-885.

[23] Marliani AF, Clementi V, Albini-Riccioli L, et al. Quantitative proton magnetic resonance spectroscopy of the human cervical spinal cord at 3 Tesla. Magn Reson Med, 2007, 57(1): 160-163.

[24] Ciccarelli O, Altmann DR, McLean MA, et al. Spinal cord repair in MS: does mitochondrial metabolism play a role? Neurology, 2010, 74(9): 721-727.

[25] Aboul-Enein F, Krssák M, Höftberger R, et al. Reduced NAA-levels in the NAWM of patients with MS is a feature of progression. A study with quantitative magnetic resonance spectroscopy at 3 Tesla. PLoS One, 2010, 5(7): e11625.

[26] Kong Y, Eippert F, Beckmann CF, et al. Intrinsically organized resting state networks in the human spinal cord. Proc Natl Acad Sci USA, 2014, 111(50): 18067-1872.

[27] Agosta F, Valsasina P, Caputo D, et al. Tactile-associated recruitment of the cervical cord is altered in patients with multiple sclerosis. Neuroimage, 2008, 39(4): 1542-1548.

[28] Agosta F, Valsasina P, Absinta M, et al. Primary progressive multiple sclerosis: tactile-associated functional MR activity in the cervical spinal cord. Radiology, 2009, 253(1): 209-215.

[29] Valsasina P, Agosta F, Absinta M, et al. Cervical cord functional MRI changes in relapse-onset MS patients. J Neurol Neurosurg Psychiatry, 2010, 81(4): 405-408.

第五章

光学相干断层成像(OCT)技术在中枢神经系统脱髓鞘疾病的应用

第一节 概　　述

光学相干断层成像(optical coherence tomography，OCT)技术是一种近二十年发展起来的高分辨率、非接触式、非侵入性的生物活体成像技术。OCT 利用了生物组织的后向散射光与参考光发生弱相干干涉的原理。它将光源发出的光线分为两束，利用两束反射光发生干涉作用，从组织中反射回来的光信号随组织的性状而显示不同强弱。这些光信号经过计算机处理，通过比较分析反射波和参考波即可获得关于组织反射性和距离的数据，可实现对生物组织三维结构微米量级分辨率的层析成像。OCT 技术迅速发展，近年来已广泛应用于眼科疾病的临床诊断、鉴别诊断及疗效跟踪观察，具有分辨率高、成像快、重复性好、安全性高的特点。目前 OCT 可以分成两类：时域 OCT 和频域 OCT。时域 OCT(time domain OCT，TD-OCT)是把同一时间从组织中反射回来的光信号与参照反光镜反射回来的光信号叠加、干涉，然后成像。而新一代的频域 OCT(frequency domain OCT，FD-OCT)就是参考臂的参照反光镜固定不动，通过改变光源光波的频率来实现信号的干涉。FD-OCT 分为两种：①激光扫描 OCT(SS-OCT)，这种 OCT 利用波长可变的激光光源发射不同波长的光波；②光谱 OCT(SD-OCT)，它利用高解像度的分光光度仪来分离不同波长的光波。

一、OCT 基本工作原理、发展简史、应用

(一) OCT 基本工作原理

一方面，与 CT 等依靠射线成像设备相比，OCT 技术采用超级发光二级管产生的红外线做光源，不会对人体产生电离辐射，是一种安全的、非侵入性成像诊断技术。另一方面，相对于磁共振(MRI)和超声多普勒，OCT 的分辨率有优势。OCT 的分辨率分为轴向分辨率和横向分辨率。其中，横向分辨率由照射待测物体的光斑大小决定。使用聚焦光照射物体可减小光斑大小，提高横向分辨能力。轴向分辨率主要是 OCT 所能探测的深度，相对于横向分辨率重要得多。轴向分辨率的计算公式如下：

$$\delta = \frac{\Delta L}{2} = \frac{2\ln 2}{\pi} \times \frac{\lambda^2}{\Delta\lambda}$$

其中 δ 为轴向分辨率；ΔL 为光源的相干长度；λ 为中心波长；Δλ 为光源带宽。目前 OCT 轴

向分辨率基本在几微米到十几微米。通过上述公式我们可以发现，要想提高轴向分辨率，一种方法是减小中心波长，由于受到生物组织的吸收系数影响，只能在有限的范围内减小中心波长，因此这种方法意义不大。另一种方法是提高光源带宽，采用宽带光源，这是目前常用的一种方法。

（二）傅里叶域 OCT 技术

傅里叶域 OCT 是对时域 OCT 的技术革新，其参考镜是固定的，并配备光谱仪。通过光谱仪，将干涉信号中的不同波长信息采集到电荷耦合器件图像传感器上。深度信息和光的波长信息是通过傅里叶变换联系的，通过计算机进行傅里叶反变换，将不同波长信息对应为深度信息，因此一次扫描就可以获得不同深度的 OCT 图像亮度值，从而大大提高了采集速度和采集信号的信噪比。

传统时域 OCT 的主要部件包括光源、可移动的参考镜、光耦合器件、探测仪、数字处理芯片及计算机系统。传统时域 OCT 系统使用干涉仪测量后向反射或后向散射光的回波时间延迟。通过机械改变参考路径的长度，在不同时刻测量回波延迟和光的幅度。OCT 的成像信号是由参考光和信号光之间干涉得到的干涉信号处理而得到的。干涉信号光强在参考光和信号光之间的光程相等时达到最大。光的波长信息是 OCT 干涉信号内隐含的信息，时域 OCT 在探测干涉信号时无法探测波长信息，设备只有通过不断移动参考镜的位置，采用逐点采集干涉信号的方法，探测出参考光和信号光光程相等时干涉信号的最大值，将其作为组织相应位置图像的亮度值。

因此，与传统的时域 OCT 相比，傅里叶域 OCT 检测技术使得成像速度比普通分辨率的时域 OCT 快约 15～50 倍，比超高分辨率的时域 OCT 快约 100 倍。该技术通过光信号相干谱的傅里叶反变换测量光的回波延迟时间。光的不同回波延迟时间对应干涉谱中不同的频率成分。

光谱仪测到的光强数学上是波长 λ 的函数 S_{out}，为了便于计算机采用离散傅里叶变换生成轴向扫描图像（回波延迟时间 τ 的函数），需要利用双曲标度变换将光谱仪测到的 λ 函数变换成频率 ω 的函数，用下面的公式表示：

$$S_{out}(\omega) = |E_R(\omega)|^2 + 2Re\{E_R(\omega) \times E_S(\omega)\} + |E_S(\omega)|^2$$

第一项和第三项各自是参考镜反射的光强和组织内部各个点反射的光强，第二项是组织光的后向反射和参考镜的反射光的干涉，这一项直接提供了反射中心的位置信息。因为从组织反射的光强相对参考镜反射的光强小得多，所以上式最后一项可以忽略。利用相移差分技术，减去参考镜反射的光谱信息，得到包含深度信息的干涉信号 $S_{int}(\omega)$，这个信号纯粹由组织各个层面反射光与参考镜反射光干涉而成。如式：

$$S_{int}(\omega) = 2Re\{E_R(\omega) \times E_S(\omega)\} + [E_S(\omega)]^2$$
$$= 2Re\left\{\sum \sqrt{I_n(\omega) I_r(\omega)} exp[i(\omega\tau_n + \phi(\omega, \tau_n))]\right\}$$

其中 I_n 是样品第 n 层反射光的强度，I_r 是参考镜反射光的强度，τ_n 是第 n 层反射的时间延迟，$\phi(\omega, \tau_n)$ 是一个高阶色散相位。对该式进行傅里叶反变换，结果是回波延迟时间 τ_n 的函数，即组织内部各层后向散射或后向反射的轴向测量，也就是通常说的一个轴向扫描的结果。因为谱域 OCT 能同时测量不同深度信息，因此相对于普通的时域 OCT 检测速度和灵敏度大大提高。

（三）三维 OCT 技术

伴随着傅里叶域 OCT 技术的成熟，临床用三维 OCT 技术应运而生。由于傅里叶域 OCT 技术对成像速度的大幅提升，在患者可接受的时间内，采集的数据量大大增加，使定量分析更加准确，并从科研走向常规临床运用。三维 OCT 技术对采集端获得的大量断层扫描数据通过运动校正、图像配准、图像去噪重建出了眼底三维结构。对该三维结构可以进行随意断层观察和定量分析。人眼因正常的不可避免的生理运动和患者头动等对单幅 OCT 断层图像的影响很小，但对三维图像的质量存在一些影响，所以进行后期的图像处理工作包括图像配准非常必要。OCT 的眼底图像可以直接从三维 OCT 数据得到，即对轴向上的 OCT 信号进行积分。这个 OCT 眼底图像可以结合眼底特征、眼底彩照对 OCT 断层图像进行配准。图像配准是为了保证三维 OCT 数据能和最后拍摄的彩色眼底像在位置上对应起来，从而保证 0CT 的可重复性。眼底图像与 OCT 图像的配准对随访诊断非常关键。患者术前、术后数月的复诊均可保证采集到眼底同一部位的照片，从而对不同时间的检查有更好的比较。

（四）OCT 发展历史

1991 年，美国麻省理工学院（MIT）的 David Huang 等人在 *Science* 上首先报道了光学相干层析成像（简称 OCT）技术。之后 Schmitt 等将此技术用于生物组织光学特性参数测量，取得了很好的效果。1996 年 Carl Zeiss Meditec Inc of California 把眼科的 OCT 系统做成临床医疗器械投放市场，发展到现在已有 5 代。除了美国 Carl Zeiss 公司，目前被广泛认可的 OCT 生产厂商有美国 Optovue 公司、波兰 Optopol 公司、美国 Wasatch Photonics 公司及日本 Topcon 株式会社等。

（五）OCT 临床应用

OCT 成像深度受到限制，只有约 2mm，因此 OCT 技术主要应用于眼科、皮肤科、心脏科，其中以眼科的临床应用最成功。OCT 已经在视网膜病变和青光眼的诊断处理中广泛应用，并且可以探查视网膜内的细微结构，达到亚细胞水平。OCT 可以加深对黄斑病变病理损害和发病机制的理解，有助于新治疗方法的发展；可以早期诊断视网膜疾病，预防不可逆性损害，使治疗达到最好的效果。光学相干层析成像技术对冠状动脉硬化、心肌梗死等血管性疾病诊断有独特的优势。以往的成像技术无法迅速而明确地得到心血管粥样硬化、梗死、心肌缺血坏死等病情。在冠状动脉光学相干层析成像中，由于该系统的分辨率和灵敏度都很高，冠状动脉组织有较大的后向散射和脂肪钙化斑状的阴影效应，使脂肪钙化斑状层、纤维动脉粥样化和正常动脉壁对比十分明显。光学相干层析成像的管状化和内镜式活检，可以帮助医生充分了解病变的部位、范围、程度、类型等信息，对心血管疾病的诊断、治疗、疗效提供参考依据。

二、OCT 在神经科尤其是中枢神经系统脱髓鞘疾病的应用

视神经是观察神经系统病变的窗口，通过观察视神经的病变能够反映整个中枢神经系统的病变。虽然有一系列的技术评价视神经和视网膜的解剖完整性，包括视力、对比敏感度、色觉、视野、诱发的电位，以及磁共振成像（MRI），光学相干断层成像（OCT），共焦扫描激光检眼镜（CSLO）和偏振激光扫描（GDx-VCC）等。OCT 因为更短的扫描时间及良好的视网膜的分层，在这方面具有优势。OCT 已被用来衡量的视网膜厚度神经纤维层（RNFL）

和黄斑体积。神经纤维层主要是视网膜神经节细胞轴突。黄斑体积主要包括视网膜神经节细胞体、光感受器和其他类型细胞。

由于视网膜是没有髓鞘的，这对于研究脱髓鞘疾病有独特的优势。中枢神经系统脱髓鞘疾病，主要是多发性硬化（multiple sclerosis，MS）及视神经脊髓炎谱系疾病（neuromyelitis optica spectrum disorder，NMOSD），其临床表现包括运动、感觉、认知等非运动症状的改变，眼部主要改变为单眼或双眼急性球后视神经炎。全世界约有 200 万人患有这种疾病，是青壮年致残的最常见的非创伤性神经疾病。

1974 年，神经科医师 Frisen 和 Hoyt 应用手持检眼镜，第一次报道了 MS 患者视网膜神经上皮变薄的现象。这一特征最后被尸体解剖所证实。然而，由于缺乏定量的研究手段，这项研究却没能够定量地分析视神经纤维层（RNFL）和组成视神经的近似 120 万个轴突的完整性的关系。

1999 年 OCT 技术开始应用到 MS 的研究中，有多项研究发现 MS 患者的神经纤维层平均厚度和黄斑体积有明显的减低。并且 MS 患者视神经纤维层的减少和脑萎缩具有相关性。

视神经脊髓炎谱系疾病又称 Devic 病，是一种主要累及视神经和脊髓的星形胶质细胞病。临床上以视神经和脊髓同时受累或相继受累为主要特征，呈进行性或缓解与复发病程。可表现为急性严重的横贯性脊髓炎，眼部主要表现为双侧急性视神经炎或球后视神经炎。视神经脊髓炎的视神经损害更为严重。在患视神经炎的 MS 患者中 RNFL 的损害以颞侧（黄斑乳头束）神经上皮层丢失为主，NMOSD 主要表现为弥漫性的神经上皮丢失。

对于 NMOSD 和 MS 患者早期准确诊断并且制定不同治疗策略是最优病人管理的关键，但目前在水通道蛋白抗体阴性的 NMOSD 患者中仍具挑战性。在这方面，OCT 有潜在的鉴别价值，尤其当视神经炎是最初的临床表现的时候。一些研究分析了利用 OCT 鉴别 MS 和 NMOSD 的可能性。Naismith 等人报道患者神经纤维层厚度每减少 1μm 患 NMOSD 的概率就增加 8%。在视网膜多层分割的研究中，Park 等人发现当患者内侧颞部的外核层（ONL）厚度大于 83μm 及外侧上部的节细胞 / 内丛状层（GCIP）厚度小于 62μm 提示有可能患 NMOSD。Schneider 等人报道 RNFL 厚度以及鼻颞侧 RNFL 厚度比值可能有助于区分 NMOSD 和 MS。然而，这些研究结果由于是小样本研究，在指导临床决策时仍需慎重。

OCT 在神经系统变性病包括帕金森病和阿尔茨海默病中也尝试了应用。帕金森病在眼部一般表现为视觉对比敏感度、辨色力及视空间功能异常。同时有一部分人可出现视幻觉、眼球运动功能障碍、眼睑运动障碍、干眼等特殊表现。OCT 主要在帕金森病患者中用来观察视网膜神经元形态学变化及定量分析这些形态学改变。BMis-Wollner 等人报道了内层视网膜变薄和早期帕金森病相关，帕金森病患者神经上皮层的丢失不是继发于眼压升高。除了神经节细胞层变薄外，黄斑区的内层视网膜也变薄。与正常眼相比，帕金森病患者的视网膜厚度大约降低了 15%。

阿尔茨海默病患者眼部表现主要为对比敏感度、立体视觉、运动知觉的变化。伴随视网膜神经上皮层异常的视神经病变为阿尔茨海默病的主要特征。Berisha 等人发现阿尔茨海默病患者的视网膜损害最先开始于上方象限，而不是所有的四个象限（92.2±21.6）μm vs（113.6±10.7）μm，$P=0.02$。他们的实验也提示了视网膜神经元的减退和阿尔茨海默病患者的视野缺损有关，以及和视网膜静脉血管直径的狭窄和视网膜斑流量相关。

（田德财　施福东）

参 考 文 献

[1] Fujimoto J, Swanson E. The development, commercialization, and impact of optical coherence tomography. Invest Ophthalmol Vis Sci, 2016, 57（9）: OCT1-OCT13.

[2] Nioka S, Chen Y. Optical tecnology developments in biomedicine: history, current and future. Transl med UniSa, 2011, 1: 51-150.

[3] Zysk AM, Nguyen FT, Oldenburg AL, et al. Optical coherence tomography: a review of clinical development from bench to bedside. J Biomed Opt, 2007, 12（5）: 051403.

[4] Hu Z, Shi Y, Nandanan K, et al. Semiautomated segmentation and analysis of retinal layers in three-dimensional spectral-domain optical coherence tomography images of patients with atrophic age-related macular degeneration. Neurophotonics, 2017, 4（1）: 011012.

[5] Hu Z, Wu X, Hariri A, et al. Multiple layer segmentation and analysis in three-dimensional spectral-domain optical coherence tomography volume scans. J Biomed Opt, 2013, 18（7）: 76006.

[6] Ibne Mokbul M. Optical Coherence Tomography: Basic Concepts and Applications in Neuroscience Research. J Med Eng, 2017, 2017: 3409327.

[7] Petzold A, Balcer LJ, Calabresi PA, et al. Retinal layer segmentation in multiple sclerosis: a systematic review and meta-analysis. Lancet Neurol, 2017, 16（10）: 797-812.

[8] Petzold A, de Boer JF, Schippling S, et al. Optical coherence tomography in multiple sclerosis: a systematic review and meta-analysis. Lancet Neurol, 2010, 9（11）: 921-932.

[9] Prati F, Regar E, Mintz GS, et al. Expert review document on methodology, terminology, and clinical applications of optical coherence tomography: physical principles, methodology of image acquisition, and clinical application for assessment of coronary arteries and atherosclerosis. Eur Heart J, 2010, 31（4）: 401-415.

[10] Krishnan SR, Seelamantula CS, Bouwens A, et al. Zero-crossing approach to high-resolution reconstruction in frequency-domain optical-coherence tomography. J Opt Soc Am A Opt Image Sci Vis, 2012, 29（10）: 2080-2091.

[11] Aydin TS, Umit D, Nur OM, et al. Optical coherence tomography findings in Parkinson's disease. Kaohsiung J Med Sci, 2018, 34（3）: 166-171.

[12] Aaker GD, Myung JS, Ehrlich JR, et al. Detection of retinal changes in Parkinson's disease with spectral-domain optical coherence tomography. Clin Ophthalmol, 2010, 4: 1427-1432.

[13] Coppola G, Di Renzo A, Ziccardi L, et al. Optical coherence tomography in Alzheimer's disease: A meta-analysis. PloS one, 2015, 10（8）: e0134750.

[14] He XF, Liu YT, Peng C, et al. Optical coherence tomography assessed retinal nerve fiber layer thickness in patients with Alzheimer's disease: a meta-analysis. Int J Ophthalmol, 2012, 5（3）: 401-405.

第二节　OCT 在多发性硬化的应用

　　MS 是常见的致残性进行性神经系统疾病，多累及青年。大多数患者表现为急性神经功能缺损的复发缓解，缓解期长短不一。疾病自然史的研究清晰地描述了 MS 的疾病轨迹。

随着时间的推移，大多数患者都会经历从复发性病程到进展性病程的转变，而且这种转变大多隐袭且缓慢发生，最终导致行走能力丧失、肌肉痉挛、括约肌功能障碍、疲劳、乏力和认知障碍。疾病的继发进展将会导致工作和生活能力的丧失以及永久的残疾。

OCT 是对 B 型超声原理的一种模拟，但使用红外线替代超声波，基于光反射率的不同而产生图像。OCT 是一项非侵袭性的检查技术，可以对某些组织（比如视网膜）进行光学活检。由于视网膜的结构组成不包含髓鞘成分，所以当研究神经退行及神经保护时，视网膜就成为独一无二的理想模型。因此，对于视网膜纤维层厚度（retinal nerve fibre layer，RNFL）的定量观察可能具有动态监测神经退行性变的作用，所以 OCT 成为观察 MS 神经退行的热门工具。

这项技术可以提供视盘和黄斑周围的 RNFL 厚度信息并且产生分割后的厚度和体积信息。频域 OCT 的出现进一步提高了空间分辨率（2μm），缩短了扫描时间，实现了三维成像以及录像的功能。此外，视觉记录系统可以在纵向研究中实现近乎完美的再定位，使研究者可以发现微米级别的微小变化。MS 中的研究已经表明，OCT 的操作简单、可重复性好，并且可以提供继发于神经退行的下游证据（视网膜纤维层和黄斑变薄）。

一、OCT 在视神经炎中的改变

在孤立的急性视神经炎发生时，在视力受损最严重时，视神经炎眼的 RNFL 测量值可以高于非视神经炎眼或类似于非视神经炎眼。受累眼的视神经可能存在轻度的水肿和继发于轴浆运输异常的充血。急性期 RNFL 变化的程度与视神经病灶的长度相关。在随后的2～3 个月，视盘苍白和 RNFL 萎缩逐渐形成，明显的 RNFL 萎缩通常在 RNFL 的颞侧区域最先形成。时域 OCT 数据显示 RNFL 持续减低至起病后的6～12 个月，此后维持稳定。孤立的视神经炎发生后 1 年，受累眼与非视神经炎眼相比，RNFL 水平下降约 20%。

数据显示视神经炎后 12 个月的视力恢复情况与急性期 RNFL 水肿的受累范围不相关，但与起病 6 个月后 RNFL 的萎缩程度相关。RNFL 萎缩与视敏度、视野平均敏感度和色觉检查评分相关，视神经炎后的 RNFL 萎缩程度和多焦视觉诱发电位（mfVEP）潜伏期的延迟、波幅的减低亦存在强相关关系，提示急性炎性脱髓鞘的程度与轴索的丢失相关。有数据表明 75μm 可以作为预测视觉功能恢复情况的阈值。

二、RNFL 在 MS 相关视神经炎中的改变

早在 1974 年，Frisen 和 Hoyt 已经描述了 MS 患者中 RNFL 的变化，而首次将 OCT 用于MS 病情描述的是 Parisi 和其同事，他们评价了 14 名确诊的 MS 患者，伴有视神经炎史且视力恢复良好。在良好恢复的情况下，与健康被试相比，视神经炎眼仍有 46% 的 RNFL 减低，而非视神经炎眼则有 28% 的 RNFL 减低。

在 MS 的视神经炎中，RNFL 厚度的丢失（图 5-2-1）范围介于 5～40μm 之间，平均萎缩约 10～20μm。基于 Stratus OCT 软件（Zeiss 3.0 版或 4.0 版）分析的时域 OCT 数据，RNFL的萎缩大都比较显著。一些研究表明与健康被试相比，MS 视神经炎受累眼的 RNFL 平均丢失 20.38μm（95% 置信区间 17.91～22.86μm），但这些研究存在一些局限性，比如，视神经损伤是否独立于 MS 的视神经炎，或由其他因素引起，这些因素也可以引起一些 RNFL 的丢失。在一项研究中 Choi 和同事展示了一些由各种原因引起的视神经病的 OCT 数据，发现

不同原因的视神经损伤都可以引起 RNFL 的丢失。因此，需要考虑是否由于一些混杂因素的存在，而导致 RNFL 的萎缩比 MS 单独存在时要严重。

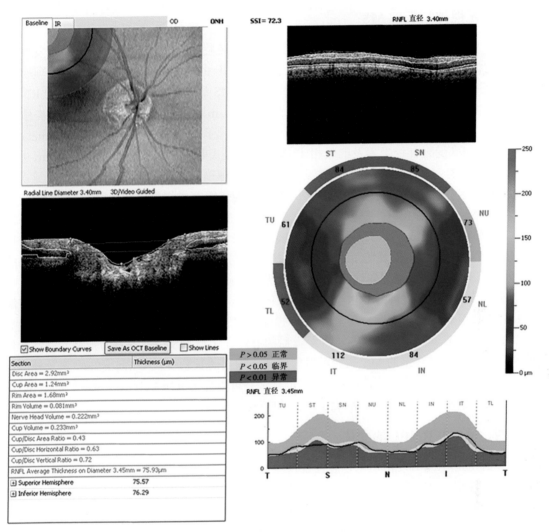

图 5-2-1　MS 患者 RNFL 厚度变薄

在一个纳入 193 名 MS 患者的时域 OCT 研究中，探索了复发性视神经炎的 RNFL 变化情况，其中有 29 只眼发生两次或多次的视神经炎，125 只眼发生单次视神经炎，232 只眼没有视神经炎发生。复发性视神经炎的平均 RNFL 值（64.2μm）低于单次视神经炎（86.3μm）（$P<0.0001$）和无视神经炎者（100.1μm）（$P<0.0001$）。Yeh 等发现在儿童患者中随着视神经炎发作次数的增多，RNFL 逐渐变薄，提示复发性的炎症对于前视路的轴索损伤存在累加效应。这一发现给早期诊断（在 RNFL 萎缩之前）视神经炎提出了挑战，因为随着 RNFL 的不断萎缩，新的视神经炎导致的 RNFL 变化将会不再明显。

关于 RNFL 萎缩的原因，在不存在视神经炎的 MS 患者中，继发于后视路病灶的视网膜节细胞的跨突触逆向退行可以存在，并且可以引起 RNFL 的丢失。视网膜节细胞跨突触的逆向退行也存在于累及后视路的脑卒中患者。Reich 和同事进行了结合 MRI 和 OCT 的研究，发现 MS 中视放射的损伤和平均 RNFL 厚度的减低相关，而且评价膝状体后病灶对 RNFL 的影响，可以鉴别 RNFL 丢失的原因。

三、无视神经炎的 MS

对于大部分 MS 患者，随着时间的推移，神经系统症状和 MR 的病灶负担都会发生变化。有数据显示无视神经炎证据的 MS 也存在 RNFL 的萎缩。在一项纳入了 15 项研究（3154 只眼）的 meta 分析中，发现与健康被试相比，MS 患者中未受视神经炎累及的 RNFL 存在厚度减低（7.08μm，95% 置信区间 5.52～8.65μm），这一数字在 MS 视神经炎中是 20.38μm（95% 置信区间 17.91～22.86μm），在一项纳入了 27 项研究（4199 只眼）的 meta 分析中，发现与未受视神经炎累及的眼相比，MS 视神经炎眼 RNFL 存在萎缩（14.57μm，95% 置信区间 12.63～16.50μm）。这些研究表明当 RNFL 厚度在 75μm 以下时，预示着视觉功能恢复不佳。这些研究提示在评价相对微小的 RGC 逆向跨突触退行时，需谨慎排除 MS 视神经炎的混淆。这也使 RNFL 厚度有可能成为亚临床疾病活动的检测指标，但对于和疾病进展的相关性，仍需达成广泛的共识，并进一步提高测量的稳定性。更为高端的 OCT 检查技术，包含了眼动追踪和重复测量的软件，在扫描相同位置的视网膜时有助于提高其扫描的稳定性，降低多次测量的变异性，使测量结果更加准确。

视网膜轴索通过视神经投射至外侧膝状体，90% 的视网膜轴索在外侧膝状体形成突触并且沿视放射到达枕叶皮质。其余的 10% 投射至中脑顶盖前区。MS 视神经炎可以直接导致严重的 RNFL 变薄。这些 MS 视神经炎后的急性变化与 MS 病理导致的视路的慢性变化不同。影响视放射纤维的 MS 病灶可以导致某些轴索的沃勒变性（顺向变性），累及外侧膝状体。由于跨突触退行的存在，逆向轴索退行最终可以导致 RNFL 变薄。进展性的 RGC 减少可能是 MS 视神经炎和前视路损伤所导致的慢性结果。

四、MS 中 RNFL 的变化

根据经验，RNFL 变薄可以在急性视神经炎 3 个月后被 OCT 发现。临床上，在早期，由轴索萎缩导致的 RNFL 变薄和由于轴索水肿消退导致的变薄难以区分。Costello 和同事收集了视神经炎后 12 个月的 RNFL 纵向随访数据。这些数据显示了视神经炎眼至少在 12 个月内存在持续的轴索损失，但在损伤后 6 个月减低更加显著。

一些研究显示病程与平均 RNFL 厚度呈负相关（r=-0.262，$P=0.011$；r=-0.6，$P=0.02$；$P=0.03$，r 值未提及），有些研究没有观察到这一现象。Henderson 和同事评价非视神经炎眼时发现 RNFL 每年减低约 0.12μm（95% 置信区间 -0.50～0.25μm），但这项发现没有统计学差异（$P=0.513$）。在观察 MS 视神经炎眼时，Klistorner 和同事没有发现 RNFL 厚度与病程之间的关系（$P=0.9$，r 值未提及）。研究结果的不一致部分是由于平均病程和所研究的 MS 人群不同。对于原始数据的 meta 分析有助于阐释 RNFL 减低和病程之间的关系，但来自纵向随访的信息要更加准确，因为能够观察到患者个体 RNFL 厚度随时间推移的变化。Talman 和同事进行了 593 只眼的纵向随访，在基线期及 6 个月或更长时间进行 RNFL 评价，对于 MS 视神经炎眼，与基线期相比，随访半年到 1 年的患者 RNFL 减低约 0.4%（0.4μm，95% 置信区间 -0.35～1.16μm），随访 1～2 年的患者减低约 1.7%（1.6μm，95% 置信区间 0.70～2.47），随访 2～3 年的患者减低约 3.2%（2.9μm，95% 置信区间 1.86～4.02μm），随访 3 年以上的患者减低约 6.7%（6.1μm，95% 置信区间 4.41～7.73μm）。对于 MS 的非视神经炎眼 3 年减低约 0.5%（0.49μm，95% 置信区间 −0.39～1.36μm）。他们团队汇总 MS 视神经炎眼和非视神经炎眼的数据后，发现 RNFL 每年减少约 2μm（$P<0.001$）。

依据横断面的数据，推测个体的 RNFL 丢失情况时，需非常小心。有资料表明无视神经炎 MS 患者 RNFL 年减低程度的估计值（约 2μm）很可能低于时域 OCT 系统的检测下限。理论上讲，频域或傅里叶域的 OCT（SD/FD-OCT）系统能够达到这个水平的分辨率，但是实际上 Heidelberg 的频域 OCT 和 Cirrus 的 HD-OCT 分辨率在 4～6μm。与健康人相比，新近发生的 CIS 患者（平均 4.3 个月）没有测量出 RNFL 的丢失。

五、OCT 和 MS 的功能损失

在当前 MS 研究中广泛使用的临床残疾评分存在一些局限性，尤其是它没有完全覆盖疾病中可以出现的所有残疾种类，特别是疾病没有主要累及患者的行走和运动能力时。有效的替代指标需要进一步的反复验证。轴索丢失作为 MS 残疾的驱动因素和 RNFL 的变化相关，而轴索的丢失和临床残疾程度的进展相关。从解剖的角度，RNFL 与视觉功能存在联系，所以分析这种关联的研究容易被想到。利用 RNFL 的丢失反应能够更加整体水平地了解神经退行情况，这样的观点仍值得商榷，这个观点也衍生出利用 RNFL 的丢失反应评估整体残疾评分的观点。

（一）视觉功能

1. 视敏度　单眼视敏度通常使用标准视力表评价。这个方法由荷兰的眼科专家 Hermann Snellen 在 1862 年提出。标准视力表存在方法学的局限性，在众多的改良版本中，我们选择 ETDRS（Early Treatment Diabetic Retinopathy Study）视力表和低对比度视力表（Sloan charts）。

在大多数研究中 RNFL 的丢失和 Snellen 视敏度的减低相关，但也有个别试验的结果不尽相同。其中一些研究发现 Snellen 视敏度和 RNFL 厚度存在线性相关，这些研究纳入了存在视神经炎的 MS 患者，并且存在强相关关系（r>0.6）。在使用标准日本十进制视力表时也得到了相似的结果。

2. ETDRS 视力表　与 Snellen 视力表相比，ETDRS 视力表存在一些优势，使用对数标度（logMAR），可以比较不同检查距离下的视力评分。logMAR 评分可以提供间隔的数据易于进行统计分析，因此被推荐用于临床试验。Trip 和同事报道 logMAR 评分和 RNFL 厚度存在线性相关。Henderson 和同事证实了 RNFL 厚度和 logMAR 评分之间的相关关系（r=−0.54，$P<0.001$）。Costello 和同事也在 MS 视神经炎 6 个月后发现了这样的关系。在一个混合队列中纳入了伴视神经炎和不伴视神经炎的未经治疗的 MS 患者，Spain 和同事发现了类似的线性关系（r=−0.53，$P<0.001$），与 Siepman 和同事发现的结果相一致（r=−0.56，$P<0.01$）。

3. 低对比度视力表　Balcer 和同事在改良的 MS 功能评价中首次提出对低对比度视力进行综合（双眼）的评价（Sloan 视力表），根据他们的观察，与使用 ETDRS 视力表相比，使用 1.25% 对比水平时 MS 患者能够和健康被试进行更好的区分（$P<0.0001$），在使用 Pell-Robson 视力表时，存在类似的统计学差异（$P=0.003$）。他们的试验结果也被其他试验所证实。Fisher 和同事发现 1.25% 低对比度视力每变化一行，RNFL 厚度丢失 4μm。在一些研究中发现 MS 视神经炎眼的 RNFL 厚度与低对比度视力之间存在强相关关系（r=0.69，

$P=0.001$；r=0.54，$P<0.001$），在原发进展性 MS 患者中也证实了类似的结论（logMAR 视力 r=-0.46，$P=0.001$；Sloan 的 1.25% 对比度视力 r=-0.34，$P=0.024$）。在一项研究中得到了中等程度相关的结论，RNFL 厚度与 2.5% 视力表（r=0.39，$P<0.001$）和 1.25% 视力表（r=0.31，$P<0.001$）呈正相关。Spain 和同事使用 Sloan 1.25% 视力表也得到了类似的结论（r=-0.34，$P=0.02$）。

4. 视野　MS 可以导致各种类型的视野缺损。在 MS 视神经炎急性期，最常见的视野缺损是密集但一过性的暗点，表现为中心性、水平性和中心盲点暗点等形式。静态视野检查被广泛用于视野缺损的评价。

Costello 和同事用 full threshold 视野检查程序（Humphrey 视野计）进行研究，他们发现在视神经炎后的 3～6 个月 RNFL 厚度和视野缺损存在相关性。当 RNFL 厚度在 75μm 以下时，与视野缺损的平均偏差值（dB）存在线性相关。平均偏差值是 Humphrey 视野计提供的四项总体参数之一，是将检查结果和同龄健康人的正常值比较之后得出的平均差值，有助于检测弥散的视野缺损，这种视野缺损可以出现于 MS 的视神经炎。重要的是，这部分患者的视功能恢复不佳。低于 75μm 的 RNFL 厚度被认为是预后不良的标志。Costello 和同事的结果与 Trip 和同事的结果类似。其他的研究者也发现平均 RNFL 厚度与视野平均偏差值存在弱相关关系。Noval 和同事报道在 MS 视神经炎 1.5 个月和 3 个月后 RNFL 丢失与视野缺损存在相关关系，但 6 个月后则没有这样的关系。他们认为可能和 OCT 的检测水平比自动静态视野计敏感所致，这也和其他的一些研究结论相一致。

Cheng 和同事使用视野受损程度评分发现 RNFL 厚度与视野整体缺损的相关性优于象限缺损。他们认为出现这样的结果是因为 MS 的视野缺损趋于弥散而非局灶，或者是由于结构和功能的对应不良，从而影响相关性的评价，此外，一些患者时域 OCT 图像配准不佳可能也是原因之一。Trip 和同事同样没有观察到类似的现象，颞侧的视野缺损和相应部位的 RNFL 丢失没有关联。他们指出 Humphrey 30-2 系统对于鼻侧和颞侧的测量点少于上下分区，从而可能由于采样的不足导致结果受限。

（二）整体临床评分

许多研究评价了 RNFL 减低和 EDSS 进展之间的关系。一些研究得到了负相关的结论 r=-0.348，r=-0.7，r=-0.399，r=-0.30 等。一些研究没有发现 RNFL 和 EDSS 评分之间存在相关关系。其中有些研究还纳入了视神经脊髓炎。这些研究得到的结果不尽相同，部分原因是由于研究对象的异质性。在 MS 患者无视神经炎眼的 RNFL 厚度和 EDSS 评分存在强相关性。MS 视神经炎对 RNFL 的影响明显可以掩盖 MS 非视神经炎眼由无症状的轴索损伤和跨突触退行所引起的微小变化。

未来的临床试验如果使用 OCT 作为评价整体残疾程度的工具，使用 MS 的无视神经炎眼进行统计分析可能优于使用 MS 的视神经炎眼，可以更好地反映整体神经功能的指标，比如认知功能，也需要被纳入评价体系之中，以间接评价 CNS 的轴索弥散损失情况。

六、OCT 和 MS 的电生理检查

OCT 可以描绘视网膜的结构特点，而电生理检查则可以完成功能评价。研究者已经关注两者之间可能存在的关联，比如，RNFL 的丢失是否与视觉诱发电位（VEP）或视网膜电图（ERG）的波幅减低相关？VEP 在前视路所获得的脱髓鞘证据是否可以预测随后发生的跨突

触逆向退行所导致的 RNFL 丢失？

（一）视觉诱发电位

视神经脱髓鞘后，VEP 潜伏期通常将会延长。这种异常可以持续多年，被认为是一项敏感但非特异的检查。在一项纵向研究中，Brusa 和同事首次记录了 MS 视神经炎患者未受累眼出现 VEP 波幅的小幅减低，表明这种异常可能是由于轴索丢失所致。相同的团队又发现 RNFL 厚度的减低确实与 VEP 波幅的减低相关，这一现象也被其他试验所证实，进一步推进了上述假设。接着，Klistorner 和同事又发现在多焦性 VEP 波幅和 RNFL 厚度之间存在功能和结构的高度相关（下部视野，r=0.84；上部视野，r=0.78；中心视野，r=0.75；三种相关性分析：$P<0.001$）。多焦 VEP 数据分析的进步使得这项技术日趋常规。一些研究也发现了 RNFL 厚度和 VEP 潜伏期之间的关系。

RNFL 厚度和 VEP 波幅之间的关系可以引发这样的争论，轴索的损伤可能由脱髓鞘相关的视神经损伤直接导致，或由发生于后视路的异常逆行导致视网膜非髓鞘化的轴索退行。

（二）视网膜电图

Parisi 和同事使用时域 OCT 观察到 GNFL 厚度和 ERG P50 潜伏期以及 P50～P95 波幅相关。这可能是由于视神经损伤后节细胞丢失所导致。其他试验在平均视网膜厚度和 ERG 结果之间没有发现比较确信的相关性关系。这可能由于多灶性 ERG 主要反映光感受器细胞和双极细胞的激活，而非节细胞，因此这种关联性可能不明显。

七、OCT 和 MS 的影像学

有数据显示视神经萎缩与 OCT 测量的 RNFL 减低存在相关性，一些研究也发现 RNFL 厚度和 MR 测量的脑萎缩存在相关性。在评价视神经损伤时，使用不同的结构和功能的测量方法时，测量结果存在一定的变异。使用多参数的结构及功能模型可以更为全面地评价视神经的损伤。在检测脑结构改变时，灰质体积、全脑体积、T_2 病灶体积、磁化传递率、各向异性等影像学指标均可作为评价的指标，但对于最佳的影像学评价手段尚未形成广泛的共识。此外，应当对视神经的变化进行纵向随访研究，比如比较治疗前后或不同治疗后的影像学改变，以期能够监测 MS 治疗策略的有效性。

（苏　磊　施福东）

参 考 文 献

[1] Frohman E，Costello F，Zivadinov R，et al. Optical coherence tomography in multiple sclerosis. Lancet Neurol，2006，5（10）：853-863.

[2] Bennett JL，de Seze J，Lana-Peixoto M，et al. Neuromyelitis optica and multiple sclerosis：Seeing differences through optical coherence tomography. Mult Scler，2015，21（6）：678-688.

[3] Barkhof F，Calabresi PA，Miller DH，et al. Imaging outcomes for neuroprotection and repair in multiple sclerosis trials. Nat Rev Neurol，2009，5（5）：256-266.

[4] Chen TC，Zeng A，Sun W，et al. Spectral domain optical coherence tomography and glaucoma. Int Ophthalmol Clin，2008，48（4）：29-45.

[5] Bock M，Brandt AU，Dorr J，et al. Time domain and spectral domain optical coherence tomography in multiple sclerosis：a comparative cross-sectional study. Mult Scler，2010，16（7）：893-896.

[6] Kallenbach K, Frederiksen J. Optical coherence tomography in optic neuritis and multiple sclerosis: a review. Eur J Neurol, 2007, 14(8): 841-849.

[7] Sepulcre J, Murie-Fernandez M, Salinas-Alaman A, et al. Diagnostic accuracy of retinal abnormalities in predicting disease activity in MS. Neurology, 2007, 68(18): 1488-1494.

[8] Henderson AP, Altmann DR, Trip AS, et al. A serial study of retinal changes following optic neuritis with sample size estimates for acute neuroprotection trials. Brain, 2010, 133(9): 2592-2602.

[9] Kallenbach K, Simonsen H, Sander B, et al. Retinal nerve fiber layer thickness is associated with lesion length in acute optic neuritis. Neurology, 2010, 74(3): 252-258.

[10] Klistorner A, Arvind H, Garrick R, et al. Interrelationship of optical coherence tomography and multifocal visual-evoked potentials after optic neuritis. Invest Ophthalmol Vis Sci, 2010, 51(5): 2770-2777.

[11] Klistorner A, Arvind H, Nguyen T, et al. Axonal loss and myelin in early ON loss in postacute optic neuritis. Ann Neurol, 2008, 64(3): 325-331.

[12] Fisher JB, Jacobs DA, Markowitz CE, et al. Relation of visual function to retinal nerve fiber layer thickness in multiple sclerosis. Ophthalmology, 2006, 113(2): 324-332.

[13] Siger M, Dziegielewski K, Jasek L, et al. Optical coherence tomography in multiple sclerosis: thickness of the retinal nerve fiber layer as a potential measure of axonal loss and brain atrophy. J Neurol, 2008, 255(10): 1555-1560.

[14] Trip SA, Schlottmann PG, Jones SJ, et al. Retinal nerve fiber layer axonal loss and visual dysfunction in optic neuritis. Ann Neurol, 2005, 58(3): 383-391.

[15] Zaveri MS, Conger A, Salter A, et al. Retinal imaging by laser polarimetry and optical coherence tomography evidence of axonal degeneration in multiple sclerosis. Arch Neurol, 2008, 65(7): 924-928.

[16] Bock M, Brandt AU, Dorr J, et al. Patterns of retinal nerve fiber layer loss in multiple sclerosis patients with or without optic neuritis and glaucoma patients. Clin Neurol Neurosurg, 2010, 112(8): 647-652.

[17] Burkholder BM, Osborne B, Loguidice MJ, et al. Macular volume determined by optical coherence tomography as a measure of neuronal loss in multiple sclerosis. Arch Neurol, 2009, 66(11): 1366-1372.

[18] Pueyo V, Martin J, Fernandez J, et al. Axonal loss in the retinal nerve fiber layer in patients with multiple sclerosis. Mult Scler, 2008, 14(5): 609-614.

[19] Talman LS, Bisker ER, Sackel DJ, et al. Longitudinal study of vision and retinal nerve fiber layer thickness in multiple sclerosis. Ann Neurol, 2010, 67(6): 749-760.

[20] Wojtkowski M, Srinivasan V, Fujimoto JG, et al. Three-dimensional retinal imaging with high-speed ultrahigh-resolution optical coherence tomography. Ophthalmology, 2005, 112(10): 1734-1746.

[21] Wojtkowski M, Srinivasan V, Ko T, et al. Ultrahigh-resolution, high-speed, Fourier domain optical coherence tomography and methods for dispersion compensation. Opt Express, 2004, 12(11): 2404-2422.

[22] Wolf-Schnurrbusch UE, Ceklic L, Brinkmann CK, et al. Macular thickness measurements in healthy eyes using six different optical coherence tomography instruments. Invest Ophthalmol Vis Sci, 2009, 50(7): 3432-3437.

[23] Outteryck O, Zephir H, Defoort S, et al. Optical coherence tomography in clinically isolated syndrome: no evidence of subclinical retinal axonal loss. Arch Neurol, 2009, 66(11): 1373-1377.

[24] Rudick RA, Polman CH, Cohen JA, et al. Assessing disability progression with the Multiple Sclerosis

Functional Composite. Mult Scler，2009，15（8）：984-997.

[25] Cheng H，Laron M，Schiffman JS，et al. The relationship between visual field and retinal nerve fiber layer measurements in patients with multiple sclerosis. Invest Ophthalmol Vis Sci，2007，48（12）：5798-5805.

[26] Naismith RT，Tutlam NT，Xu J，et al. Optical coherence tomography is less sensitive than visual evoked potentials in optic neuritis. Neurology，2009，73（1）：46-52.

[27] Naismith RT，Tutlam NT，Xu J，et al. Optical coherence tomography differs in neuromyelitis optica compared with multiple sclerosis. Neurology，2009，72（12）：1077-1082.

[28] Grazioli E，Zivadinov R，Weinstock-Guttman B，et al. Retinal nerve fiber layer thickness is associated with brain MRI outcomes in multiple sclerosis. J Neurol Sci，2008，268（1-2）：12-17.

[29] Siepman TA，Bettink-Remeijer MW，Hintzen RQ. Retinal nerve fiber layer thickness in subgroups of multiple sclerosis，measured by optical coherence tomography and scanning laser polarimetry. J Neurol，2010，257（10）：1654-1660.

[30] Hickman SJ，Dalton CM，Miller DH，et al. Management of acute optic neuritis. Lancet，2002，360（9349）：1953-1962.

[31] Salter AR，Conger A，Frohman TC，et al. Retinal architecture predicts pupillary reflex metrics in MS. Mult Scler，2009，15（4）：479-486.

[32] Gordon-Lipkin E，Chodkowski B，Reich DS，et al. Retinal nerve fiber layer is associated with brain atrophy in multiple sclerosis. Neurology，2007，69（16）：1603-1609.

[33] Brusa A，Jones SJ，Plant GT. Long-term remyelination after optic neuritis：A 2-year visual evoked potential and psychophysical serial study. Brain，2001，124（Pt 3）：468-479.

[34] Thurtell MJ，Bala E，Yaniglos SS，et al. Evaluation of optic neuropathy in multiple sclerosis using low-contrast visual evoked potentials. Neurology，2009，73（22）：1849-1857.

第三节　OCT 在视神经脊髓炎谱系疾病的应用

视神经脊髓炎谱系疾病（neuromyelitis optica spectrum disorders，NMOSD）是一类中枢神经系统的炎性自身免疫性疾病，主要累及视神经与脊髓。靶向星形胶质细胞水通道蛋白 -4（aquaporin-4，AQP4）的 IgG 抗体作为其特异性抗体已广泛用于视神经脊髓炎谱系疾病研究的多种体内或体外模型的构建，以实现对视神经损伤发病机制的初步理解。一些其他自身抗体如抗髓鞘少突胶质细胞糖蛋白（against myelin oligodendrocyte glycoprotein，anti-MOG）、水通道蛋白 -1（aquaporin-1，AQP1）也在一些 NMOSD 患者中发现，而这些抗体的特异性及与 NMOSD 发病机制的关系尚需进一步研究。

视觉传入系统是指从视网膜神经节细胞层开始，经视神经、视交叉、视束、视放射至枕叶视皮质的视觉传导通路。NMOSD 对该通路的损害主要表现为视神经炎，单纯累及视觉传入通路其他部位如视交叉、视束或视放射的病例极为罕见。视神经炎（optic neuritis，ON）作为视神经脊髓炎谱系疾病的常见临床表现，一般包括视神经的炎性反应、脱髓鞘和轴突损伤等病变过程，这些情况可能会导致视网膜神经节细胞的死亡，减少黄斑体积，造成视觉功能障碍或永久视觉丧失。ON 经常表现为急性发作的单眼或低频率双眼视神经炎症反应，并伴随有眼痛和视力下降。ON 是由免疫介导的，而且在 NMOSD 中与可检测到的 AQP4-

IgG 相关。NMOSD 的病理特征包括 IgG 和激活补体的沉积、AQP4 表达的缺失、星形胶质细胞病变、中性粒细胞积聚、脱髓鞘及轴突丢失。NMOSD 患者频繁发生 ON 可能是由血脑屏障更严重的丧失功能所导致，而且视神经表达高水平的 AQP4 超分子聚合物。NMOSD 中 AQP4 超分子聚合物高水平表达与血脑屏障渗透性提高结合可能是造成其组织损伤的特有模式。客观评价视神经损伤严重程度和病因，对 ON 的诊断、管理和治疗非常重要。相比 MS-ON，NMOSD-ON 双眼发作更频繁，复发 ON 和残留严重视觉功能障碍可能性更大。

NMOSD 中光学相关断层扫描（optical coherence tomography，OCT）的特点仍不清楚，这些异常与疾病病理生理学的关系仍需进一步探索。目前最新一代的频域 OCT，可以将个别视网膜层分开，精确定量，可重复信度更佳，有助于更精确描述视觉通路损害及其潜在的相关发病机制。本节就来讨论一下 OCT 在视神经脊髓炎谱系疾病的应用。

一、微囊性黄斑水肿

微囊性黄斑水肿（microcystic macular edema，MME）（图 5-3-1）已在多发性硬化（multiple sclerosis，MS）中发现并得以论述，虽然 MME 的作用机制仍在探索中，临床分析报告已显示 MME 并不是 MS-ON 所专有的，在 NMOSD-ON 和其他视神经病变（慢性复发性炎性视神经病、脑缺血等）中也发现了 MME。出现 MME 的患者眼睛相比未出现 MME 的患者会有更薄的 RNFL 厚度，更差的视敏度。20%～26% 的 NMOSD 患者出现了视网膜内核层微囊性病变；而 AQP4-IgG 阳性的 NMOSD 患者 ON 受累眼发现率会升至 40%，但在 ON 未受累眼中尚未发现这种改变。

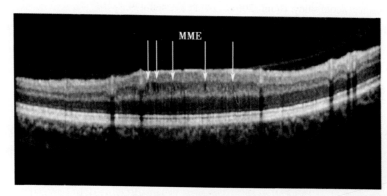

图 5-3-1　微囊性黄斑水肿

二、视神经纤维层的改变

视神经纤维层（retinal nerve fiber layer，RNFL）由神经节细胞的轴突组成，在神经节细胞轴突进入筛板之前无髓鞘包裹，可直接反映轴突丢失排除髓鞘的影响，是观察神经退化、神经保护、潜在神经修复过程独一无二的中枢神经系统理想结构。既往研究显示，相对于健康对照，NMOSD-ON 患者的 RNFL 变化是特异性改变，RNFL 变薄（图 5-3-2）常发生在其早期且频繁出现。NMOSD-ON 会影响视乳头周围 RNFL 的全部象限，特别是上、下象限，而 MS-ON 主要影响鼻侧象限。NMOSD-ON 患者比 MS-ON 患者轴突丢失情况更严重，NMOSD-ON 患者比 MS-ON 患者的 RNFL 厚度更薄。一些研究发现 NMOSD-ON 患者的 RNFL 厚度下降至 55～83μm，其各自的健康对照 RNFL 厚度为 93～108μm。相对于 MS-ON，黄斑变薄在 NMOSD-ON 中更为严重，这与 NMOSD-ON 视觉功能恢复差相一致。

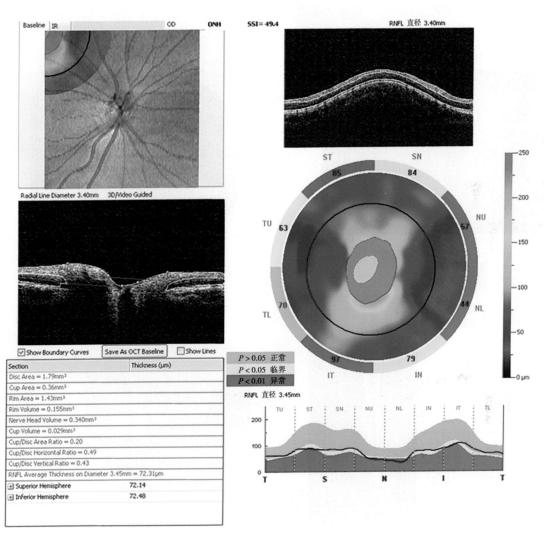

图 5-3-2　NMOSD 患者视神经纤维层（RNFL）厚度变薄

三、OCT 与视功能

　　NMOSD 患者的 OCT 结果与视敏度测试结果有很好的相关性。用 25% 低对比度视敏度图表进行单眼测试，NMOSD-ON 患者平均识别正确字母数为 4，而 MS-ON 患者为 6.5，健康对照为 16。也有研究表明 NMOSD-ON 患者眼睛 RNFL 厚度低于 60μm 时，其高对比度视敏度会很差。许多新近研究显示黄斑分层分析证明不只视乳头旁 RNFL，还有神经元层比如神经节细胞层或者神经节细胞层与内核层结合层（combined ganglion cell/inner plexiform layer，GCIP）、神经节细胞复合体（ganglion cell complex，GCC）（图 5-3-3）即视神经纤维层、神经节细胞层及内丛层结合层也会在 NMOSD-ON 患者和 MS-ON 患者中显著变薄，而且在 NMOSD-ON 患者中会更薄。GCIP 比 RNFL 更敏感的原因可能是 GCIP 具有更好的可重复性，RNFL 中除了轴突还有一部分胶质细胞，在视神经炎症中，GCIP 降低了对水肿的敏感性。OCT 可察觉到患者视敏度和视野正常情况下的亚临床轴突丢失，这种灵敏度对于发现微小视觉功能障碍作用最为显著。

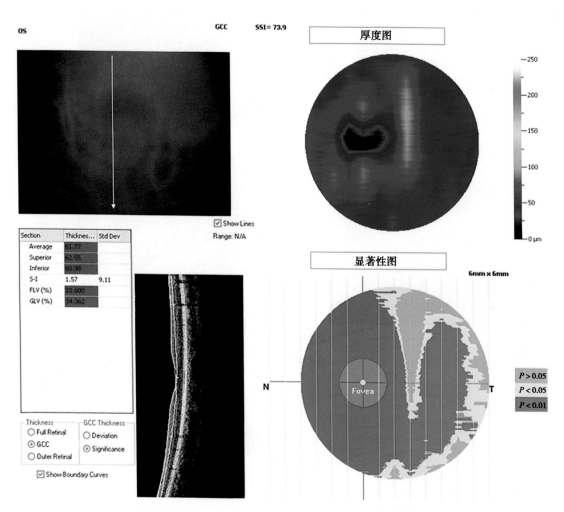

图 5-3-3　NMOSD 患者神经节细胞复合体 GCC 厚度变薄

四、OCT 在非 ON 视神经脊髓炎谱系疾病的应用

一些研究显示没有累及 ON 的 NMOSD 患者的 RNFL 厚度是正常的，这表明亚临床 ON 在 NMOSD 中是罕见的，与之相比亚临床视觉诱发电位（visual-evokedpotential，VEP）异常和 OCT 异常可识别临床孤立综合征患者是否患有 ON。然而，也有文章报道没有累及 ON 的 NMOSD 患者相比健康对照其 VEP 有长时间的 P100 延迟，但是绝对延迟时间仍在正常范围内。有研究团队发现没有累及 ON 的 NMOSD 患者的 GCIP 仍会变薄，这种矛盾可能是因为评估临床 ON 事件准确度不同，OCT 设备、分层技术的不同及 GCIP 度量标准的微小差异。NMOSD-ON 患者与 MS-ON 患者视网膜变薄的象限不同，这表明 OCT 对于区分 NMOSD-ON 与 MS-ON 有一定的作用。

五、OCT 与残疾量表

NMOSD 患者的视功能与 RNFL 厚度相关性高，但是 RNFL 厚度与广泛残疾状态量表（Expanded Disability Status Scale，EDSS）只存在一定相关性，这可能是因为视功能在 EDSS 所占比重受限，或者可能是因为研究对象的神经功能状态不同，提出建议 OCT 可能最适合用于轻中度影响的患者。探索适用于 NMOSD 的残疾量表在判断 OCT 参数除视觉功能以外证明是疾病活动性临床生物指标非常重要。

六、OCT 与脑容量的关系

动物模型已证明 OCT 测量的 RNFL 厚度变薄反映了视网膜轴突丢失。近期研究 MS 中 OCT 与 MRI 相关性的文章提出 RNFL 厚度与白质、灰质萎缩和脑实质分数相关程度高。也有研究发现相比健康对照 NMOSD 患者皮质变薄，皮质厚度与 RNFL 厚度呈正相关。将疾病进程分期，RNFL 与皮质变薄都在同一时期发生。另外 MRI 分析发现白质与灰质体积丢失。

七、复发治疗策略在 OCT 监测与视敏度方面的影响

最近有研究发现对于 NMOSD 患者复发的治疗，免疫抑制剂比免疫调节剂的疗效更佳。众所周知，免疫抑制剂具有抗炎功能，但目前无数据表明其对神经元和轴突丢失有影响作用。有研究比较了单独静脉注射甲泼尼龙（intravenous methylprednisolone，IVMP）与血浆置换（plasma exchange，PE）、IVMP 联合治疗对首次并发 ON 的 NMOSD 患者的疗效，联合治疗组的患者视敏度从基线期的 20/400 提高到了最后一次随访的 20/50。虽然联合治疗组的视敏度改善，但其 RNFL 厚度并没有显著变化。而在另一个研究中发现对急性发作 ON 的 NMOSD 患者早期使用 IVMP 可帮助维持 RNFL 厚度不变。RNFL 厚度高于 71.41μm 的患者相对于低于此限值患者的早期 IVMP 治疗是有意义的。ON 发作后的平均 RNFL 厚度与开始进行 IVMP 治疗的临床时期呈负相关。由于 OCT 检测的敏感性，其可作为非侵袭性的理想工具来发现、监测 ON 临床试验中潜在的神经保护作用。

八、未来展望

OCT 可以定量测量和监测视神经的轴突损伤，也与神经节细胞退化有相关性，这也许可以增进评估 NMOSD-ON 的视神经损伤。虽然 OCT 不能捕捉到非视神经损伤，它精确量化视神经损伤后视网膜改变的能力也许可以预测视功能的恢复，评估治疗预后，根据损伤的不同程度将患者分类。

多方式综合评估前视觉通路能帮助对 NMOSD-ON 的更深刻理解，可提供更多有用的临床仪器测量结果来分析 NMOSD 患者病情。形态学检测比如 OCT，功能性评估比如 VEP，临床结果比如视野、视敏度等一起也许能够对 NMOSD-ON 进行综合评价。此外，多方式评估病人可提供整合所有参与导致疾病因素的机会，从分子细胞水平到视觉系统功能。新激光技术发展使对视网膜改变的分子水平分析，对 RNFL 的单细胞可视化，对神经功能的影像学评估成为可能。NMOSD 这种 AQP4 介导的星形胶质细胞病变，经常影响视神经，也因此将会在这些新技术的发展中受益。

（张　瑞　施福东）

[1] FFrohman EM, Dwyer MG, Frohman T, et al. Relationship of optic nerve and brain conventional and non-conventional MRI measures and retinal nerve fiber layer thickness, as assessed by OCT and GDx: a pilot study. J Neurol Sci, 2009, 282(1-2): 96-105.

[2] Merle H, Olindo S, Donnio A, et al. Retinal peripapillary nerve fiber layer thickness in neuromyelitis optica. Invest Ophthalmol Vis Sci, 2008, 49(10): 4412-4417.

[3] Ratchford JN, Quigg ME, Conger A, et al. Optical coherence tomography helps differentiate neuromyelitis optica and MS optic neuropathies. Neurology, 2009, 73(4): 302-308.

[4] Yeh EA, Weinstock-Guttman B, Lincoff N, et al. Retinal nerve fiber thickness in inflammatory demyelinating diseases of childhood onset. Mult Scler, 2009, 15(7): 802-810.

[5] Jindahra P, Petrie A, Plant GT. Retrograde trans-synaptic retinal ganglion cell loss identified by optical coherence tomography. Brain, 2009, 132(Pt 3): 628-634.

[6] Reich DS, Smith SA, Gordon-Lipkin EM, et al. Damage to the optic radiation in multiple sclerosis is associated with retinal injury and visual disability. Arch Neurol, 2009, 66(8): 998-1006.

[7] Petzold A, de Boer JF, Schippling S, et al. Optical coherence tomography in multiple sclerosis: a systematic review and meta-analysis. Lancet Neurol, 2010, 9(9): 921-932.

[8] Costello FE, Klistorner A, Kardon R. Optical coherence tomography in the diagnosis and management of optic neuritis and multiple sclerosis. Ophthalmic Surg Lasers Imaging, 2011, 42 Suppl: S28-S40.

[9] Klistorner A, Arvind H, Nguyen T, et al. Multifocal VEP and OCT in optic neuritis: a topographical study of the structure-function relationship. Doc Ophthalmol, 2009, 118(2): 129-137.

[10] Trip SA, Schlottmann PG, Jones SJ, et al. Optic nerve atrophy and retinal nerve fibre layer thinning following optic neuritis: evidence that axonal loss is a substrate of MRI-detected atrophy. Neuroimage, 2006, 31(1): 286-293.

[11] Trip SA, Schlottmann PG, Jones SJ, et al. Optic nerve magnetization transfer imaging and measures of axonal loss and demyelination in optic neuritis. Mult Scler, 2007, 13(7): 875-879.

[12] Naismith RT, Xu J, Tutlam NT, et al. Disability in optic neuritis correlates with diffusion tensor-derived directional diffusivities. Neurology, 2009, 72(7): 589-594.

[13] Papadopoulos MC, Verkman A. Aquaporin 4 and neuromyelitis optica. Lancet Neurol, 2012, 11: 535-544.

[14] Kitley J, Leite MI, Nakashima I, et al. Prognostic factors and disease course in aquaporin-4 antibodypositive patients with neuromyelitis optica spectrum disorder from the United Kingdom and Japan. Brain, 2012, 135: 1834-1849.

[15] Sato DK, Callegaro D, Lana-Peixoto MA, et al. Distinction between MOG antibody-positive and AQP4 antibody-positive NMO spectrum disorders. Neurology, 2014, 82: 474-481.

[16] Monteiro MLR, Fernandes DB, Apóstolos-Pereira SL, et al. Quantification of retinal neural loss in patients with neuromyelitis optica and multiple sclerosis with or without optic neuritis using Fourier-domain optical coherence tomography. Invest Ophthalmol Vis Sci, 2012, 53: 3959-3966.

[17] Syc SB, Saidha S, Newsome SD, et al. Optical coherence tomography segmentation reveals ganglion cell layer pathology after optic neuritis. Brain, 2012, 135: 521-533.

[18] Sotirchos ES, Saidha S, Byraiah G, et al. In vivo identification of morphologic retinal abnormalities in neuromyelitis optica. Neurology, 2013, 80: 1406-1414.

[19] Kaufhold F, Zimmermann H, Schneider E, et al. Optic neuritis is associated with inner nuclear layer thickening and microcystic macular edema independently of multiple sclerosis. PLoS One, 2013, 8: e71145.

[20] Ringelstein M, Kleiter I, Ayzenberg I, et al. Visual evoked potentials in neuromyelitis optica and its spectrum disorders. Mult Scler, 2014, 20: 617-620.

[21] Gelfand JM, Nolan R, Schwartz DM, et al. Microcystic macular oedema in multiple sclerosis is associated with disease severity. Brain, 2012, 135 (Pt 6): 1786-1793.

[22] Brandt AU, Oberwahrenbrock T, Kadas EM, et al. Dynamic formation of macular microcysts independent of vitreous traction changes. Neurology, 2014, 83: 73-77.

[23] de Seze J, Blanc F, Jeanjean L, et al. Optical coherence tomography in neuromyelitis optica. Arch Neurol, 2008, 65: 920-923.

[24] Merle H, Olindo S, Donnio A, et al. Retinal peripapillary nerve fiber layer thickness in neuromyelitis optica. Invest Ophthalmol Vis Sci, 2008, 49: 4412-4417.

[25] Lange AP, Sadjadi R, Zhu F, et al. Spectral-domain optical coherence tomography of retinal nerve fiber layer thickness in NMO patients. J Neuroophthalmol, 2013, 33: 213-219.

[26] Gelfand JM, Cree BA, Nolan R, et al. Microcystic inner nuclear layer abnormalities and neuromyelitis optica. JAMA Neurol, 2013, 70: 629-633.

[27] Fernandes DB, Raza AS, Nogueira RG, et al. Evaluation of inner retinal layers in patients with multiple sclerosis or neuromyelitis optica using optical coherence tomography. Ophthalmology, 2013, 120: 387-394.

[28] Bouyon M, Collongues N, Zéphir H, et al. Longitudinal follow-up of vision in a neuromyelitis optica cohort. Mult Scler, 2013, 19: 1320-1322.

[29] von Glehn F, Jarius S, Cavalcanti Lira RP, et al. Structural brain abnormalities are related to retinal nerve fiber layer thinning and disease duration in neuromyelitis optica spectrum disorders. Mult Scler, 2014, 20: 1189-1197.

[30] Kim SH, Kim W, Li XF, et al. Does interferon beta treatment exacerbate neuromyelitis optica spectrum disorder? Mult Scler, 2012, 18: 1480-1483.

[31] Palace J, Leite M, Nairne A, et al. Interferon beta treatment in neuromyelitis optica: Increase in relapses and aquaporin 4 antibody titers. Arch Neurol, 2010, 67: 1016-1017.

[32] Mealy MA, Wingerchuk DM, Palace J, et al. Comparison of relapse and treatment failure rates among patients with neuromyelitis optica: Multicenter study of treatment efficacy. JAMA Neurol, 2014, 71: 324-330.

[33] Kleiter I, Hellwig K, Berthele A, et al. Failure of natalizumab to prevent relapses in neuromyelitis optica. Arch Neurol, 2012, 69: 239-245.

[34] Merle H, Olindo S, Jeannin S, et al. Treatment of optic neuritis by plasma exchange (add-on) in neuromyelitis optica. Arch Ophthalmol, 2012, 130: 858-862.

[35] Sühs KW, Hein K, Sättler MB, et al. A randomized, double-blind, phase 2 study of erythropoietin in optic neuritis. Ann Neurol, 2012, 72: 199-210.

第六章

核医学技术在中枢神经系统脱髓鞘疾病的应用

中枢神经脱髓鞘疾病，是发生在脑和脊髓的以神经髓鞘脱失为主要特征，神经元胞体及其轴索受累相对较轻的一类疾病。包括遗传性和获得性两大类。获得性中枢神经系统脱髓鞘疾病主要包括多发性硬化（multiple sclerosis，MS）、急性播散性脑脊髓炎（acute disseminated encephalomyelitis，ADEM）。目前，核医学在中枢神经脱髓鞘疾病中的临床应用以及研究热点，主要在于PET/CT（Positron Emission Tomography/Computed Tomography）在MS方面的应用。

多发性硬化是一种慢性炎症性脱髓鞘中枢神经性疾病，病理改变主要为：大脑和脊髓的神经髓鞘斑块性破坏。此疾病可以发生在中枢神经系统的任何部位，但好发于视神经、脑干、小脑以及脊髓。其发病机制尚未阐明，有研究指出多发性硬化可能是遗传易患个体与环境因素相互作用所致的一种炎性自身免疫性疾病。虽然也有学者认为多发性硬化是一种神经细胞损伤为首发改变，随之发生炎性改变的神经变性疾病，但是由于原发性进行性MS患者没有大量炎性细胞浸润的表现，并且抗炎治疗也未停止或者减慢进行性MS症状的恶化，因此，MS为炎性疾病的假说仍存在很大争议。

轴突损伤是导致MS患者出现临床运动功能障碍的主要原因。轴突损伤可以发生于活动性脱髓鞘的早期阶段，但通常是髓鞘修复不充分的结果。少突胶质细胞前体细胞在髓鞘再生的过程中发挥着至关重要的作用。炎性介质的参与、线粒体失活以及特异性轴索抗体的存在，髓鞘再生病灶部位的反复脱髓鞘，最终都会导致轴突损伤和神经元损失。

目前MS的诊断和随访主要依据临床症状的评估，特别是当存在急性加重或复发的时候。临床诊断不明确时，MRI为最主要的辅助检查手段，但当存在水肿、炎症反应、神经胶质细胞增生、脱髓鞘或者轴索缺失等情况时，MRI的诊断特异性将大大降低。

正电子发射计算机断层扫描仪（PET）是一种对正电子湮灭产生的双光子成像设备，可在分子水平反映体内代谢，选用恰当的显像剂，可以较为特异地反映疾病的转归过程。MS是一种复杂的疾病，在疾病的发生发展过程中可以进行特异性的显像，针对MS疾病进行分子成像，可以更好地认识疾病、描述疾病的特征性改变、监测疾病进展并进行疗效评估。PET/CT诊断MS灵敏性较高，MS患者FDG（Fluorodeoxyglucose，氟代脱氧葡萄糖）摄取较正常人的FDG摄取降低3%～18%，摄取降低区域包括脑皮层和白质。

MS病变中的脱髓鞘病变，往往以T细胞和B细胞的浸润以及巨噬细胞、小胶质细胞激活的炎性反应为特征性表现。虽然有很多 PET 显像的方法被用于炎性病变的显像,但是应用于 MS 的较少。

一、PET 显示炎症的应用

(一)葡萄糖代谢显像

1. 显像原理 ^{18}F 标记的氟代脱氧葡萄糖(^{18}F-Fluorodeoxyglucose,^{18}F-FDG)是葡萄糖类似物,具有与葡萄糖相似的细胞转运过程进入细胞内,遵循生物替代的基本原理,^{18}F-FDG 可参与和模拟葡萄糖代谢最初过程,在己糖激酶作用下,通过磷酸化转化为 6- 磷酸氟代脱氧葡萄糖(^{18}F-FDG-6-P),以后不再参与进一步的代谢而滞留于细胞内。

正常情况下,由于葡萄糖是脑的唯一功能底物,故脑组织对 ^{18}F-FDG 的摄取量很好。大脑皮质、基底节、丘脑、脑干、小脑影像清晰可见。脑灰质放射性明显高于白质,以枕叶、颞上回皮质、尾状核头部和壳核放射性最高,小脑稍低。在各个断层层面的放射性分布高低顺序与脑血流灌注断层影像相近,并保持脑放射性分布左右两侧对称、前后基本对称的特点。由于脑的葡萄糖代谢与脑的血流灌注有着非常密切的联系,因此脑葡萄糖代谢显像与脑血流灌注显像的影像表现在许多疾病是相似的,因此,两者的临床应用适应证在许多方面也是一致的,但 PET、PET/CT 扫描仪的探测效率和分辨率明显优于 SPECT,其影像更加清晰,但 SPECT 更加经济、检查费用低于 PET。虽然 PET 脑代谢与 SPECT 脑血流关系十分密切,但两者又不是完全相同,两种方法并不能完全相互替代。从显像原理看,^{18}F-FDG 与 ^{99m}Tc-ECD 的摄取机制也是完全不同的。因此,在不同的疾病或同一疾病的不同阶段,脑代谢、脑血流损害特点和损伤程度会有不同程度的差异,使得两种成像技术的临床应用价值也不同。PET 脑代谢显像与 SPECT 脑血流灌注显像的联合应用在解决某些临床问题上可以发挥更大作用。在缺血性脑血管病诊断与治疗方面,将 PET 脑代谢显像与 SPECT 脑血流显像相结合,通过评价脑代谢与脑血流的匹配关系以及受损程度的差异,可对血管狭窄脑区的状态做出更准确判断,为制定有效的治疗方案提供重要信息。

2. 葡萄糖代谢显像在 MS 疾病的应用 由于炎性病变时,免疫细胞激活、代谢增高或神经退行性病变时病灶代谢减低,^{18}F-FDG 常常作为炎性显像的分子探针应用于临床。目前,^{18}F-FDG 被用于评估实验性自身免疫性脑脊髓炎(experimental autoimmune encephalomyelitis,EAE)小鼠模型的脊髓炎性病变,提示动物脊索中的 ^{18}F-FDG 摄取增加,优于在脑中炎症病灶的显示,这与脑实质的 FDG 高摄取有关。

一些研究显示,大多数病灶的 ^{18}F-FDG 摄取要高于对侧正常白质的 20%～30%。在急性发作期可以显示高代谢,^{18}F-FDG PET 可以用来鉴别白质病变的急性期(高代谢)和慢性期(低代谢)。

(二)脑蛋白质代谢显像

蛋白质在生命进程中起着重要的作用,它是由多种氨基酸连接而成的肽链。蛋白质代谢中的两个主要步骤是氨基酸摄取和蛋白质合成,细胞恶变后,氨基酸转运率的增加可能比蛋白质合成更多,因为不少过程是作用于氨基酸转运而不是蛋白质合成过程,包括转氨基(利用谷酰胺作为能量或作为其他非蛋白物质的前体)和甲基化(蛋氨酸在蛋白质合成起始阶段的特殊作用)。脑氨基酸代谢显像主要反映脑内蛋白质合成代谢水平,常用的显像剂有 ^{11}C、^{18}F 或 ^{123}I 标记的氨基酸,如 ^{11}C- 酪氨酸(^{11}C-TYR)、^{11}C- 甲基 -L- 蛋氨酸

(^{11}C-MET)、^{18}F- 氟代乙基酪氨酸(^{18}F-FET)以及 ^{123}I- 碘代甲基酪氨酸(^{123}I-IMT)等。目前临床以 ^{11}C-MET 较多用。注药后一定时间进行脑代谢显像就可获得显像剂在脑内的分布影像,利用生理学模型可以获得蛋白质合成动力学代谢常数。

转运蛋白(TSPO)是一个位于线粒体膜外的 18 000 道尔顿的蛋白分子。TSPO 在活跃的小胶质细胞和巨噬细胞中过度表达,其作为靶点在 MS 患者活化的小胶质细胞 / 单核细胞的显像中具有潜力。目前包括的示踪剂有:^{11}C-PK11195、^{11}C- 长春乙酯、^{11}C-PBR28 PET、^{18}F-FEDAA1106。^{11}C-PK11195 是第一种应用于 MS 患者的 TSPO 示踪剂。^{11}C-PK11195 PET 能够检测急性脱髓鞘病灶中的小胶质细胞 / 巨噬细胞的浸润,在局部炎症病灶中显示为高摄取,这与病灶免疫细胞炎症渗入导致的血脑屏障破坏有关,并且其可用于治疗效果的评估。另外一种显像剂 ^{11}C- 长春乙酯,在小胶质细胞浸润的显示方面,显示出了比 ^{11}C-PK11195 更大的优势,因其与 TSPO 蛋白受体具有更高的亲和力,几乎在所有病人中的摄取都有所增加。^{11}C-PBR28 PET 是另外一种可以显示活化的小胶质细胞的示踪剂,在 MS 患者白质和灰质中的摄取率均高于健康患者。目前已有应用动物模型进行新型 PET 示踪剂 TSPO 显像的研究。^{18}F-DPA-714 用来检测大鼠自身免疫性脑脊髓炎中活化的小胶质细胞和单核细胞,当动物存在双后肢瘫痪时,PET 显像显示 EAE 的动物中脊索中示踪剂的摄取是对照组的 2.6 倍,但在生物体内测量时是对照组的 4～5 倍。这表明大鼠脊髓中的小病灶存在容积效应,会导致 PET 信号的低估。^{11}C-DAC PET 显像及 PBR111 PET 显像也用来检测 EAE 老鼠模型的中枢神经系统炎症,^{18}F-PBR111 PET 显像具有早期诊断 MS 炎症病灶的潜力。

(三)脑受体显像

1. 介绍　脑受体或神经受体是脑功能得以实现的重要环节之一,很多脑部疾病与神经受体缺陷有关,神经受体也与神经药物的作用机制有密切的关系。将放射性核素标记的神经递质或配体引入人体后,能选择性地与特异性受体结合,通过 PET 显像,可以显示受体的特定结合位点及其分布、密度和功能,并能获得定量参数,这就是脑受体或神经受体显像。脑受体显像可以显示脑内各种神经受体的分布状态,并可以观察其在病理情况下的改变,用于了解神经及精神疾病的发病原因,对相关疾病进行诊断和鉴别诊断。

2. 腺苷受体显像　腺苷参与到很多生理和病理的过程中,包括那些炎症反应。腺苷受体可以分为四种类型:A1,A2A,A2B 和 A2C。迄今为止,只有 A1 和 A2A 受体亚型已经被应用于 MS 患者 PET 显像的研究。从 MS 患者血液分离出的淋巴细胞 A2A 受体表达上调,在体外增加的 A2A 受体在激活的小胶质细胞也可以观察到。A2A 受体即 ^{11}C-TMSX 的 VT 在 NAWM 的 MS 患者中是明显高于对照组的。与 A2A 受体相反,腺苷 A1 受体在脑实质的尸检和 MS 患者血液中分离出来的小胶质的表达中是下调的。相对于野生型的小鼠,A1 基因的小鼠更容易受到自身免疫性脑脊髓炎的影响,这表明 A1 受体在炎症的表达调控中具有很重要的作用。腺苷 A1 受体 PET 示踪剂包括 ^{11}C-DPCPX、^{11}C-KF15372 等,^{11}C-MPDX PET 显像在人脑显像具有可行性,并且目前已有研究使用这种显像剂对阿尔茨海默病患者进行显像。

PET 显像可以用于检测炎症过程中 A1 受体的表达上调,也能够应用于监测使用药物时候的免疫调节作用和神经保护作用,比如 A1 受体激动剂和肾上腺皮质激素。A2A 受体的 PET 显像也可以用于监测神经炎症。但需要进一步评估 A1 受体和 A2A 受体显像在 MS 患者评估方面相对于 TSPO 显像的优势。

(四)其他显像方法

1. 大麻素（cannabinoid，CB）受体　根据不同生理特点，CB 可分为两个亚型。CB1 存在于神经元，被认为具有大麻素样神经作用；CB2 存在于免疫细胞，具有抗炎和免疫调节作用；两种大麻素样受体也存在于少突胶质细胞中。大麻素在少突胶质细胞和少突胶质细胞的前体细胞中具有神经蛋白保护作用，能够刺激少突胶质细胞的增殖和成熟。大麻素也证明可以用于改善 MS 患者的临床症状，比如疼痛、睡眠失调、间断尿失禁。此类显像剂包括 ^{124}I-AM281、^{18}F-MK9470、2- 羟基喹啉的衍生化合物等，但目前仍不能用于评估 MS 的动物模型或者 MS 患者。

2. 环氧合酶类　环氧合酶是一种可以把花生四稀酸转变为前列腺素的酶。PET 显像能够帮助监测 MS 患者炎症中涉及 COX-1（cyclo-oxygen-ase-1，环氧酶 -1）和 COX-2（环氧酶 -2）的环节的阐明，所使用正电子显像剂包括 ^{18}F 标记的塞来昔布衍生物、^{11}C 标记的酮洛芬甲酯等。

二、PET 显示脱髓鞘和髓鞘化的应用

脱髓鞘和髓鞘化过程是 MS 患者的重要特点，在以往十年中，发展出了不同的分子显像剂来显示 MS 患者的鞘磷脂，虽然这些示踪剂的合成机制没有充分被证实，但目前认为它们将绑定到鞘磷脂的聚合 β 蛋白质上，磷脂鞘必须是完整的，如果在脱髓鞘的过程中磷脂鞘丢失，合成的 PET 示踪剂将失效。

^{11}C-BMB 是第一种用于髓鞘显示的 PET 显像剂。在猩猩的脑白质以及一部分灰质区域显示出高摄取。^{11}C-CIC 较 ^{11}C-BMB 具有更简单的标记程序以及更好的用于静脉注射的溶解率。^{11}C-CIC 被用来评估老鼠模型磷脂鞘的脱髓鞘及髓鞘化显像时，在脱髓鞘组中（40%）和髓鞘化组中（20%）胼胝体体部的 ^{11}C-CIC 摄取较对照组减低。

有研究在 PET 显像中使用 ^{11}C-MeDAS 来评估野生型和转基因高表达型小鼠，其摄取在转基因高度髓鞘化的小鼠模型中较野生型动物高 34%，表明示踪剂确实绑定到磷脂鞘上。^{11}C-MeDAS 摄取在腰段脊索是明显减少的，但在胸段脊索中没有明显变化。炎症并不影响 ^{11}C-MeDAS 的摄取，这表明 ^{11}C-MeDAS PET 显像可能是一种合适的可用于监测 MS 患者脊索病灶的检查手段，这可能与运动障碍高度相关。有研究认为 ^{11}C-MeDAS 是较好的示踪剂，因为其脑部摄取较好，特别是在富含脑白质的区域，具有在非特异性结合区域快速洗脱的特点，并具有较好的显示脊索摄取的优势。

B 型匹兹堡复合物（Pittsburgh compound-B，PIB）是一种广泛应用于显示老年痴呆患者 β- 淀粉斑块的 PET 示踪剂，其可均匀地绑定到脑白质鞘磷脂上，在狒狒中的显像显示，脑白质相关皮层区域存在高于正常 50% 的摄取。

另外，有些研究致力于针对灰质、少突胶质细胞等的显像剂的探索和制备，但目前也只是尝试阶段，并没有获得更好的针对这些靶点的新型 PET 显像剂。

三、PET 显示神经退行性改变的应用

1. 脑葡萄糖代谢显像　^{18}F-FDG PET 已经用来评估产生记忆力障碍的 MS 患者的糖代谢改变。记忆力障碍患者中，涉及长期记忆的丘脑和海马区的葡萄糖代谢下降。大脑皮质也可表现为明显低代谢，并且灰质低代谢的严重程度与复发的频次是负相关的。

Bolcaen 研究了多发硬化患者 ^{18}F-FDG 和 ^{18}F-Cho PET/MRI 的代谢和结构的改变，该研

究发现，部分病变 MRI 提示为典型的多发硬化病变，^{18}F-Cho PET/MRI 可见 ^{18}F-Cho 的异常浓聚，而未见 ^{18}F-FDG 的异常摄取，提示 Baló 同心圆硬化和多发硬化的代谢特征不一致，且 PET/MRI 可以提示疾病的活动性。

^{18}F-FDG PET/CT 显像作为一种葡萄糖代谢显像方法，已经用于多种炎症性疾病的诊断、炎症过程、炎症疗效观察等方面，因此可以预测 ^{18}F-FDG PET/CT 可能为监测 MS 疾病进展、治疗疗效评估以及发生机制方面提供更多的信息。

2. 胆碱能神经元及胆碱代谢显像　在 MS 患者中胆碱能神经元的轴索常常存在损伤，表明这可能涉及患者的认知功能障碍。ACHE 阻滞剂应用于 MS 患者的较好效果，证实了在 MS 患者中影响胆碱能神经元的递质传递作用。PET 示踪剂 ^{11}C-MP4A 已经被用于评估乙酰胆碱的活性。

乙酰胆碱受体分为 M（毒蕈碱）和 N（烟碱）两种。^{11}C- 或 ^{123}I- 奎丁环基苯甲酸（^{11}C- 或 ^{123}I-QNB）作为 M 受体显像剂和 ^{11}C- 尼古丁（^{11}C-N）作为 N 受体显像剂已用于人体 PET 和 SPECT 乙酰胆碱受体显像。有研究将正常年龄对照组、AD 和 PD 患者组分别进行了 ^{123}I-IBVM（囊泡乙酰胆碱转运体标志物）SPECT 显像和 ^{18}F-FDG 代谢显像，观察到对照组每增加 10 岁其脑皮质 IBVM 结合降低 3.7%，AD 患者皮质的 IBVM 结合与痴呆严重性呈负相关，无痴呆 PD 患者可见顶叶和枕叶皮质乙酰胆碱转运体结合减低，有痴呆症状的 PD 患者同早期发作的 AD 患者一样表现为广泛皮质减低。近年来，新研发的 PET 显像剂 ^{18}F-FDDNP 能与 Aβ 和神经纤维缠结结合，而 B 型匹兹堡复合物能选择性与淀粉状蛋白斑结合，使得 AD 患者中的老年斑和神经纤维缠结能够被可视化，有助于 AD 的预测和早期诊断。

胆碱同时是细胞膜组成部分和神经递质乙酰胆碱的前体。MS 患者局部病灶的 ^{11}C-choline 摄取有轻度的增加，但相较于在肿瘤中 ^{11}C-choline 高摄取的发生率，这种现象出现的比率是较低的。也有使用 ^{18}F-choline PET 显像应用于 MS 患者的研究，与 ^{18}F-FDG 联合进行显像，对于区分不同类型 MS 具有一定的意义。

3. 其他　另外有些研究致力于针对 GABAa（^{18}F 和 ^{11}C 标记的氟马西尼）、NMDA 受体（^{11}C-CNS5161）、胆固醇（^{18}F-CFB）、雌激素受体（^{18}F-FES）等靶点显像剂的研究，虽然有一些进展，但由于敏感性、图像对比度低等因素，而需要进一步探索性制备。

（袁磊磊　杨吉刚）

参 考 文 献

[1] Datta G, Colasanti A, Kalk N, et al. 11C-PBR28 and 18F-PBR111 Detect White Matter Inflammatory Heterogeneity in Multiple Sclerosis. J Nucl Med, 2017, 58（9）: 1477-1482.

[2] Rissanen E1, Virta JR, Paavilainen T, et al. Adenosine A2A receptors in secondary progressive multiple sclerosis: a［(11)C］TMSX brain PET study. J Cereb Blood Flow Metab, 2013, 33（9）: 1394-1401.

[3] de Paula Faria D, de Vries EF, Sijbesma JW, et al. PET imaging of glucose metabolism, neuroinflammation and demyelination in the lysolecithin rat model for multiple sclerosis. Mult Scler, 2014, 20（11）: 1443-1452.

[4] Bolcaen J, Acou M, Mertens K, et al. Structural and metabolic features of two different variants of multiple sclerosis: a PET/MRI study. J Neuroimaging, 2013, 23（3）: 431-436.

[5] Tauber C, Beaufils E, Hommet C, et al. Brain［18F］FDDNP binding and glucose metabolism in advanced elderly healthy subjects and Alzheimer's disease patients. J Alzheimers Dis, 2013, 36（2）: 311-320.

第七章

MRI 监测在治疗多发性硬化中的作用

第一节　MRI 在多发性硬化药物治疗监测中的作用

在特发性炎性脱髓鞘疾病中，多发性硬化（multiple sclerosis，MS）的诊断和治疗长期以来比较成熟，其中尤其以国际上最早应用干扰素治疗 MS 最为系统，可以从临床试验中观察到近期和远期的效果和预后，本文旨在评价 MRI 技术在中枢神经系统脱髓鞘疾病治疗中的监测作用，多数依据来源于干扰素治疗 MS 的临床试验，以探讨疗效评价的影像学标记物。

一、MRI 能显示什么？

对于 MS 患者传统的 MRI 检查中最常获得的是 T_2 加权像和 T_1 加权钆增强像。疾病活动与否基于常规 MRI 显示的新 T_2 病灶或者强化病变，疾病的负担基于整体新和旧的 T_2 病灶体积的总和，脑和脊髓的局部 T_2 病灶可以出现在全部 MS 表型中，即 RRMS、SPMS 和 PPMS，连续的 T_2 扫描能够对疾病进展有快速的了解，局灶的 T_1 低信号即黑洞（black holes，BH）与疾病残疾的相关性好于 T_2 病灶体积，但是 T_1 病灶的数量在疾病病程的初期很少，初始扫描时的阴性结果使之不适合早期治疗监测。钆增强病灶是反映急性炎症的强有力手段，强化时间持续 6~8 周，用这种方法监测疾病进程需要频繁扫描，即每 1~2 个月扫描一次，但多次钆造影剂的注射可以引起脑内钆沉积以及其他副作用如肾纤维化等，因此，无需注射钆剂而监测 T_2 病灶体积是衡量疾病进展最实用的方法。

关于 MS 病理的其他方面，如表现正常脑白质（normal appearing white matter，NAWM）和灰质病变，传统的 MRI 序列并不能充分评价，需要特殊序列来显示，MRI 新技术包括磁共振波谱（MR spectroscopy，MRS）、弥散张量成像（diffusion tensor imaging，DTI）、磁化传递成像（magnetization transfer imaging，MTI）、功能磁共振成像（functional MRI，fMRI）等，可以从脑组织代谢、白质纤维束完整性，以及脑功能改变等不同角度更加深入反映病变，指导临床早期鉴别诊断、病情监测、评价认知障碍和预后判断。其中 MTI 是一种利用自由运动的水质子和相对固定的大分子质子之间交叉弛豫和交换机制，反映组织特异对比的磁共振成像技术。髓鞘是脑磁化传递作用的主要因素，通过测定磁化传递率（MTR）大小来检测髓鞘的完整性，进而诊断脑白质纤维束的损伤程度。MTR 值越低，纤维束损伤越严重，MTI 能用来监测表现正常脑白质的病理状态。

在临床实践中，纵向系列MRI能够跟踪患者疾病的进展，并对调整治疗方案有一定指导意义，用MRI变化（新T_2病灶以及强化病灶）、复发率和疾病进展（EDSS）情况来决定现有的治疗策略是否有效，是否有必要更换治疗方案。另外，MRI能够用于监测疾病修正药物（disease modified drugs，DMD）治疗的感染并发症，如监测应用那他珠单抗治疗的患者其进行性多灶性白质脑病的发生。

二、什么样的患者需要监测？

1. 临床孤立综合征（clinically isolated syndrome，CIS）　CIS患者应尽可能应用双翻转恢复序列（double inversion recovery，DIR）进行基线脑和脊髓影像检查，以期发现某些MS患者早期出现的皮层和皮层下病灶。如果在首次MRI检查时出现不符合空间和时间的病灶播散，在随后的3个月和1年应进行跟踪扫描来确定是否符合MS的诊断。

2. 无疾病修饰治疗（disease modified treatment，DMT）临床尚稳定的MS　对于临床稳定没有接受疾病修饰治疗的MS患者，进行MRI扫描的时间根据缺乏治疗的具体原因而定，对于已经终止DMT治疗的SPMS患者，通常不必进行MRI扫描；相反，对于因某种原因拒绝进行DMT治疗的患者（如担心副作用）应该积极恰当地进行扫描，头颅MRI疾病活动的证据（新的T_2病灶或者强化病灶）能够让患者重新考虑治疗方案。

3. DMT治疗的MS　对于接受DMT治疗的RRMS患者，应该在治疗开始前、治疗后6个月和12个月，以及之后每两年进行系列MRI扫描，以便监测治疗反应和相关并发症。监测中尚有一些问题待解决，比如如果MRI发现亚临床的活动性，是否更换DMT治疗；新的疾病活动到何种程度是过分活动需要干预，诊断后的最初几年是否应该扫描更频繁，等等。

4. 治疗中监测副作用　见本章第二节。

三、MRI监测疾病进展的证据

近年来有大量的研究讨论MRI在管理RRMS患者中的益处和局限，在实际的临床试验中，MRI病灶活动性被用于测评结果的标记物来评价临床治疗效果，在这些试验中，MRI能够发现早期治疗效果，依据患者的结果（联合残疾进展、临床复发率和MRI病灶）评价治疗反应，并通过预测可能的治疗反应来判断预后监测安全性。

（一）MRI预测短期疾病进展（<5年）

1. 非强化扫描　不同的研究应用不同的新T_2病灶作为治疗结果的评判方法，目前至少有3个研究应用≥1个T_2新病灶为参数来监测CDMS的进展。Pozzilli等发现在治疗1年时有至少1个T_2新病灶的患者在随访的4.3年中有至少2次复发。Prosperini和Sormani的研究观察了治疗1年时至少1个新的T_2病灶与治疗2年时EDSS评分进展的关系，发现有新T_2病灶的患者疾病进展的OR值显著升高，Kinkel和Prosperini的研究提供了用不少于2个新的T_2病灶作为参数的信息，尽管MRI间隔时间和临床结果不同，Kinkel的研究MRI间隔为6个月，观察CIS向MS进展，Prosperini的研究MRI间隔1年，观察与EDSS评分增加1分的关系，二者均表明治疗反应欠佳与MRI活动性有关。

Prosperini的研究也使用一次扫描不少于3个新增T_2病灶作为参数，发现阳性组和阴性组EDSS进展的OR值为29.8，Rudick等的研究中定义治疗无反应者为治疗第一年和第二年共出现不少于 3 个的新 T_2 病灶,治疗无反应者 EDSS 评分和 MSFC 评分都显著升高。

2. 钆增强扫描 有两个研究检测了治疗第一年时出现钆增强病灶与随访 4～5 年时疾病复发不少于 2 次的关系,均发现 MRI 显示有活动性的患者复发率显著升高;Rio 等研究了 MRI 出现不少于 2 个增强病灶与 EDSS 评分在治疗 2 年时病情进展之间的关系,发现阳性组风险系数 OR 为 8.3,显著升高;Rudick 的研究定义治疗无反应为治疗第一年和第二年 MRI 扫描一共有不少于 2 个强化病灶,发现在治疗 2 年时无治疗反应组 EDSS 评分显著增加。

评价治疗反应不能单独依赖 MRI 影像,加拿大 MS 工作组在 2004 年首次提出治疗反应的评估需考虑以下三方面,即临床复发、疾病进展和影像改变,并在后续的研究中不断改进。表 7-1-1 总结了近年来应用 MRI 新病灶、年复发率和疾病残疾进展进行治疗反应预测的试验研究,尽管应用的评价参数不尽相同,得出的监测特异性和敏感性也不同,总的原则是兼顾临床复发率、神经功能缺损评分和 MRI 活动性。其中应用一个 MRI 强化病灶或者一次复发作为评价参数的试验敏感性最高(68%),结合复发情况 Rio 等的研究特异性最好(97%)。表 7-1-1 总结了近年应用 MRI 预测治疗反应的主要研究。

表 7-1-1 近年应用 MRI 预测治疗反应的主要研究

标准	结果评判方法	结果
1 年内≥3 个活动病灶	3 年后残疾进展	OR 为 8.3,71% 敏感性,71% 特异性
1 年内≥3 个活动病灶并有≥1 次复发,或者 EDSS 增加 1 分	3 年后的年复发率和 / 或残疾进展	复发 OR 为 3.3～9.8,进展 OR 为 6.5～7.1
修订的 Rio 评分≥2 并 >5 个新病灶以及 1 次复发,或≥2 次复发	4 年后的年复发率和 / 或残疾进展	24% 敏感性,97% 特异性
≥1 次复发合并≥9 个 T_2 病灶或者≥1 个强化病灶	4 年后的年复发率和 / 或残疾进展	34% 敏感性,90% 特异性
≥1 次复发或者≥1 个强化病灶	4 年后的年复发率和 / 或残疾进展	68% 敏感性,80% 特异性
≥1 个强化病灶,或者至少 2 个新 T_2 病灶	4 年后的年复发率和 / 或残疾进展	61% 敏感性,83% 特异性

(二)MRI 预测长期疾病进展(≥5 年)

Bermel 等进行了一项有关长期预后预测的研究,对干扰素治疗 15 年后的患者依据初始治疗 2 年内的 MRI 情况进行预后判断,研究中定义疾病活动性为:治疗第一年和第二年时累计钆增强病灶不少于 2 个,治疗第二年时出现的新 T_2 病灶不少于 3 个,以及治疗 2 年时复发不小于 2 次;在干扰素治疗组,持续的疾病活动预测 EDSS 恶化,其中钆增强病灶的 OR 值为 8.96,复发的 OR 值为 4.44,新 T_2 病灶的 OR 值为 2.9,因此早期疾病活动性与长期不良预后有关,尤其是干扰素治疗者两年内出现钆增强病灶与 15 年后的严重疾病残疾程度密切相关,这一研究结果为用 MRI 技术监测早期活动性以调整治疗方案提供依据。

四、如何在临床实践中应用 MRI 技术进行监测?

2015 年欧洲 MS 磁共振成像多中心协作研究网(Magnetic Resonance Imaging in MS,

MAGNIMS）对 MRI 监测治疗反应和疾病进展有如下推荐：①治疗前的基线 MRI 在临床实践中不能满意地预测治疗反应，但是初始治疗随后几个月的 MRI 扫描能够预测接受一线 DMD 治疗患者的治疗反应；②随访 MRI，包括 T_2 加权序列和 T_1 钆增强序列应该在治疗开始 12 个月后进行，并与治疗起作用后的参考扫描作比较；③参考扫描的时机需要考虑治疗开始的时间和药物的作用机制，可以考虑治疗开始 6 个月后进行参考扫描；④新的 T_2 病灶的计数需要高质量、有对比性的 MRI 扫描，并且一定要靠训练有素的读片人来解释，以使读片人造成的差异最小化；⑤现有的资料不足以支持应用脑体积或者脊髓测量来预测治疗反应；⑥现有的证据不支持应用脑体积或者脊髓体积来预测治疗反应。

（刘　峥　董会卿）

参 考 文 献

[1] Simon JH. MRI outcomes in the diagnosis and disease course of multiple sclerosis. Handb Clin Neurol，2014，122：405-425.

[2] Arnold D，Stone L. The clinical usefulness of routine MRI assessment. Int MS J，2011，17：58-62.

[3] Naismith RT，Piccio L，Lyons JA，et al. Rituximab add-on therapy for breakthrough relapsing multiple sclerosis: a 52-week phase Ⅱ trial. Neurology，2010，74：1860-1867.

[4] Sicotte NL. Magnetic resonance imaging in multiple sclerosis: the role of conventional imaging. Neurol Clin，2011，29：343-356.

[5] Geurts JJ，Calabrese M，Fisher E，et al. Measurement and clinical effect of grey matter pathology in multiple sclerosis. Lancet Neurol，2012，11：1082-1092.

[6] Tillema JM，Pirko I. Neuroradiological evaluation of demyelinating disease. Ther Adv Neurol Disord，2013，6：249-268.

[7] Liu Z，Pardini M，Chard DT，et al. Magnetisation transfer ratio measures in normal appearing white matter show periventricular gradient abnormalities in multiple sclerosis. Brain，2015，138（Pt 5）：1239-1246.

[8] Sicotte NL. Neuroimaging in multiple sclerosis: neurotherapeutic implications. Neurotherapeutics，2011，8：54-62.

[9] Wattjes MP，Lutterbey GG，Gieseke J，et al. Double inversion recovery brain imaging at 3T: diagnostic value in the detection of multiple sclerosis lesions. AJNR Am J Neuroradiol，2007，28：54-59.

[10] Pozzilli C，Prosperini L，Sbardella E，et al. Post-marketing survey on clinical response to interferon beta in relapsing multiple sclerosis: the Roman experience. Neurol Sci，2005，26（suppl 4）：S174-S178.

[11] Prosperini L，Gallo V，Petsas N，et al. One-year MRI scan predicts clinical response to interferon beta in multiple sclerosis. Eur J Neurol，2009，16：1202-1209.

[12] Sormani MP，Li DK，Bruzzi P，et al. Combined MRI lesions and relapses as a surrogate for disability in multiple sclerosis. Neurology，2011，77：1684-1690.

[13] Kinkel RP，Simon J，Carulli J，et al. Magnetic resonance imaging activity predicts multiple sclerosis patients' response to treatment with interferon beta-1a（P76）. Mult Scler，2008，14：S51.

[14] Rudick RA，Lee JC，Simon J，et al. Defining interferon beta response status in multiple sclerosis patients. Ann Neurol，2004，56：548-555.

[15] Tomassini V，Paolillo A，Russo P，et al. Predictors of longterm clinical response to interferon beta therapy in relapsing multiple sclerosis. J Neurol，2006，253：287-293.

[16] Rio J，Rovira A，Tintore M，et al. Relationship between MRI lesion activity and response to IFN-beta in relapsing remitting multiple sclerosis patients. Mult Scler，2008，14：479-484.

[17] Freedman MS，Patry DG，Grand'Maison F，et al. Treatment optimization in multiple sclerosis. Can J Neurol Sci，2004，31：157-168.

[18] Freedman MS，Selchen D，Arnold DL，et al. Treatment optimization in MS：Canadian MS Working Group updated recommendations. Can J Neurol Sci，2013，40：307-323.

[19] Río J，Castilló J，Rovira A，et al. Measures in the first year of therapy predict the response to interferon beta in MS. Mult Scler，2009，15：848-853.

[20] Sormani MP，Rio J，Tintorè M，et al. Scoring treatment response in patients with relapsing multiple sclerosis. Mult Scler，2013，19：605-612.

[21] Prosperini L，Mancinelli CR，De Giglio L，et al. Interferon beta failure predicted by EMA criteria or isolated MRI activity in multiple sclerosis. Mult Scler，2014，20：566-576.

[22] Bermel RA，You X，Foulds P，et al. Predictors of long-term outcome in multiple sclerosis patients treated with interferon beta. Ann Neurol，2013，73：95-103.

[23] Wattjes MP，Rovira A，Miller D，et al. Evidence-based guidelines：MAGNIMS consensus guidelines on the use of MRI in multiple sclerosis--establishing disease prognosis and monitoring patients. Nat Rev Neurol，2015，11：597-606.

第二节　MRI 在多发性硬化治疗副作用监测中的作用

多发性硬化在发达国家知晓率高，免疫修正疗法广泛应用，很多患者可以获得早期恰当的治疗，病情可以得到很好的控制，大大减轻了残疾程度和社会经济负担。但高效的 MS 治疗所伴随的有些副反应非常严重如进展性多灶性白质脑病（progressive multifocal leukoencephalopathy，PML），有很高的致残率和致死率。因此 MS 治疗过程中，在疗效监测的同时，治疗相关副反应的监测也是极其重要的，早期发现治疗副作用可以及早进行干预，避免或减轻副作用给患者带来的伤害。国内免疫修正疗法尚未广泛应用，因此本节中所提及的治疗副反应在国内罕见，但笔者仍应用一小节进行介绍，希望在不久的将来有更多更好的疗法应用于 MS 时大家对这些治疗相关的副反应有所了解和认识。

PML 是乳头多瘤空泡病毒（JCV）所引起的机会性感染，主要累及少突胶质细胞和星形细胞。应用 MRI 监测治疗副反应能在出现严重临床症状之前发现 PML，鉴别 PML 和新发的 MS 病灶，提高患者的生存率。PML 和新发 MS 鉴别的要点（表 7-2-1 和图 7-2-1）包括：①半数 PML 累及皮层，这些病灶容易累及 U 型纤维且扩展至脑回，PML 最常累及额叶，其次是顶叶和枕叶；② PML 病灶 T_1 上以低信号为主，主病灶周围可见点状的 T_2 高信号；③朝向白质的病灶边界不清，而朝向灰质的病灶边界较清楚，病灶大于 3cm；④ PML 病灶的强化一般为片状或点状，而 MS 病灶常常是均匀的或环形强化；⑤ DWI 高信号，尤其是环形的高信号提示急性 PML。对 PML 监测的 MRI 序列应该包括 T_2、FLAIR 和 DWI，监测的流程依据 JC 病毒抗体的不同情况而有所不同，见表 7-2-2。

表 7-2-1　MS 和 PML 病灶的影像表现

特点	MS	PML
形态	病灶边界清楚	病灶边界模糊，白质病灶通常大于 3cm，多发。指向灰质端边界清晰，指向白质端边界模糊，周围常伴有点状病灶
位置	侧脑室旁、深部灰质、小脑、脊髓	皮层下白质、额顶枕叶。可累及胼胝体，脑干和颅后窝很少累及
FLAIR	与 T_2 相等的高信号	高信号，对于皮层下病灶的发现更敏感
T_1	等或低信号	等信号或进展为低信号
T_2	高信号，数月后可消退	高信号
肿块效应	仅在大病灶中可见	不典型，PML-IRIS 可能有肿块效应
增强	急性期增强，呈结节状或开环状强化	40%～50% 强化，可表现为线样、结节样、点状或周围强化等多种强化方式

表 7-2-2　应用那他珠单抗患者的 MRI 监测建议

时间	12 个月内	12 个月后
JC 抗体持续阴性患者	12 个月内不需要额外的安全监测，常规核磁监测疗效即可	每 12 个月做一次核磁检查
JC 抗体阳性（浓度 <1.5）	12 个月内不需要额外的安全监测，常规核磁监测疗效即可	至少每 6 个月做一次核磁（至少包括：T_2、DWI 和 FLAIR 序列）
JC 抗体阳性（浓度 >1.5）	12 个月内不需要额外的安全监测，常规核磁监测疗效即可	每 3～4 个月做一次核磁（至少包括：T_2、DWI 和 FLAIR 序列）

上述建议不包括应用过免疫抑制剂的患者、应用那他珠单抗超过两年的患者亦需慎重。以上检查是为了深入临床监测。

注：JC：乳头多瘤空泡病毒；DWI：弥散加权成像；MRI：磁共振成像；FLAIR：液体抑制反转恢复

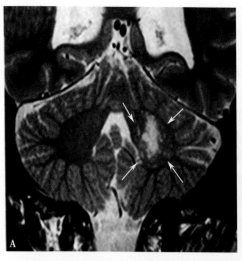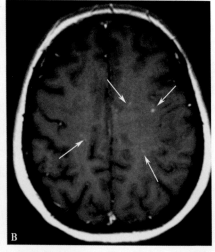

图 7-2-1　PML 的特征性 MRI 表现

A. PML 病灶旁可见典型的点状高信号；B. PML 患者可见沿血管分布的点状强化病灶
（Hodel et al，Neurology 2016）

在治疗 PML 的过程中可能发生免疫重建炎症综合征（immune reconstitution inflammatory syndrome，IRIS），成为 PML-IRIS，IRIS 主要发生在 HIV 患者，而在 PML 治疗中也可以出现，PML-IRIS 死亡率高达 30%。PML-IRIS 影像学表现为 PML 病灶的增大、病灶水肿和占位效应出现，给予对比剂可见病灶多样不规则的强化，病灶之外沿血管分布的点状强化也是 PML-IRIS 的典型影像学表现。

那他珠单抗治疗反弹是近些年得到的认识，指那他珠单抗治疗停止 3 个月内出现的严重的炎性反应（较平时的复发明显严重），发生在 40% 停止那他珠单抗治疗的患者。典型的 MRI 表现为较平时 MS 复发明显增多的新发病灶（强化和不强化）。

对于 NMO 新的疗法在不断研究和试验阶段，其治疗相关的副反应需要进一步的观察和监测。

（刘亚欧　张星虎）

参 考 文 献

[1] Hodel J，Darchis C，Outteryck O et al，Punctate pattern：A promising imaging marker for the diagnosis of natalizumab-associated PML. Neurology，2016，86（16）：1516-1523.

[2] Wattjes MP，Barkhof F. Diagnosis of natalizumab-associated progressive multifocal leukoencephalopathy using MRI. Curr Opin Neurol，2014，27（3）：260-270.

[3] Wijburg MT，Witte BI，Vennegoor A et al，MRI criteria differentiating asymptomatic PML from new MS lesions during natalizumab pharmacovigilance. J Neurol Neurosurg Psychiatry，2016，87（10）：1138-1145.

影像学在中枢神经系统脱髓鞘疾病应用的局限性和相关问题

一、MS患者应在何时做MRI?

基于大规模临床试验的发现,MRI发现新的病灶是临床发作出现频率的4~12倍,"临床静止"病灶在MS非常常见,因此即使没有临床发作的出现也应该常规进行MRI检查。目前国际上并无统一的意见关于何时进行随访,在何种情况下进行随访,这主要是由于患者的疾病个异性。但有研究报道80%的MS患者会在3个月左右出现新的病灶,因此对于诊断MS有疑问的患者可在3~6个月进行随访MRI,如还无法确定诊断,应在12个月左右进行MRI检查(图8-1)。当疾病进入稳定期后,每年也应进行一次MRI检查,观察疾病的活动性以及脑萎缩等情况。此外MRI检查主要依据患者的临床症状,一般在复发时应进行MRI检查。在MRI检查时尽量包括脑、脊髓和视神经。对于NMO患者的MRI随访,现阶段也和MS基本一致,未来需要进一步的研究确定NMO特异性的MRI扫描和随访流程。

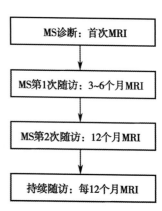

图8-1　MS患者MRI扫描时间

二、MS、NMO患者MRI的诊断报告

基线的MS和NMO的MRI诊断报告应该包括脑内病灶的分布、数量、形态等,脑萎缩情况,脊髓病灶的分布、数量、长度等,以及是否有强化病灶及强化病灶的数量和分布。基线的MRI要尽可能提供全面的诊断和鉴别诊断信息,以供未来随访比较。随访的MRI报告要包括病灶形态、数量的变化,以及脑、脊髓萎缩的进展情况。在治疗过程中如那他珠单抗等治疗中要写明是否有治疗相关并发症如进展性多灶性白质脑病(progressive multifocal leukoencephalopathy,PML)的发生。由于现在众多软件的广泛应用,报告中可依据建议增加病灶体积(T_2病灶,"黑洞"病灶体积)、脑和脊髓体积等量化信息。

三、儿童MS影像学诊断

国际大量研究针对儿童MS,儿童MS首次发作以急性播散性脑脊髓炎多见,2001年和

2005 年的 McDonal 标准应用于儿童 MS 诊断特异性能达到 90% 以上，但对儿童首次发作的特异性仅有 50% 左右；敏感性在 10 岁以上儿童约 70%，而在小于 10 岁的儿童只有 45%，提示 10 岁以上的儿童应用现有成人 MS 的诊断标准是基本可行的，而对于 10 以下的儿童需要探索不同的诊断标准和方法。

在儿童 MS 患者，初次发病时 T_2 病灶和强化病灶数量较成人多，并且容易出现大的 T_2 病灶，幕上病灶分布和成人相似，但幕下尤其是脑干病灶多见。儿童 MS 另一个影像学特点是 T_1 低信号病灶多。儿童 MS 患者影像学的特点产生的可能原因是儿童 MS 炎性反应较成人重。

四、超高场 MRI（7.0T）在中枢神经系统脱髓鞘疾病的应用

超高场 MRI 如 7T 在科研和临床的应用已经超过万例，较 3T 信噪比、空间分辨率和组织对比度明显提高，在中枢神经系统脱髓鞘疾病领域的应用主要在以下几个方面：①皮层病灶的发现和分类（应用 MP2RAGE、3D DIR、3D FLAIR 等序列）：可以更多发现皮层病灶，以及更清楚分出软脑膜下病灶、皮层内病灶、皮层下病灶等；②病灶中央静脉的显示：7T 可以显示 87% 的 MS 病灶存在中央静脉征，而 3T 仅能够显示 45% 的中央静脉征，中央静脉的显示非常有助于 MS 和其他疾病如 NMO 的鉴别诊断，而且对于深入认识 MS 的病理生理机制有重要意义；③对于铁沉积的研究：MS 病灶周边可以出现低信号环，反映一系列病理生理过程，以及有助于鉴别诊断；④ 7T 新的成像序列的应用：7T 信噪比和分辨率的提高可以显著提升 MRI 新序列的应用，如应用高分辨的 ASL 和 fMRI 等可以更精确地评价脑灌注和功能情况。

五、影像学在中枢神经系统脱髓鞘疾病的应用局限性

影像学在中枢神经系统脱髓鞘疾病得到广泛应用，成为疾病诊断的核心，以及治疗监测和预测预后的主要方法，但作为从事神经免疫疾病的专业人员，对于影像学的作用尤其其局限性和不足应有足够的认识。

1. 影像学方法的敏感性问题　CT 和 MRI 的出现，让我们可以清晰地看到神经系统结构和功能的改变，但我们所看到的改变可能也只是冰山一角，例如皮层病灶应用 7T MRI 也仅仅能显示不到一半的病理上能看到的病灶，又例如清晰显示脊髓病灶和功能改变评价也是领域内的难题，因此在我们应用影像学方法时要时刻清晰牢记"很多病变是我们现在无法显示的"，这样当影像和临床存在不一致时，我们和神经科、神经科学家才能更好地共同面对，解决问题。我们需要持续创新成像方法，从而更加准确地显示更多病理改变。

2. 影像学方法的特异性问题　现有的影像学方法缺乏特异性，例如 T_2 或 FLAIR 上的高信号，其可能的病理改变包括轴索损伤、脱髓鞘、水肿等，DTI 中弥散指标的改变也是多种因素的作用，BOLD 的改变有神经元的改变，也有灌注等因素的影响，因此在解释影像学改变时我们要特别谨慎。神经免疫疾病的病灶和脑结构功能改变也缺乏一定的特异性，所以在诊断和鉴别诊断过程中我们也以临床为核心，以影像学为客观证据进行综合诊断。

3. 影像学方法在扫描时间和风险上的问题　MRI 在神经免疫疾病中的应用仍存在扫描时间长的问题，如果想全面评价患者脑、脊髓和视神经，应用现在的序列需要大概 1 个小时左右（包括高分辨结构像、DTI、fMRI、MRS 等）。同时影像学应用过程中还有很多风险和

问题，如幽闭恐惧症患者很难完成 MRI 检查，对比剂存在不良反应，核医学检查存在辐射，等等。这一系列问题限制了影像学方法的广泛应用。

4. 神经免疫影像专业人才的缺乏　在国际和国内都存在对于神经免疫影像缺乏专业人员的解读和分析的问题，大部分神经免疫疾病都是终身疾病，需要系统影像学监测，众多新的序列的采集需要专业人员进行数据分析，现有神经免疫影像专业人员的缺乏大大限制了影像学在神经免疫的推广和精准应用。

六、影像学在中枢神经系统脱髓鞘疾病中的未来前景

1. 影像学检查流程无创、快捷和舒适　整个 MRI 扫描流程在保证高质量图像的同时时间缩短到 1～5 分钟以内，完成患者整个中枢神经系统结构和功能的评价，采用新型的最小剂量对比剂甚至不应用对比剂就能够很好地评价疾病的活动性。

2. 精准影像学评价体系的建立和验证　对于神经免疫疾病如何客观评价患者的残疾程度、治疗效果和判断预后，现在主要研究集中在基于组分析的基础上，基于个体的影像学标记物体系的建立应该是未来几年重要的影像学进步，尤其是结合临床信息和体液标记物进行综合评价。

3. 人工智能和大数据在影像学的应用　人工智能和大数据近年来炙手可热，人工智能在医学影像领域从图像采集、重建、数据分析都得到非常好的应用，大大提高了工作的效率，大数据、深度学习为人工智能提供了基础，在神经免疫影像领域，我们要努力收集神经免疫影像的大数据，在人工智能辅助下探索神经免疫疾病的特征和解决途径。

4. 神经系统量化和一体化影像评价　神经免疫疾病一般会累及整个神经系统（大脑、脊髓、视神经甚至周围神经），现有的影像方法都孤立在某个扫描部位的评价，报告内容也以定性描述为主，未来的影像学应努力实现全神经系统的成像，提供量化的影像学报告，为神经免疫疾病提供神经系统量化的全图。

5. 分子影像学的进展　神经免疫疾病涉及众多免疫和分子机制，影像学的发展应直观显示分子生物学的活动如应用影像学方法示踪 T 细胞、B 细胞、NK 细胞等，显示神经免疫疾病的病理生理改变，揭示发病机制。

6. 高分辨和多种成像新方法的发展　未来影像的发展能高分辨显示皮层和脑膜的改变，病灶的精确定位和内部结构的异质性等，新的成像方法能够量化神经元、星形细胞、髓鞘等，精确评价疾病损伤的程度以及治疗的疗效。

7. 中国神经免疫影像学的发展　中国神经免疫影像学相对西方发达国家还有很大差距，大部分的研究主要集中在西方人群，我们应该提高国人神经免疫疾病的公共知晓率，发现东西方人群的异同点，有选择地应用西方成熟的经验，建立适合我们国人的影像评价体系，逐步拓展至个体水平。

（刘亚欧）

参 考 文 献

[1] Verhey LH, Shroff M, Banwell B. Pediatric multiple sclerosis: pathobiological, clinical, and magnetic resonance imaging features. Neuroimaging Clin N Am, 2013, 23(2): 227-243.

[2] Wattjes MP, Rovira À, Miller D, et al. Evidence-based guidelines: MAGNIMS consensus guidelines on the

use of MRI in multiple sclerosis--establishing disease prognosis and monitoring patients. Nat Rev Neurol，2015，11（10）：597-606.

[3] Vaqberg M，Axelsson M，Birgander R，et al. Guidelines for the use of magnetic resonance imaging in diagnosing and monitoring the treatment of multiple sclerosis：recommendations of the Swedish Multiple Sclerosis Association and the Swedish Neuroradiological Society. Acta Neurol Scand，2017，135（1）：17-24.

[4] Trattnig S，Springer E，Bogner W，et al，Key clinical benefits of neuroimaging at 7T. Neuroimage，2016，pii：S1053-8119（16）30651-6.

[5] Banwell B，Arnold DL，Tillema JM，et al. MRI in the evaluation of pediatric multiple sclerosis. Neurology，2016，87（9 Suppl 2）：S88-S96.

编后记

· · · · · ·

从 2004 年在首都医科大学宣武医院读硕士研究生开始从事神经免疫疾病影像学的临床和科研工作，至今已经 14 年，与神经免疫结下了不解之缘。

从首都医科大学宣武医院，到澳大利亚墨尔本大学，到比利时安特卫普大学医院，到纽约大学医学中心，到荷兰阿姆斯特丹自由大学医学中心，再回到中国到首都医科大学附属北京天坛医院，为了学习和探寻神经免疫疾病周游了半个世界，也度过了最美好的青春年华。

选择医学影像学，是因为免试研究生的当年（2003 年）Paul Lauterbur 和 Peter Mansfield 因为磁共振成像技术领域的突破成就获得诺贝尔生理学或医学奖，作为热血青年向往追随最新医学科技发展。选择神经免疫学则出于好奇，也出于导师李坤成教授和副导师于春水教授的高瞻远瞩，开始了人生的第一个科研项目"临床孤立综合征影像预测研究"。当年即使现在在国内从事神经免疫疾病的影像学研究是很孤独的事情，我在追寻之路上有过很多犹豫和彷徨，国内外的良师益友澳大利亚墨尔本大学多发性硬化中心 Helmut Butzkueven 教授、比利时安特卫普大学放射科 Paul Parizel 教授、我第二个博士学位的导师荷兰自由大学医学中心 Frederik Barkhof 教授、天津医科大学总医院施福东教授、首都医科大学宣武医院董会卿教授、首都医科大学附属北京天坛医院张星虎教授、NMO 国际委员会、PACTRIMS 委员会、中国神经免疫学组各位委员以及我可爱的神经免疫影像核心团队（段云云、黄靖、任卓琼等，以及后来加入的小伙伴）给予我巨大的鼓励和帮助，一直引导我坚持所热爱的事业。

撰写本书是对青春的记忆，对各位良师益友的致谢，是对既往的总结和对未来的展望，感谢各位编者和专家的赐教和努力。希望本书能为从事神经疾病临床和研究工作的各位读者提供有用的信息，能吸引更多有识之士加入神经免疫的事业中，终有一天能治愈或预防神经免疫疾病，也为其他脑重大疾病提供重要参考。

刘亚欧

2018 年 6 月

58检